CB030233

Atenção Farmacêutica

Gestão e Prática do Cuidado Farmacêutico

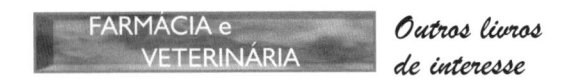

FARMÁCIA e VETERINÁRIA — *Outros livros de interesse*

A Ciência e a Arte de Ler Artigos Científicos – **Braulio Luna Filho**

A Saúde Brasileira Pode Dar Certo – **Lottenberg**

Biossegurança Aplicada a Laboratório e Serviços de Saúde – **Mastroeni**

Ciências Farmacêuticas - Abordagem em Farmácia Hospitalar – **Magalhães Gomes**

Cuidados e Manejo de Animais de Laboratório – **Valderez** Bastos Valero Lapchik, Vania Gomes de Moura Mattaria e **Gui Mi Ko**

Cuidados Paliativos – Diretrizes, Humanização e Alívio de Sintomas – **Franklin Santana**

Entomologia Médica e Veterinária – Carlos Brisola **Marcondes**

Epidemiologia 2ª ed. – **Medronho**

Farmacêuticos em Oncologia: Uma Nova Realidade 2ª ed. – José Ricardo **Chamhum** de Almeida

Farmácia Clínica – **Ferracini e Mendes**

Farmacobotânica 2ª ed. – **Oliveira Akisue**

Farmacognosia – **Oliveira e Akisue**

Fitormônios - Abordagem Natural da Terapia Hormonal – **Alves e Silva**

Fundamentos de Cromatografia Aplicada a Fitoterápicos – Fernando de **Oliveira**, José Luiz Aiello, Gokithi **Akisue** e Elfriede Marianne Bacchi

Fundamentos de Farmacobotânica – **Oliveira e Akisue**

Gestão Estratégica em Farmácia Hospitalar - Aplicação Prática de um Modelo de Gestão para Qualidade – Cleuber Esteves **Chaves**

Guia de Consultório - Atendimento e Administração – **Carvalho Argolo**

Hormônios e Metabolismo: Integração e Correlações Clínicas – **Poian e Alves**

Laboratório Clínico Médico-veterinário 2ª ed. – **Matos Margarida**

Microbiologia 5ª ed. – **Trabulsi**

O que Você Precisa Saber sobre o Sistema Único de Saúde – **APM-SUS**

Oncohematologia - Manual de Diluição, Administração e Estabilidade de Medicamentos Citostáticos – Gilberto **Barcelos Souza**

Política Públicas de Saúde Interação dos Atores Sociais – **Lopes**

Prática em Equoterapia – **Evelin Maluf** Rodrigues Alves

Prática Farmacêutica no Ambiente Hospitalar 2ª ed. – Wladmir Mendes **Borges Filho** e Fabio Teixeira **Ferracini**

Práticas de Morfologia Vegetal – **Oliveira e Saito**

Procedimentos de Primeiros Socorros para Cães – Rogério **Cury** Pires

Radiofarmácia – **Ralph Santos** Oliveira

Serpentes Peçonhentas Brasileiras – Manual de Identificação, Prevenção e Procedimentos – **Cabral**

Técnicas de Laboratório 3ª ed. – **Moura**

Tecnologia do Pescado - Ciência, Tecnologia, Inovação e Legislação – **Gonçalves**

Um Guia para o Leitor de Artigos Científicos na Área da Saúde – **Marcopito Santos**

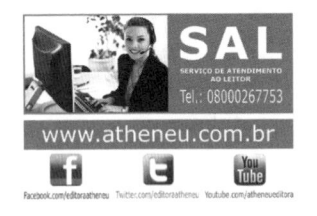

SAL SERVIÇO DE ATENDIMENTO AO LEITOR
Tel.: 08000267753

www.atheneu.com.br

Facebook.com/editoraatheneu   Twitter.com/editoraatheneu   Youtube.com/atheneueditora

Atenção Farmacêutica
Gestão e Prática do Cuidado Farmacêutico

EDITORAS

VANUSA BARBOSA PINTO

PRISCILLA ALVES ROCHA

ANDRÉA CÁSSIA PEREIRA SFORSIN

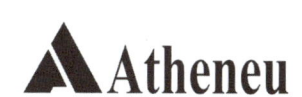 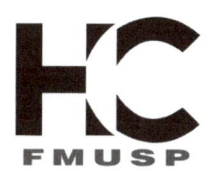

EDITORA ATHENEU

São Paulo — Rua Jesuíno Pascoal, 30
Tel.: (11) 2858-8750
Fax: (11) 2858-8766
E-mail: atheneu@atheneu.com.br

Rio de Janeiro — Rua Bambina, 74
Tel.: (21)3094-1295
Fax: (21)3094-1284
E-mail: atheneu@atheneu.com.br

Belo Horizonte — Rua Domingos Vieira, 319 — conj. 1.104

PRODUÇÃO EDITORIAL: Sandra Regina Santana
CAPA: Equipe Atheneu

CIP-Brasil. Catalogação na Publicação
Sindicato Nacional dos Editores de Livros, RJ

P732a

Pinto, Vanusa Barbosa
Atenção farmacêutica : Gestão e Prática do Cuidado Farmacêutico / Vanusa Barbosa Pinto, Priscilla Alves Rocha, Andréa Cássia Pereira Sforsin. -- 1. ed. -- Rio de Janeiro : Atheneu, 2017.
il.

Inclui bibliografia
ISBN: 978-85-388-0789-6

1. Farmácia hospitalar. 2. Serviços farmacêuticos. 3. Política farmacêutica. 4. Política de saúde. I. Rocha, Priscilla Alves. II. Sforsin, Andréa Cássia Pereira. III. Título.

17-41289

CDD: 362.17
CDU: 615.12

PINTO, V.; B.; ROCHA, P. A.; SFORSIN, A. C. P.
Atenção Farmacêutica – Gestão e Prática do Cuidado Farmacêutico
© Direitos reservados à EDITORA ATHENEU – São Paulo, Rio de Janeiro, Belo Horizonte, 2017.

Editoras

Vanusa Barbosa Pinto

Farmacêutica Bioquímica pela Universidade Federal de Mato Grosso do Sul (UFMS). Especialista em Farmácia Hospitalar e Farmácia Clínica pela Faculdade de Medicina da Universidade de São Paulo (FMUSP). Diretora da Divisão de Farmácia do Instituto Central do Hospital das Clínicas da Faculdade de Medicina da Universidade de São Paulo (ICHCFMUSP). Vice-presidente da Comissão de Integração da Assistência Farmacêutica do HCFMUSP. Vice-presidente da Comissão de Farmacologia do HCFMUSP. Membro da Comissão de Segurança do Paciente do ICHCFMUSP.

Priscilla Alves Rocha

Farmacêutica Bioquímica graduada pela Universidade Federal de Juiz de Fora (UFJF), especialista em Farmácia Hospitalar e Farmácia Clínica pelo Hospital das Clínicas da Faculdade de Medicina da Universidade de São Paulo (HCFMUSP). Coordenadora da Área de Atenção Farmacêutica da Divisão de Farmácia do Instituto Central do HCFMUSP e integrante do Núcleo Técnico do Grupo de Assistência Multidisciplinar ao Idoso Ambulatorial (GAMIA) do Serviço de Geriatria HC.

Andréa Cássia Pereira Sforsin

Farmacêutica Bioquímica formada pela Faculdade de Ciências Farmacêuticas e Bioquímicas Oswaldo Cruz. Especialista em Farmácia Hospitalar pelo Hospital das Clínicas da Faculdade de Medicina da Universidade de São Paulo (HCFMUSP). Diretora Técnica de Saúde do Serviço de Assistência Farmacêutica da Divisão de Farmácia do HCFMUSP. Presidente da Comissão de Farmacologia da Diretoria Clínica do HCFMUSP.

Colaboradores

Caroline Tiemi Oya

Graduanda bolsista do Programa Universidade para Todos (ProUni) do curso de Farmácia pela Universidade Anhembi Morumbi. Agente Técnica de Saúde desde 2013, atuando na área de Atenção Farmacêutica.

Catarina Cani

Farmacêutica pela Universidade Federal do Espírito Santo (UFES). Especialista em Atenção Farmacêutica – formação em Farmácia Clínica pelo Instituto Racine, SP. Especialista em Farmácia Hospitalar e Clínica pelo Hospital das Clínicas da Faculdade de Medicina da Universidade de São Paulo (HCFMUSP). Mestre em Ciências, área Endocrinologia, pela FMUSP. Doutoranda da FMUSP. Docente das Faculdades Metropolitanas Unidas (FMU), SP. Educadora em Diabetes pela *International Diabetes Federation* (IDF).

Cleuber Esteves Chaves

Farmacêutico Bioquímico pela Universidade Federal de Alfenas/Escola de Farmácia e Odontologia de Alfenas (Unifal/EFOA). Especialista em Administração de Serviços de Saúde – Administração Hospitalar pela Faculdade de Saúde Pública da Universidade de São Paulo (FSP-USP). Diretor Técnico de Saúde I do Serviço de Farmacotécnica Hospitalar da Divisão de Farmácia do Instituto Central do Hospital das Clínicas da Faculdade de Medicina da Universidade de São Paulo (ICHCFMUSP).

Daiane Santos Filgueiras

Mestre em Fisiopatologia pela Faculdade de Medicina da Universidade de São Paulo (FMUSP), especialista em Farmácia Hospitalar com Introdução à Farmácia Clínica pelo Hospital das Clínicas da FMUSP, graduada em Farmacêutica Bioquímica pela Universidade Católica de Santos (Unisantos).

Eliza Yaeko Yamamoto

Farmacêutica Bioquímica graduada pela Faculdade de Ciências Farmacêuticas da Universidade de São Paulo (FCF-USP), especialista em Administração de Serviços de Saúde – Administração Hospitalar pela Faculdade de Saúde Pública da USP. Coordenadora da Logística da Unidade de Farmacotécnica Hospitalar da Divisão de Farmácia do Hospital das Clínicas da Faculdade de Medicina da Universidade de São Paulo (HCFMUSP).

Flair José Carrilho

Médico Gastroenterologista e Hepatologista. Professor Titular do Departamento de Gastroenterologia da Faculdade de Medicina da Universidade de São Paulo (FMUSP). Diretor da Divisão de Gastroenterologia e Hepatologia Clínica do Hospital das Clínicas da Faculdade de Medicina da Universidade de São Paulo (HCFMUSP).

Flávia Castro Ribas de Souza

Farmacêutica especialista em Farmácia Hospitalar e Clínica pelo Hospital das Clínicas da Faculdade de Medicina da Universidade de São Paulo (HCFMUSP). Mestre em Fisiopatologia e Doutoranda pela FMUSP.

Letícia Zambelli Simões

Farmacêutica especialista em Farmácia Hospitalar e Farmácia Clínica pelo Hospital das Clínicas da Faculdade de Medicina da Universidade de São Paulo (HCFMUSP). Mestranda pelo Programa de Fisiopatologia Experimental da FMUSP.

Márcia Lúcia de Mário Marin

Farmacêutica Bioquímica pela Faculdade de Ciências Farmacêuticas da Universidade Estadual Paulista "Júlio de Mesquita Filho" (FCF/Unesp). Especialista em Terapia Nutricional pela Sociedade Brasileira de Nutrição Parenteral e Enteral (SBNPE). Especialista em Farmácia Hospitalar pela Sociedade Brasileira de Farmácia Hospitalar (SBRAFH). Doutora em Fármacos e Medicamentos pela Faculdade de Ciências Farmacêuticas da Universidade de São Paulo (FCF/USP). Coordenadora da área de Pesquisa e Desenvolvimento da Divisão de Farmácia do Hospital das Clínicas da Faculdade de Medicina da Universidade de São Paulo (HCFMUSP). Membro do Comitê de Terapia Nutricional da Diretoria Clínica do HCFMUSP.

Márcia Nery

Médica Supervisora da Unidade de Diabetes da Disciplina de Endocrinologia e Metabologia do Hospital das Clínicas da Faculdade de Medicina da Universidade de São Paulo (HCFMUSP). Doutora em Ciências pela FMUSP.

Márcia Queiroz

Médica Assistente da Unidade de Diabetes da Disciplina de Endocrinologia e Metabologia do Hospital das Clínicas da Faculdade de Medicina da Universidade de São Paulo (HCFMUSP). Doutora em Ciências pela FMUSP.

Maria Cleusa Martins

Mestre em Fármaco e Medicamento pela Faculdade de Ciências Farmacêuticas da Universidade de São Paulo (FCF/USP). Especialista em Economia da Saúde pela Faculdade de Saúde Pública (FSP) da USP. Coordenadora da área de Educação Continuada da Divisão de Farmácia do Hospital das Clínicas da Faculdade de Medicina da Universidade de São Paulo (HCFMUSP). Supervisora do Programa de Aprimoramento e Especialização em Farmácia Hospitalar Introdução à Farmácia Clínica. Coordenadora Técnica do Programa de Residência em Assistência Farmacêutica Hospitalar e Clínica.

Maria Cristina Vaz Madeira

Farmacêutica Bioquímica graduada pela Faculdade de Farmácia e Odontologia de Ribeirão Preto da Universidade de São Paulo (USP), especialista em Farmácia Hospitalar pelo Instituto de Pesquisas Hospitalares (IPH). Farmacêutica encarregada na Unidade de Farmacotécnica Hospitalar da Divisão de Farmácia do Instituto Central do Hospital das Clínicas da Faculdade de Medicina da Universidade de São Paulo (ICHCFMUSP).

Maria de Fatima Silva Miyamoto

Farmacêutica Bioquímica graduada pela Universidade Federal de Juiz de Fora (UFJF). Especialista em Nutrição Enteral e Parenteral pela Sociedade Brasileira de Nutrição Parenteral e Enteral (SBNPE). Farmacêutica-chefe da Divisão de Farmácia do Instituto Central do Hospital das Clínicas da Faculdade de Medicina da Universidade de São Paulo (ICHCFMUSP).

Mariana Dionisia Garcia

Especialista em Farmácia Clínica pelo Instituto Israelita de Ensino e Pesquisa Albert Einstein (IIEPAE). Farmacêutica Clínica do Ambulatório de Clínica Geral do Serviço de Clínica Geral do Hospital das Clínicas da Faculdade de Medicina da Universidade de São Paulo (HCFMUSP).

Mayara Araújo Dias

Farmacêutica Bioquímica pela Universidade Paulista (Unip). Especialista em Farmácia Hospitalar e Farmácia Clínica pelo Instituto Racine, SP. Farmacêutica-chefe da Assistência Farmacêutica Ambulatorial do Instituto Central do Hospital das Clínicas da Faculdade de Medicina da Universidade de São Paulo (ICHCFMUSP).

Mirian Teresa Matsufugi

Farmacêutica Bioquímica pelas Faculdades Oswaldo Cruz. Especialista em Farmácia Hospitalar pelo Hospital das Clínicas da Faculdade de Medicina da Universidade de São Paulo (HCFMUSP). Farmacêutica-chefe da Assistência Farmacêutica à Internação da Divisão de Farmácia do Instituto Central do HCFMUSP.

Patricia Cardoso Alarcon Hori

Farmacêutica Clínica e Mestranda do Grupo de Hipertensão do Departamento de Nefrologia da Faculdade de Medicina da Universidade de São Paulo (FMUSP). Especialista em Farmácia Hospitalar – Introdução à Farmácia Clínica – pelo Hospital das Clínicas da Faculdade de Medicina da Universidade de São Paulo (HCFMUSP). Farmacêutica bioquímica pela Universidade Estadual Paulista "Júlio de Mesquita Filho" (Unesp).

Paulo Frederico Galembeck

Farmacêutico Bioquímico pela Universidade Nove de Julho (Uninove). Farmacêutico-chefe da Logística da Assistência Farmacêutica do Instituto Central do Hospital das Clínicas da Faculdade de Medicina da Universidade de São Paulo (ICHCFMUSP).

Rafael Stelmach

Médico Pneumologista Assistente da Divisão de Pneumologia do Instituto do Coração do Hospital das Clínicas da Faculdade de Medicina da Universidade de São Paulo (InCor-HCFMUSP). Professor Livre-docente do Departamento de Cardiopneumologia da FMUSP.

Regina Maria de Carvalho Pinto

Médica Pneumologista do Grupo de Doenças Obstrutivas do Hospital das Clínicas da Faculdade de Medicina da Universidade de São Paulo (HCFMUSP).

Rodrigo Martins Abreu

Farmacêutico Hospitalar e Clínico. Doutorando do Departamento de Gastroenterologia da Faculdade de Medicina da Universidade de São Paulo (FMUSP). Farmacêutico da Pesquisa e Desenvolvimento da Divisão de Farmácia do Hospital das Clínicas da FMUSP.

Solange Aparecida de Carvalho Petilo Brícola

Doutora pela Faculdade de Medicina da Universidade de São Paulo (FMUSP). Curso Intensivo em Cuidados Paliativos – Pallium Latino-América. Especialista em Farmácia Hospitalar pela Sociedade Brasileira de Farmácia Hospitalar (SBRAFH). Coordenadora da Farmácia Clínica do Serviço de Clínica Geral do Hospital das Clínicas da FMUSP. Docente da Graduação e Pós-graduação da Universidade Presbiteriana Mackenzie (UPM). Coordenadora da Comissão de Farmácia Clínica do Conselho Regional de Farmácia (CRF), SP.

Stéphanie de Souza Costa Viana

Farmacêutica pela Universidade São Judas Tadeu (USJT), especialista em Assistência Farmacêutica Hospitalar e Clínica pela Faculdade de Medicina da Universidade de São Paulo (FMUSP). Mestranda em Ciências Médicas com ênfase em Educação e Saúde.

Suzane Kioko Ono

Médica Gastroenterologista e Hepatologista. Professora-associada da Disciplina de Gastroenterologia Clínica do Departamento de Gastroenterologia da Faculdade de Medicina da Universidade de São Paulo (FMUSP). Chefe do Grupo de Fígado e do Ambulatório de Hepatologia Clínica da Divisão de Gastroenterologia Clínica do Hospital das Clínicas da FMUSP.

Tiago Arantes

Farmacêutico pela Universidade Cruzeiro do Sul (UNICSUL). Especialista em Farmácia Hospitalar pelas Faculdades Oswaldo Cruz. Farmacêutico encarregado do Setor de Farmácia Clínica da Divisão de Farmácia do Instituto Central do Hospital das Clínicas da Faculdade de Medicina da Universidade de São Paulo (ICHCFMUSP).

Valter Garcia Santos

Farmacêutico-chefe de Seção do Serviço de Farmácia do Instituto do Coração do Hospital das Clínicas da Faculdade de Medicina da Universidade de São Paulo (InCor-HCFMUSP). Professor dos Cursos de Graduação e Pós-graduação da Universidade Santa Cecília (Unisanta), Santos, SP. Especialista em Farmácia Hospitalar pela Sociedade Brasileira de Farmácia Hospitalar (SBRAFH).

Wilson Jacob Filho

Professor Titular de Geriatria da Faculdade de Medicina da Universidade de São Paulo (FMUSP). Diretor do Serviço de Geriatria do Hospital das Clínicas da FMUSP.

Apresentação

A ideia de elaboração deste livro surgiu em virtude da necessidade da equipe farmacêutica do HC em compartilhar com os demais profissionais da saúde os êxitos e desafios na implantação de um serviço de atenção farmacêutica em um hospital público de grande porte, esperando contribuir com a disseminação e crescimento desse segmento.

É com muita honra que fazemos a apresentação da primeira edição de *Atenção Farmacêutica: Gestão e Prática do Cuidado Farmacêutico*, que reúne a experiência de mais de 20 anos de práticas da Divisão de Farmácia do Instituto Central do Hospital das Clínicas da Faculdade de Medicina da Universidade de São Paulo e outras áreas e equipes multidisciplinares que desenvolvem atividades de cuidado ao paciente em nosso complexo hospitalar.

O livro reúne as práticas de farmacêuticos que atuam na área com brilhantismo, enfrentando as dificuldades e consolidando esse importante processo da assistência farmacêutica. Nos capítulos, estão descritas atividades em várias especialidades, nas quais evidenciamos a importância da atuação do farmacêutico no cuidado ao paciente, desde a inserção da Atenção Farmacêutica na assistência hospitalar até as legislações que apoiam a prática.

Sendo assim, os autores foram convidados a descrever suas práticas com foco no panorama da assistência farmacêutica hospitalar, abordando temas, como a construção do modelo HC, manual de procedimentos, formulários e questionários utilizados para cada etapa do processo e relatos de casos nas suas áreas de atuação.

Esperamos contribuir com exemplos e instrumentos que levarão o leitor a pensar na prática da atenção farmacêutica de modo estruturado e sistematizado, ajudando-o no dia a dia de sua própria organização. E, principalmente, desenvolvendo ações voltadas para o cuidado centrado no paciente.

Por fim, agradecemos a todos que colaboraram para a concretização desse sonho de apresentar à comunidade farmacêutica um pouco da nossa missão na Divisão de Farmácia ICHC, que é *"Apoiar a vida e a saúde com a melhor assistência farmacêutica"*.

As Editoras

Prefácio

Prefaciar uma obra é, sem dúvida, um desafio. Entretanto, minha tarefa foi prazerosa, uma vez que me deparei com uma produção de leitura agradável e de elevado valor técnico-científico, elaborada por profissionais atuantes em Atenção Farmacêutica (ou Cuidado Farmacêutico).

Nessa área, direciona-se a prática farmacêutica ao paciente, com o objetivo de colaborar com a resolutividade das ações em saúde definidas para a população, considerando as relações interdisciplinares. Cabe destacar que, com base nos conceitos que subsidiam a Atenção Farmacêutica, instituições como a Organização Mundial da Saúde (OMS) e a Federação Internacional de Farmacêuticos (FIP) empenham-se, há anos, na construção e difusão de novo paradigma para a profissão farmacêutica. Tal fato ressalta a importância da integração do farmacêutico à equipe de saúde, em todos os níveis de assistência, para a realização de serviços farmacêuticos sistematizados, apoiados em processos de gestão atualizados.

No documento intitulado "*2013 FIPEd Global Education Report*", publicado pela *FIP Collaborating Centre, University of London, School of Pharmacy*, e a *Royal Pharmaceutical Society, UK*, a FIP demonstra que os avanços das profissões da saúde dependem de educação superior de qualidade, de pesquisa científica direcionada à obtenção de resultados aplicáveis à resolução de problemas de saúde da comunidade, além de programas de educação continuada.

Nesse contexto, a presente obra se constitui como excelente referência para estudantes e profissionais da área de Farmácia/Ciências Farmacêuticas, especialmente devido à sua concepção. Idealizada e editada por farmacêuticas de reconhecida experiência, contém capítulos sobre temas primordiais para a prevenção, promoção e recuperação da saúde do indivíduo, família e comunidade, contemplando aspectos fundamentais para o atendimento das necessidades farmacoterapêuticas dos pacientes.

Após a Seção I – Introdução, que destaca os itens essenciais sobre a área de Atenção Farmacêutica, no contexto da Assistência Farmacêutica, as Seções II e III trazem o Modelo de Atenção Farmacêutica da Divisão de Farmácia do Instituto Central do Hospital das Clínicas da Faculdade de Medicina da Universidade de São Paulo e a abordagem da Atenção Farmacêutica na prática, respectivamente.

A apresentação do referido modelo, considerando as bases para seu desenvolvimento, bem como o manual de procedimentos, é material valioso para motivar os colegas quanto à estruturação ou ao aprimoramento de práticas farmacêuticas no âmbito da assistência hospitalar.

Quanto aos capítulos que exemplificam essa prática, vários temas foram incluídos, abordando ações requeridas para o cuidado centrado no paciente com asma, doença pulmonar obstrutiva crônica, diabetes tipo 2, hepatite B, síndrome do intestino curto, pacientes idosos, polimedicados, com doenças crônicas não transmissíveis ou submetidos à anticoagulação oral. Adicionalmente, um glossário e as legislações relacionadas também foram apresentados e são interessantes para a atualização do leitor.

Finalizando, considero fundamental parabenizar as editoras pela qualidade do trabalho desenvolvido e pela seleção dos colaboradores. Estou segura de que esta obra trará muitos frutos, contribuindo, inclusive, para a evolução da educação farmacêutica no Brasil e o desenvolvimento das atribuições clínicas do farmacêutico, regulamentadas no País a partir de 2013.

São Paulo, junho de 2017.

Sílvia Storpirtis
Faculdade de Ciências Farmacêuticas
Universidade de São Paulo

Sumário

SEÇÃO IV – COMPLEMENTOS

SEÇÃO I

INTRODUÇÃO

ASSISTÊNCIA FARMACÊUTICA NA FARMÁCIA HOSPITALAR

Vanusa Barbosa Pinto
Priscilla Alves Rocha
Andréa Cássia Pereira Sforsin
Cleuber Esteves Chaves
Eliza Yaeko Yamamoto
Márcia Lúcia de Mário Marin
Maria Cleusa Martins
Maria Cristina Vaz Madeira
Maria de Fatima Silva Miyamoto
Mayara Araújo Dias
Mirian Teresa Matsufugi
Paulo Frederico Galembeck
Tiago Arantes

A *assistência farmacêutica* representa o grupo de atividades relacionadas com o medicamento, destinadas a apoiar as ações de saúde demandadas por uma comunidade. Envolve abastecimento, conservação e controle de qualidade, segurança e eficácia terapêutica, acompanhamento e avaliação da utilização, obtenção e difusão de informações e educação permanente dos profissionais de saúde, do paciente e da comunidade para assegurar o uso racional de medicamentos[1].

A *atenção farmacêutica* é uma das atividades da assistência farmacêutica e está intimamente interligada com as demais atividades, sofrendo impacto destas, tornando importante para o farmacêutico clínico conhecer e entender as outras áreas da farmácia e se relacionar com elas (Tabela 1.1).

Neste livro descreveremos o modelo de atenção farmacêutica da Divisão de Farmácia do Instituto Central do Hospital das Clínicas da Faculdade de Medicina da Universidade de São Paulo (ICHC-FMUSP), iniciando com o panorama da assistência farmacêutica no Instituto, suas bases e gestão.

Tabela 1.1. Interface entre as atividades da assistência farmacêutica e a atenção farmacêutica

Atividade da assistência farmacêutica	Interface com a atenção farmacêutica
Seleção de medicamentos	• Os medicamentos padronizados são instrumentos para as ações da atenção farmacêutica, e os novos medicamentos incorporados são foco de atenção do trabalho realizando estudos de utilização
Programação e aquisição	• O farmacêutico clínico fornece informações importantes sobre medicamentos que auxiliam na programação e aquisição, como, por exemplo, na elaboração da curva XYZ
Produção e manipulação	• Durante as atividades da atenção farmacêutica, surgem as necessidades de produção e manipulação de produtos personalizados, para atender às necessidades específicas dos pacientes
Recebimento e armazenamento	• Os medicamentos recebidos e armazenados de maneira inadequada interferem nos desfechos clínicos e o farmacêutico clínico deve estar atento para isso na sua prática
Prescrição, distribuição e dispensação	• Atividades da assistência farmacêutica com mais interface com a atenção farmacêutica que estão relacionadas com a avaliação e a intervenção farmacêutica, bem como com a orientação do paciente e o monitoramento da adesão
Ensino e pesquisa	• Parceria para o desenvolvimento contínuo da equipe, publicação científica, campo de estágio e compartilhamento dos conhecimentos adquiridos

AS BASES DA ASSISTÊNCIA FARMACÊUTICA NO ICHC-FMUSP[2]

A Divisão de Farmácia do ICHC-FMUSP tem suas áreas de trabalho estruturadas conforme organograma funcional descrito na figura 1.1, com o desenvolvimento de todas as atividades do ciclo da assistência farmacêutica, abrangendo cinco grandes áreas de atuação:

- Serviço de Farmacotécnica Hospitalar, contemplando produção de medicamentos, preparo de dose unitarizada e logística;
- Serviço de Assistência Farmacêutica, contemplando assistência farmacêutica à internação e ambulatorial, farmácia clínica e logística;
- Área de Pesquisa e Desenvolvimento;
- Área de Educação Continuada;
- Área de Expediente.

As áreas de Educação Continuada, Pesquisa e Desenvolvimento e Expediente atuam de forma transversal na Divisão de Farmácia, permeando as demais áreas.

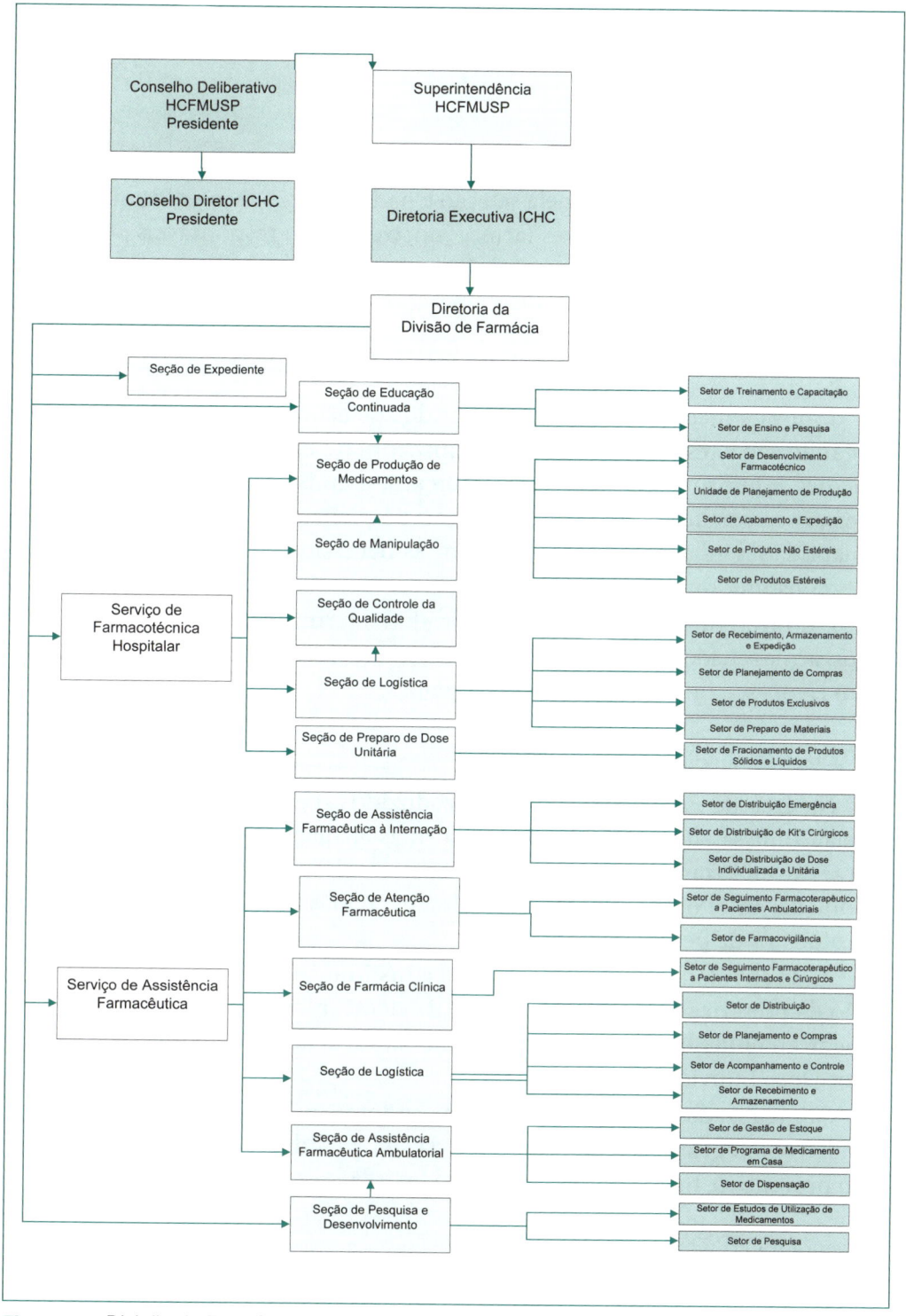

Figura 1.1. Divisão de Farmácia do ICHC-FMUSP – Organograma Funcional.

A seguir, descreveremos resumidamente as atividades realizadas nessas cinco grandes áreas da Farmácia Hospitalar no ICHC-FMUSP.

Seleção de medicamentos

O Hospital das Clínicas conta com uma Comissão de Farmacologia da Diretoria Clínica responsável pela seleção e padronização de medicamentos. Fazem parte dessa comissão três farmacêuticos que são responsáveis por avaliar previamente pedidos de padronização, realizando a busca das evidências, bem como participar das reuniões de deliberação da comissão.

Programação e aquisição de produtos farmacêuticos

Todos os medicamentos são adquiridos de acordo com a Lei nº 8.666/93, estando sob a responsabilidade do farmacêutico a elaboração da especificação técnica e informações para cadastramento, a emissão de pareceres técnicos nos processos de compra e a elaboração do planejamento das aquisições. As quantidades adquiridas correspondem às necessidades geradas pelas unidades consumidoras.

Em razão do enorme volume de produtos farmacêuticos que são adquiridos, armazenados e distribuídos e do montante financeiro envolvido, exige-se um rigoroso controle em todas essas etapas.

Produção e manipulação de medicamentos

Na área de Farmacotécnica são produzidos medicamentos padronizados pela Comissão de Farmacologia, nas formas farmacêuticas: comprimido, drágea, cápsula, xarope, solução, suspensão, emulsão, solução injetável, creme, pomada, entre outros. Também são desenvolvidas formulações especiais para protocolos de pesquisa clínica.

Essa atividade gera economia para a instituição e promove a personalização da prescrição. Ainda na área de Farmacotécnica, temos a unitarização de medicamentos líquidos e sólidos como suporte ao Sistema de Dispensação por Dose Individualizada.

São realizadas também análises de produtos, incluindo as físico-químicas e microbiológicas, visando à garantia da sua qualidade, com caráter corretivo ou preventivo, bem como no suporte para as ações da farmacovigilância.

Recebimento e armazenamento

Para o recebimento, as reposições e o controle da movimentação dos estoques, utiliza-se de sistema informatizado de gestão de suprimentos.

São adotadas as Boas Práticas de Armazenamento, com cuidado especial para produtos termolábeis, fotossensíveis e aqueles sujeitos a controle especial, bem como a realização de inspeções em todos os recebimentos.

O recebimento e o armazenamento dos produtos farmacêuticos ocorrem em parceria com um operador logístico contratado.

Prescrição, distribuição e dispensação

O ICHC conta com um sistema de prescrição eletrônica para pacientes internados e ambulatoriais, funcionando inclusive como suporte à distribuição de medicamentos.

A distribuição dos medicamentos para pacientes internados é efetuada pelo sistema individualizado para 24 horas. Já a distribuição e a dispensação para pacientes ambulatoriais são realizadas presencialmente e com entrega em domicílio.

Farmácia clínica e atenção farmacêutica

A equipe de farmacêuticos clínicos desenvolve diversas atividades, destacando-se:

- Orientação ao paciente internado e ambulatorial e o controle de sua adesão ao tratamento;
- Monitorização da prescrição de medicamentos de pacientes internados para avaliar, entre outros itens, as interações medicamentosas e os gatilhos para busca ativa de reações adversas;
- Conciliação medicamentosa e orientação de alta;
- Informação sobre medicamentos aos profissionais da saúde;
- Detecção, notificação e prevenção de eventos adversos.

A atuação do farmacêutico clínico se faz presente em todas as Unidades de Terapia Intensiva, diversas enfermarias e nos ambulatórios de Endocrinologia, Geriatria, Gastroenterologia, Moléstias Infecciosas, Dermatologia, Transplante Renal, Clínica Médica Geral, Pneumologia, Hemodiálise e no Núcleo de Assistência Domiciliar.

A Divisão de Farmácia conta com cinco consultórios farmacêuticos ambulatoriais para dispensação de medicamentos, orientação e acompanhamento individualizado de pacientes e grupos específicos, encaminhados pela equipe de saúde.

As práticas de atenção farmacêutica serão apresentadas com detalhes neste livro.

Ensino e pesquisa

A farmácia do ICHC é referência e geradora de conhecimentos que são difundidos para a comunidade.

A área de Ensino e Pesquisa coordena programas de estágios voluntários e curriculares para escolas conveniadas, aprimoramento, especialização e residência profissional em farmácia hospitalar. Recebe, frequentemente, a visita de profissionais de saúde de instituições de todo o país.

Elabora, executa e supervisiona os programas de educação continuada da equipe de colaboradores da farmácia.

Desenvolve atividades de pesquisa, com representatividade na comunidade científica e promove cursos, palestras e apresentação de trabalhos nos eventos da área de saúde.

Farmacêuticos dedicados para essas atividades tornam-se fundamentais para o desenvolvimento da equipe e excelência da assistência e gestão.

Gestão estratégica da assistência farmacêutica no ICHC[3-6]

Para realizar as atividades com qualidade e foco na segurança do paciente, a gestão da assistência farmacêutica hospitalar apoia-se em um instrumento gerencial, que é o planejamento estratégico (PE), visando tornar possível o alcance dos objetivos e metas nele estabelecidos. O modelo de planejamento estratégico da farmácia ICHC segue as seguintes etapas (Figura 1.2):

- **Definição da missão, visão e valores (política da qualidade)** – A definição da missão, visão e valores deve ser feita de maneira participativa, consensual e voltada para os objetivos e os princípios organizacionais (Figura 1.3). Deve ser amplamente disseminada para que se torne parte da cultura organizacional da farmácia hospitalar, sendo avaliada e validada periodicamente.
- **Diagnóstico estratégico** – Para a elaboração do planejamento estratégico, além da missão, visão e valores, é necessária a construção do cenário onde a farmácia hospitalar está inserida e conhecer as forças impulsoras e forças restritivas provenientes dos processos internos e externos da organização (ambiente externo e interno). Faz-se necessário também conhecer quais são as diretrizes institucionais, políticas organizacionais e o que a alta administração da organização espera do serviço de farmácia (Figura 1.4). É preciso identificar quem são seus fornecedores, clientes e força de trabalho, quais são os recursos disponíveis de equipamentos, tecnologia da informação e instalações, quais

os processos realizados e produtos oferecidos, além das necessidades e expectativas de seus clientes e interfaces com a sociedade, que estão representados graficamente por meio do mapa do negócio/cadeia de valores (Figura 1.5).

- **Formulação da estratégia (definição de objetivos, indicadores, metas e ações)** – Formular a estratégia embasada na missão, na visão, nos valores e no diagnóstico estratégico permite direcionar as ações da farmácia hospitalar na tentativa de maximizar seu desempenho e compreender seus objetivos estratégicos (o que se espera realizar), quais indicadores permitirão monitorar se os objetivos serão atingidos e quais as metas para esses indicadores, que representarão o cumprimento do objetivo. Por último, mas não menos importantes, quais serão as ações (planos de ação) que deverão ser realizadas para o cumprimento das metas estabelecidas e, consequentemente, dos objetivos definidos. É importante ressaltar que os indicadores e metas devem estar intimamente relacionados aos objetivos que se quer atingir e, principalmente, aos resultados dos processos realizados pela farmácia hospitalar, e ser audaciosos, porém factíveis de coleta e de se alcançar (Figura 1.6).

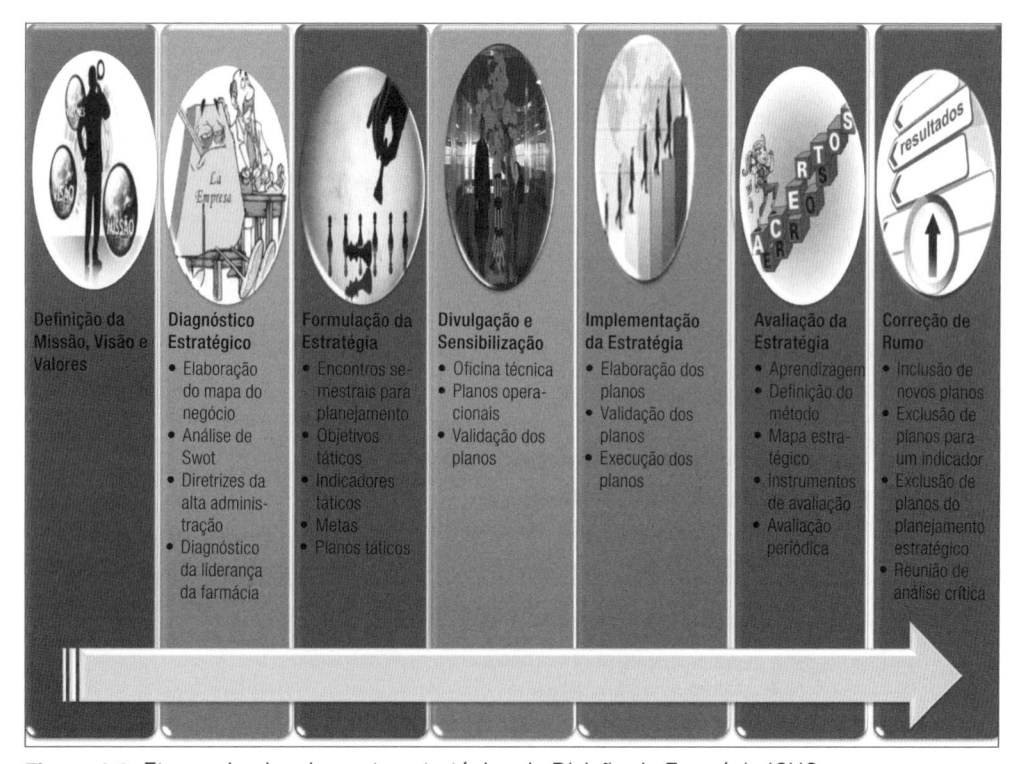

Figura 1.2. Etapas do planejamento estratégico da Divisão de Farmácia ICHC.

MISSÃO	
Apoiar a vida e a saúde com a melhor assistência farmacêutica.	
VISÃO	
Ser referência internacional em Farmácia Hospitalar.	
VALORES	
Qualidade	• Fazer o certo da primeira vez.
Ética	• Transparência nas ações. Assumir o que você diz e faz.
Respeito	• Valorizar as pessoas. Aceitar as diferenças. Tratar os outros como gostaria de ser tratado.
Responsabilidade	• Comprometer-se em resolver o problema. Agir como se a Divisão de Farmácia fosse sua.
Cooperação	• Trabalhar em equipe. Compartilhar conhecimento.
Comunicação	• Saber ouvir e transmitir as mensagens. Expressar-se de forma positiva.
Conhecimento	• Saber mais para fazer melhor. Buscar soluções inovadoras e criativas.
NOSSO COMPROMISSO	
• Promover o uso racional dos medicamentos.	
• Pesquisar, produzir e gerenciar produtos com qualidade.	
• Capacitar profissionais.	
• Prestar assistência integrada ao paciente e à equipe da saúde.	
• Desenvolver ações inovadoras com sustentabilidade.	

Figura 1.3. Missão, visão e valores da Divisão de Farmácia ICHC.

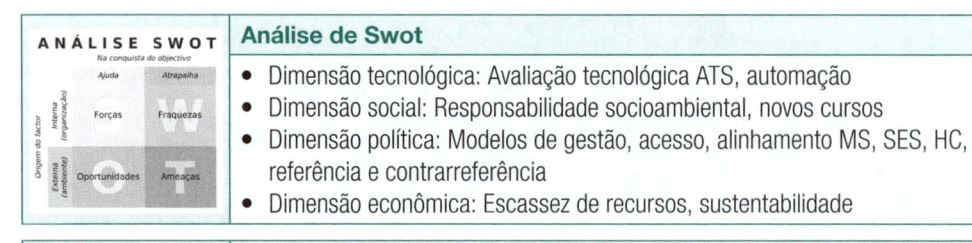

Análise de Swot

- Dimensão tecnológica: Avaliação tecnológica ATS, automação
- Dimensão social: Responsabilidade socioambiental, novos cursos
- Dimensão política: Modelos de gestão, acesso, alinhamento MS, SES, HC, referência e contrarreferência
- Dimensão econômica: Escassez de recursos, sustentabilidade

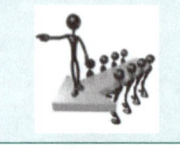

Diretrizes da alta administração

- Avaliação tecnológica
- Brilho nos olhos, gestão por projetos, centro de distribuição, MV
- Sustentabilidade, automação e humanização

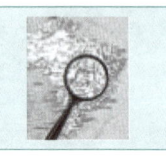

Diagnóstico interno

- Comunicação, conhecimento e transversalidade
- Melhoria dos processos
- Inovação com valorização das pessoas

Figura 1.4. Diagnóstico estratégico da Divisão de Farmácia ICHC.

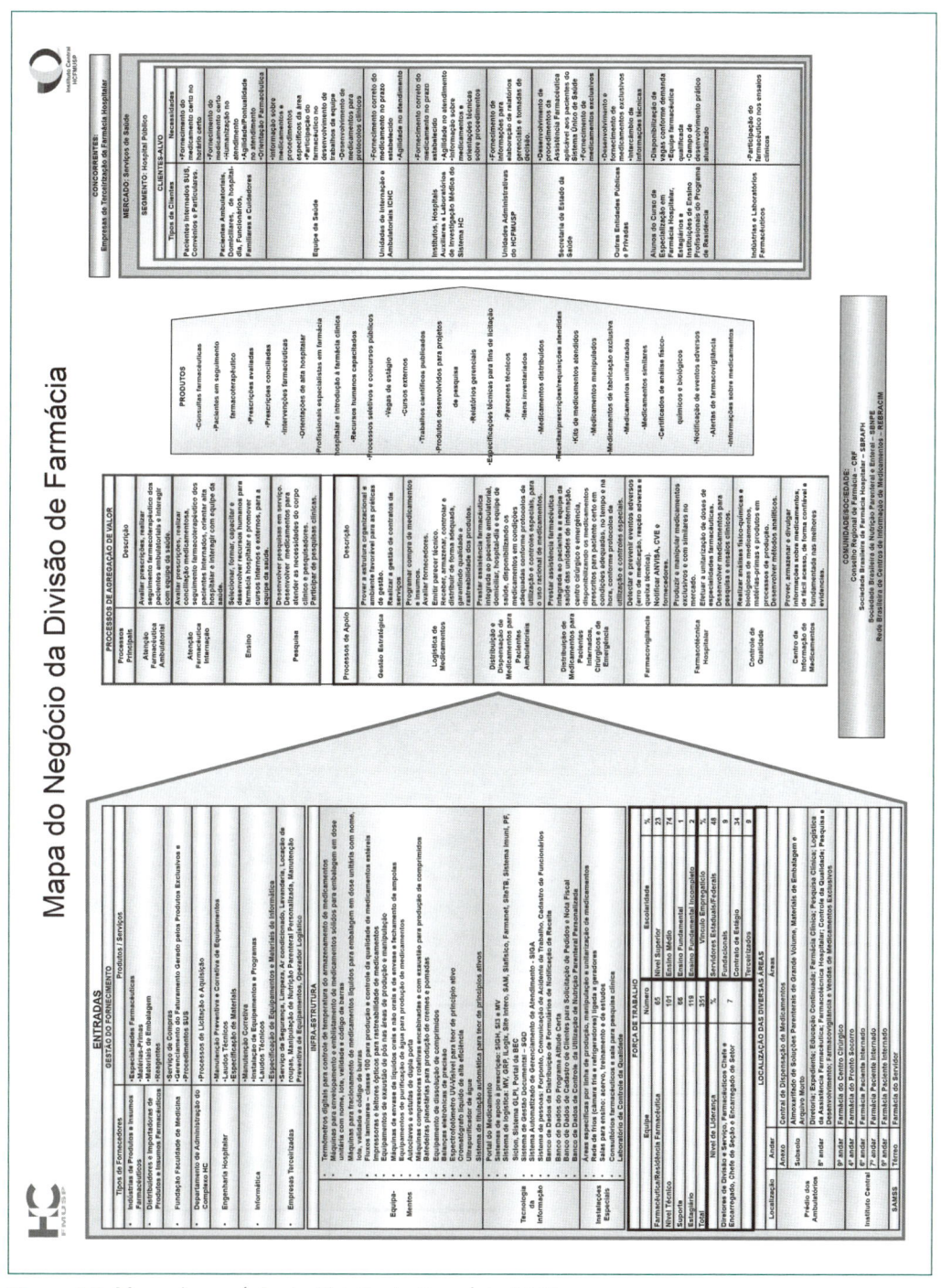

Figura 1.5. Mapa do negócio da Divisão de Farmácia ICHC.

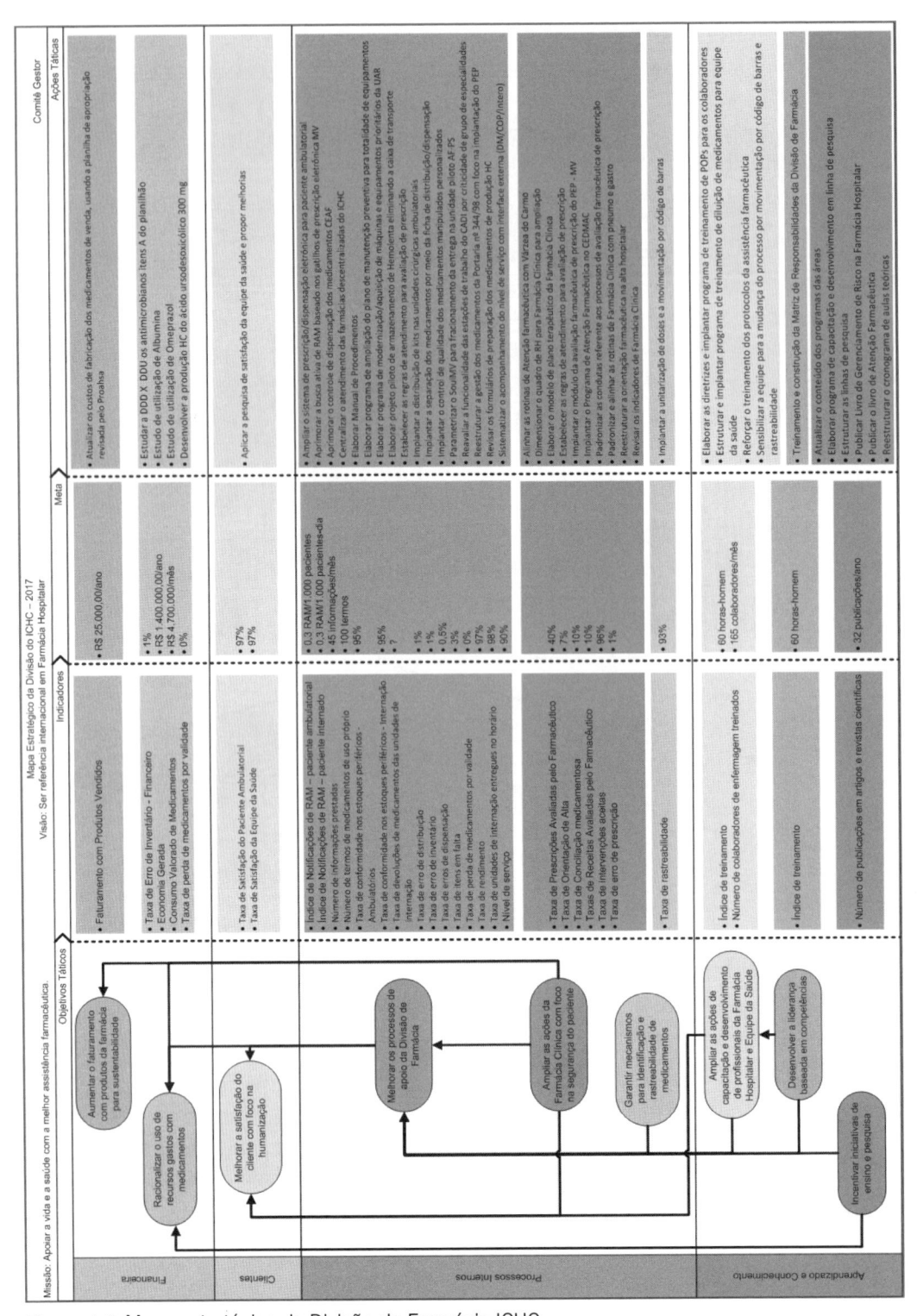

Figura 1.6. Mapa estratégico da Divisão de Farmácia ICHC.

- **Divulgação e sensibilização** – A estratégia formulada precisa ser divulgada para todos da organização, da alta administração até o funcionário de menor nível hierárquico. Todos devem estar envolvidos e comprometidos com o planejamento estratégico e todas as suas etapas, sejam elas de tomada de decisão, autorização, execução ou monitoramento. Para isso, é necessário divulgação e sensibilização, por meio de reuniões, apresentações, dinâmicas, comunicados e, principalmente, participação na construção das etapas pertinentes a cada nível hierárquico. Se toda a organização não conhecer o planejamento e não estiver sensibilizada sobre sua importância e envolvida em todas as suas etapas, será mais difícil atingir os objetivos estratégicos.

- **Implementação da estratégia** – Fase decisiva do planejamento na qual as ações definidas (planos de ação) deverão ser colocadas em prática. Para isso, é preciso tratar cada ação definida no planejamento como um projeto, que deve ser planejado, implantado e monitorado, sendo imprescindível a definição do seu objetivo, justificativa, etapas/fases, responsáveis, cronograma/prazos, local de execução e custos. Os gestores deverão monitorar a implantação da estratégia por meio de reuniões de acompanhamento de cumprimento de cronograma e, quando necessário, alterações nas etapas.

- **Avaliação da estratégia para correção de rumo** – Após a implementação da estratégia é preciso avaliar se ela mudou o curso dos indicadores escolhidos, qual a porcentagem de atingimento das metas, quais as interferências necessárias e a necessidade de correção de rumo (novas ações, interrupção de ações em andamento, mudanças nos projetos e correções dos indicadores e metas), realizadas em reuniões de análise crítica (RAC). A correção de rumo também é importante para incluir no planejamento as necessidades que surgirem no intervalo de tempo entre a formulação da estratégia e sua avaliação, seja por necessidades técnicas, adequação às novas legislações ou por diretrizes administrativas.

Como podemos observar, as atividades e a gestão da assistência farmacêutica são complexas e amplas, necessitando estar estruturadas, com todos os processos definidos e formalizados por procedimentos bem descritos, objetivos definidos e monitoramento por meio de indicadores e ações de melhorias planejadas.

Nos próximos capítulos deste livro, traremos de que maneira os processos da atenção farmacêutica foram estruturados e mostraremos todos os procedimentos e instruções de trabalho, exemplos de práticas em unidades clínicas e seus resultados.

REFERÊNCIAS BIBLIOGRÁFICAS

1. MARIN, N. **Assistência Farmacêutica para Gerentes Municipais**. Ed. OPAS/OMS, Rio de Janeiro, 2003. p. 123.

2. EULER JR J.O.C.; CIPRIANO, S.L. **Guia Farmacoterapêutico HC 2014-2016**. 4ª Edição. Editora Artes Médicas, São Paulo, 2008. p. 3-5.

3. CIPRIANO, SL; PINTO, VB; CHAVES, CE. G**estão estratégica em Farmácia Hospitalar: aplicação prática de um modelo de gestão para qualidade**. Ed. Atheneu, São Paulo, 2009. p. 158.

4. CHIAVENATO, I; SAPIRO, A. **Planejamento estratégico: fundamentos e aplicações**. Rio de Janeiro: Campus, 2004. p. 428.

5. PINTO, VB; CHAVES, CE. **Planejamento estratégico e gestão do conhecimento**. In: Carvalho, F.D.; Capucho, H.C.; Bisson, M.P. (Org.). Farmacêutico hospitalar: conhecimento, habilidades e atitudes. Barueri: Manole; 2014. p. 122-128.

6. KAPLAN, R.S.; NORTON, D.P. **Using the balanced scorecard as strategic management system**. Harvard Business Review. January-February 1996. p. 75-95.

O MODELO DE ATENÇÃO FARMACÊUTICA DA DIVISÃO DE FARMÁCIA DO ICHCFMUSP

A CONSTRUÇÃO DO MODELO

Vanusa Barbosa Pinto
Priscilla Alves Rocha
Andréa Cássia Pereira Sforsin

COMO A ATENÇÃO FARMACÊUTICA SURGIU (E RESSURGIU) NA DIVISÃO DE FARMÁCIA DO INSTITUTO CENTRAL DO HOSPITAL DAS CLÍNICAS (ICHC)

O Hospital das Clínicas da Faculdade de Medicina da Universidade de São Paulo (HCFMUSP) presta serviço de assistência farmacêutica integral para os pacientes ambulatoriais acompanhados na Instituição, disponibilizando gratuitamente cerca de 620 itens aos seus pacientes, que, em sua maioria absoluta, possuem mais de 60 anos. Essa realidade, junto às características próprias do atendimento público de saúde, especialização do HCFMUSP (que é um hospital terciário, onde os pacientes têm uma situação clínica diferenciada, de maior gravidade que em um hospital comum), levou a equipe farmacêutica a realizar atividades de Atenção Farmacêutica em vários ambulatórios do hospital desde 1992, quando um farmacêutico foi designado a participar das consultas médicas do Ambulatório da Síndrome do Intestino Curto (AMULSIC), ligado à Nutrologia.

A partir desse momento, várias iniciativas aconteceram e a participação farmacêutica foi ampliada para o grupo de pacientes de Hemodiálise, Geriatria, Núcleo de Assistência Domiciliar, Núcleo de Assistência e Pesquisa em Asma e Ambulatório de Cuidados Paliativos. Em função dessa diversidade, do número de atendimentos crescente e das solicitações das equipes para que seus ambulatórios contassem com a presença do farmacêutico clínico, surgiu a necessidade de desenvolver um modelo de Atenção Farmacêutica voltado para essa realidade, com a padronização de condutas e rotinas possíveis de ser realizadas no Sistema Único de Saúde (SUS) e na Instituição, para obtenção de melhores resultados da Atenção Farmacêutica e promoção do uso racional dos medicamentos.

A construção do modelo de Atenção Farmacêutica foi realizada em equipe, com a participação de farmacêuticos de diferentes áreas da Farmácia Hospitalar. O trabalho foi desenvolvido baseando-se em revisão bibliográfica e na experiência dos autores. O Farmacêutico Clínico contribuiu com a base do modelo em seus conceitos tradicionais, relevantes e atuais; o Farmacêutico da Assistência à Internação, com conhecimento das complicações das enfermidades, importância da desospitalização, e a orientação de alta; o Farmacêutico da Assistência Ambulatorial, com a experiência do atendimento do medicamento, a importância da orientação farmacêutica e com informações das devoluções de medicamentos pelos pacientes e suas causas; o Farmacêutico da Logística, com os conhecimentos da padronização do hospital, informações de utilização de medicamentos e garantia de acesso, e o Farmacêutico da Farmacotécnica Hospitalar participou na construção das bases das intervenções farmacêuticas, principalmente no que tange a possibilidade da prescrição da forma farmacêutica mais compatível com a condição clínica do paciente.

O método para elaboração do modelo foi: construção em reuniões semanais nas quais, primeiramente, os farmacêuticos traziam artigos pertinentes a sua área de atuação, com interface com assunto em questão. Foi definida uma lista de etapas para o modelo. O próximo passo foi a descrição dessas etapas. Nessa fase, respondiam-se às perguntas: "O quê?", "Por quê"?", "Quando?", "Quem?" e "Como?" para elaboração das etapas previamente definidas.

O modelo elaborado contém cinco etapas:

1) Estruturação do programa (definição e treinamento da equipe de Atenção Farmacêutica, caracterização e perfil farmacoterapêutico da especialidade clínica).
2) Sistema de documentação (todos os impressos definidos para a prática).
3) Revisão da farmacoterapia/seleção de pacientes.

4) Acompanhamento/seguimento farmacoterapêutico: atuação com a equipe de saúde; primeira consulta farmacêutica, fase de estudo, identificação dos pontos de intervenção farmacêutica, plano de cuidado farmacoterapêutico, intervenção farmacêutica, consultas farmacêuticas subsequentes, avaliação do plano, alterações no plano, alta farmacêutica).

5) Avaliação do programa (estratégias e indicadores).

Foram elaborados os procedimentos operacionais e instruções de trabalho, definidos os impressos de Atenção Farmacêutica e indicadores, bem como o programa de treinamento dos farmacêuticos.

Após a construção do modelo, foram iniciadas as tratativas com a alta administração do hospital para investimento em área física, equipamentos e autorização para acesso a sistemas institucionais e prontuários. Hoje, a Farmácia dispõe de uma área de 30 metros quadrados divididos em uma recepção, área de espera, onde também podem ser realizadas aulas e oficinas interativas com os pacientes, e três consultórios de 4 metros quadrados cada para consultas farmacêuticas. A área é equipada com mobiliário adequado e computadores (Figuras 2.1 e 2.2).

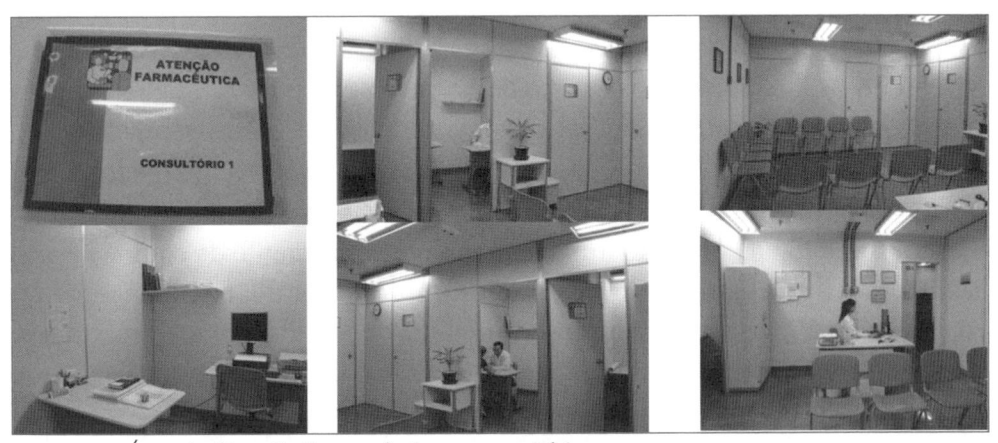

Figura 2.1. Área de Atenção Farmacêutica e consultórios.

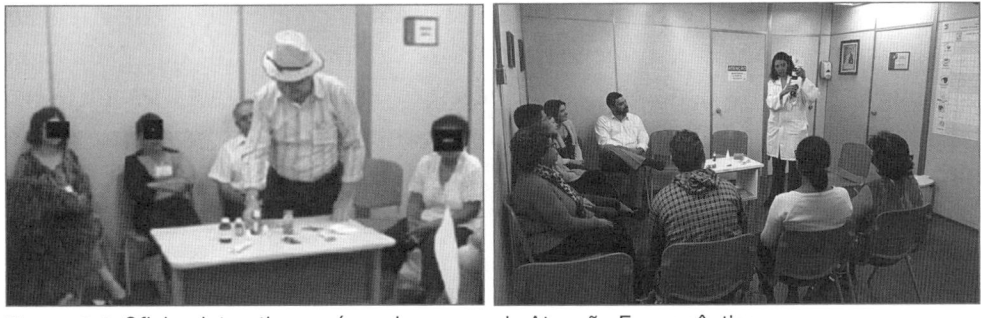

Figura 2.2. Oficina interativa na área de espera da Atenção Farmacêutica.

A equipe farmacêutica foi reestruturada, sendo realocado inicialmente um farmacêutico para a prática da Atenção Farmacêutica. Hoje, além desse profissional, conta com um profissional de nível técnico (graduando em Farmácia), um estagiário, um farmacêutico especializando e dois residentes em farmácia que realizam as atividades da área. Os resultados serão demonstrados nos capítulos seguintes.

Durante todo o período de elaboração do modelo, implantações do piloto e da prática em si, houve momentos de grandes reflexões, sendo citadas entre as principais: Existe a necessidade da criação de um modelo HC com tantos já existentes? Por ser um hospital universitário com corpo clínico fechado, o foco das intervenções farmacêuticas não seria o médico no intuito de buscarmos uma prescrição mais racional? Quais os desfechos que esperamos com atuação do farmacêutico clínico-ambulatorial e como medi-los? Com atendimento de, em média, 100 mil pacientes, como seria a seleção deles para participar de um programa de Atenção Farmacêutica? A Atenção Farmacêutica é uma atividade sustentável?

Nem todas essas dúvidas e reflexões foram sanadas. Acreditamos que existe sim a necessidade de uma padronização da prática no Hospital, sem deixar de levar em conta os modelos já existentes, elaborando um modelo de acordo com a realidade das políticas de saúde brasileira, tendo o SUS, a economia e o perfil do profissional farmacêutico como pilares. Isso foi fundamental para conseguirmos implantar uma prática consistente e factível de resultados.

O modelo construído foi elaborado pensando nas intervenções farmacêuticas voltadas à equipe médica como um grande desafio, na busca de uma prescrição racional, podendo impulsionar o aprimoramento da equipe farmacêutica na farmacoterapia. Outras metas importantes do acompanhamento farmacoterapêutico são a redução do número de medicamentos prescritos e a resolução de problemas na prescrição. Tudo isso contribuiu muito para que o cuidado ao paciente e as intervenções de entendimento da prescrição e de adesão fossem resolvidos mais facilmente.

A discussão sobre os desfechos que esperamos com as ações de Atenção Farmacêutica e como medi-los foi importante a fim de definir que, para cada paciente em acompanhamento, seria necessário estabelecer metas alcançáveis, tais como: resultados clínicos mensuráveis (exames laboratoriais, número de internações, número de entradas em pronto atendimentos, número de exacerbações ou descompensações das enfermidades), melhora no grau de entendimento do paciente sobre sua prescrição, melhora da adesão. Esses indicadores e metas devem ser medidos em todas as consultas farmacêuticas e a sua evolução deve ser monitorada e registrada pelo farmacêutico.

Além dos indicadores de desfechos clínicos dos pacientes, foram definidos indicadores do processo de Atenção Farmacêutica (intervenções aceitas, alta farmacêutica, alcance de metas clínicas, entre outros).

O monitoramento dos indicadores da Atenção Farmacêutica tornou-se fundamental para a gestão da prática. Por meio da análise crítica das intervenções não aceitas, por exemplo, fomos capazes de melhorar a forma de realizar a intervenção com o corpo clínico. Quanto à análise dos dados de metas clínicas, podemos aperfeiçoar o procedimento de elaboração do plano de cuidado farmacêutico.

Entretanto, existem perguntas para as quais ainda procuramos respostas: como selecionar o paciente dentro de um universo tão grande e como medir se a Atenção Farmacêutica é uma prática sustentável. Acreditamos que essas respostas virão com o tempo e a análise dos indicadores.

DADOS DO SERVIÇO DE ATENÇÃO FARMACÊUTICA

Atualmente, o Serviço de Atenção Farmacêutica atende pacientes dos ambulatórios de Geriatria, Endocrinologia, Pneumologia, Nutrologia (AMULSIC) e, mais recentemente, dos ambulatórios de Diálise Peritoneal, Grupo de Hansen e Ambulatório Pós-Transplante Renal.

A área de Atenção Farmacêutica também é responsável pela realização de campanhas de conscientização sobre o uso de medicamentos no Instituto Central, participando de eventos como a Semana do Idoso, Semana de Prevenção de Quedas, Dia do Uso Correto de Medicamentos, Semana do Meio Ambiente, entre outros.

A cada dois anos, a área é também responsável por coordenar as atividades no Instituto Central referentes à Semana de Atenção Farmacêutica, onde realizamos atividades para os pacientes que circulam pelo hospital durante a semana, tais como: aulas sobre uso racional de medicamentos em horários previamente divulgados, visitas monitoradas nas áreas da farmácia, orientação farmacêutica, gincanas e jogos lúdicos voltados ao entendimento do uso de medicamentos, distribuição de folders e cartilhas educacionais (saiba mais sobre seus medicamentos, farmacovigilância, como devolver medicamentos não utilizados, procedimentos da farmácia). A Semana de Atenção Farmacêutica mobiliza a instituição para o uso racional dos medicamentos.

Desde 2008 já foram atendidos 2.606 pacientes entre os programas de orientação farmacêutica e acompanhamento farmacoterapêutico. O agendamento das consultas é realizado no sistema institucional, conforme a disponibilidade do paciente e do farmacêutico, e a confirmação de comparecimento é realizada por telefone na véspera de cada atendimento.

As atividades que são realizadas para cada ambulatório com sua frequência e equipe responsável estão dispostas na Tabela 2.1.

Tabela 2.1. Especialidades atendidas pela Divisão de Farmácia e atividades realizadas

Ambulatório	Início das Atividades*	Atividades Realizadas	Frequência	Equipe Responsável**
Geriatria	Março/2008	* Oficinas em grupo com o GAMIA * Orientação farmacêutica * Revisão da farmacoterapia * Dispensação de medicamentos * Acompanhamento e discussão de casos durante a consulta médica * Acompanhamento farmacoterapêutico	* Semanal (GAMIA) * Diária conforme agendamento	* 1 farmacêutico 30h * 1 estagiário 30h * 1 técnico farmácia 30h * 1 residente farmacêutico 24h * 1 farmacêutico especializando 20h
Endocrinologia	Maio/2009	* Orientação farmacêutica * Revisão da farmacoterapia * Dispensação de medicamentos (se necessário) * Acompanhamento farmacoterapêutico	* Diária conforme agendamento	
Pneumologia	Março/2008	* Orientação farmacêutica * *Brown Bag Test* * Dispensação de medicamentos (se necessário) * Acompanhamento farmacoterapêutico	* Semanal, às quintas e sextas-feiras	* 1 farmacêutico 4h * 2 farmacêuticos especializando 8h * Suporte da equipe Atenfar
Nutrologia (AMULSIC)	Março/2008	* Orientação farmacêutica * Acompanhamento e discussão de casos durante a consulta médica * Acompanhamento farmacoterapêutico	* Semanal, às quintas-feiras	* 1 farmacêutico 4h * 1 residente farmacêutico 6h

Ambulatório	Início das Atividades*	Atividades Realizadas	Frequência	Equipe Responsável**
Gastroclínica – Hepatites Virais	Outubro/2012	* Orientação farmacêutica * Avaliação da adesão ao tratamento	* Semanal, às quintas-feiras	* 1 farmacêutico 4h * 1 residente farmacêutico 6h
Nefrologia (Grupo de Diálise Peritoneal)	Abril/2015	* Orientação farmacêutica * Acompanhamento e discussão de casos durante a consulta médica * Acompanhamento farmacoterapêutico	* Semanal, às sextas-feiras	* 1 residente farmacêutico 6h * Suporte técnico farmacêutico Atenção
Unidade de Transplante Renal	Abril/2015	* Orientação farmacêutica * Revisão da farmacoterapia * Acompanhamento farmacoterapêutico	Semanal, às quartas-feiras	* 1 residente farmacêutico 6h * Suporte técnico farmacêutico Atenção
Dermatologia (Grupo de Hanseníase)	Abril/2015	* Oficinas em grupo * Orientação farmacêutica * Revisão da farmacoterapia	Semanal, às segundas-feiras	* 1 residente farmacêutico 6h * Suporte técnico farmacêutico Atenção
Semana de Prevenção de Quedas	Junho/2011	* Oficinas em grupo * Orientação farmacêutica * Atividades interativas	Anual	Toda a equipe, conforme escala
Dia Nacional do Uso Correto de Medicamentos	Maio/2010	* Oficinas em grupo * Orientação farmacêutica * Atividades interativas	Anual	Toda a equipe, conforme escala
Semana de Atenção Farmacêutica	Junho/2008	* Oficinas em grupo * Orientação farmacêutica * Atividades interativas * Palestras * Orientação individualizada	Bianual	Toda a equipe, conforme escala

* A reestruturação do programa foi considerada em janeiro/2008. ** Carga horária semanal.

Semestralmente, cada farmacêutico responsável por um ambulatório realiza reuniões de acompanhamento com as equipes médicas dos ambulatórios que encaminham os pacientes. Os indicadores do programa são avaliados mensalmente em planilha Excel, sendo eles relacionados à produtividade bem como à resolutividade do programa.

A padronização das condutas e rotinas permitiu que o modelo elaborado fosse implantado nas diversas especialidades com possibilidade de coleta de dados que permitam a difusão do conhecimento em Atenção Farmacêutica. Além disso, a uniformidade das ações leva à obtenção de resultados comparáveis e discutíveis, contribuindo para o uso racional de medicamentos e melhor acompanhamento dos pacientes assistidos.

Os capítulos que seguem trarão o nosso manual de procedimentos, bem como os relatos de experiências daquelas unidades cujo atendimento foi estruturado e sistematizado a um tempo maior (AMULSIC, Ambulatório de Asma e Doença Pulmonar Obstrutiva Crônica (DPOC), Ambulatório de Hepatites Virais) e relatos de outras práticas de Atenção Farmacêutica existentes neste instituto, como no Ambulatório de Clínica Médica Geral e no Grupo de Diabetes.

MANUAL DE PROCEDIMENTOS

Priscilla Alves Rocha
Vanusa Barbosa Pinto
Andréa Cassia Pereira Sforsin
Patricia Cardoso Alarcon Hori
Caroline Tiemi Oya

INTRODUÇÃO

O Manual de Procedimentos do Programa de Atenção Farmacêutica do Instituto Central está organizado em 6 procedimentos, 30 instruções de trabalho e 19 anexos e 12 formulários.

Para este manual, adotaremos algumas definições, sendo elas:

- **Procedimento:** etapa maior ou mais abrangente que resume o processo a ser executado.
- **Instrução de trabalho:** descrição detalhada de cada etapa.
- **Formulários:** instrumento ou impresso relacionado à realização daquela etapa. O formulário pode ser tanto um impresso como um roteiro para preenchimento de um determinado instrumento.

O primeiro procedimento se refere à etapa de definição das unidades que serão contempladas com o Programa de Atenção Farmacêutica e treinamento das equipes.

O segundo procedimento, Estruturação do Modelo na Unidade Clínica, refere-se a todas as recomendações e estudos sobre a unidade que o farmacêutico deve realizar antes de iniciar o atendimento aos pacientes. É uma etapa prévia ao início das consultas farmacêuticas, em que o profissional vai se inserir na equipe multiprofissional, verificar particularidades da unidade, conhecer o perfil dos pacientes, entre outras questões.

O terceiro procedimento está relacionado a todo o sistema de documentação do Programa de Atenção Farmacêutica e orientações sobre seu preenchimento.

O quarto procedimento refere-se às etapas para Revisão da Farmacoterapia, processo definido para prestar a primeira assistência aos pacientes e que tem por objetivo selecionar os pacientes para o acompanhamento farmacoterapêutico.

O quinto procedimento refere-se a todas as etapas inerentes ao Acompanhamento Farmacoterapêutico, desde a seleção dos pacientes até a definição de plano de cuidado farmacêutico e a alta farmacêutica, quando aplicável.

O sexto e último procedimento está relacionado à Avaliação do Programa na unidade, sua *performance* e estruturação de reuniões para discussão dos resultados com a equipe. A revisão do Manual de Procedimentos é anual ou a cada vez que uma etapa nova é inserida ou alterada conforme o desenvolvimento das atividades.

Seguem abaixo a lista de todos os procedimentos, instruções de trabalho, formulários e anexos descritos neste capítulo e os fluxogramas dos processos (Figuras 3.1 e 3.2).

Procedimentos

P01 – Modelo de Atenção Farmacêutica Ambulatorial.

P02 – Estruturação do modelo na unidade clínica.

P03 – Sistema de documentação da Atenção Farmacêutica.

P04 – Realizar revisão da Farmacoterapia/Selecionar pacientes.

P05 – Acompanhamento farmacoterapêutico.

P06 – Avaliar o Programa de Atenção Farmacêutica.

Instruções de Trabalho

IT01 – Definir a unidade clínica.

IT02 – Definir a equipe de trabalho.

IT03 – Treinar a equipe de trabalho.

IT04 – Adaptar o programa à unidade clínica.

IT05 – Traçar perfil da unidade clínica.

IT06 – Traçar perfil farmacoterapêutico da unidade clínica.

IT07– Preencher anamnese farmacêutica.

IT08 – Preencher o impresso Grau de Entendimento.

IT09 – Definir Grau de Entendimento.

IT10 – Preencher perfil farmacoterapêutico do paciente.

IT11 – Preencher a tabela de orientação farmacêutica.

IT12 – Preencher a tabela de intervenção farmacêutica.

IT13 – Registrar informações em ficha de evolução clínica.

IT14 – Adequar os impressos básicos às necessidades da unidade clínica.

IT15 – Criar novos impressos.

IT16 – Realizar 1ª consulta de revisão da farmacoterapia.

IT17 – Dispensar os medicamentos.

IT18 – Avaliação farmacêutica da receita médica.

IT19 – Realizar orientação farmacêutica.

IT20 – Selecionar pacientes para o Programa de Atenção Farmacêutica.

IT21 – Realizar 2ª consulta de revisão da farmacoterapia.

IT22 – Agendar consulta farmacêutica.

IT23 – Realizar 1ª consulta farmacêutica.

IT24 – Realizar intervenção farmacêutica junto ao paciente.

IT25 – Realizar intervenção farmacêutica junto à equipe da saúde.

IT26 – Realizar fase de estudos.

IT27 – Identificar e definir pontos de intervenção farmacêutica.

IT28 – Definir plano de cuidado farmacoterapêutico.

IT29 – Realizar consultas de acompanhamento farmacoterapêutico.

IT30 – Realizar consulta de alta farmacêutica.

Formulários

F01 – Registro de Treinamento Atenção Farmacêutica.

F02 – Formulário de Treinamento (roteiro para elaboração).

F03 – Ficha de avaliação do treinamento.

F04 – Tabela de medicamentos mais prescritos.

F05 – Cálculo do Grau do Entendimento.

F06 – Orientações para preenchimento da Tabela de Orientação.

F07 – Instruções para registro em ficha de evolução clínica.

F08 – *Check list* para Revisão da Farmacoterapia.

F09 – Painel de Indicadores da Atenção Farmacêutica.

F10 – Instruções para elaboração de Declaração de Serviços Farmacêuticos.

F11 – Modelo de intervenção junto à equipe de saúde.

F12 – Formato padrão para apresentação de caso clínico.

Anexos

A01 – Modelo de e-mail para definição de farmacêutico clínico.

A02 – Roteiro de treinamento de POPs – Procedimentos Operacionais Padrão.

A03 – Modelo de pauta de reunião – Apresentação do programa à unidade.

A04 – Cronograma para apresentação em reunião clínica.

A05 – Exemplo de registro da estrutura de atendimento na Unidade de Geriatria.

A06 – Anamnese Farmacêutica.

A07 – Grau de Entendimento.

A08 – Perfil Farmacoterapêutico.

A09 – Tabela de Orientação.

A10 – Tabela de Intervenção Farmacêutica.

A11 – Ficha de Evolução Clínica.

A12 – Entrevista Inicial – Revisão da Farmacoterapia.

A13 – Declaração de Serviços Farmacêuticos.

A14 – Classificação de risco do paciente ambulatorial.

A15 – Carta-Convite.

A16 – Cartão de monitoramento de parâmetros clínicos.

A17 – Pesquisa de satisfação com o Programa de Atenção Farmacêutica.

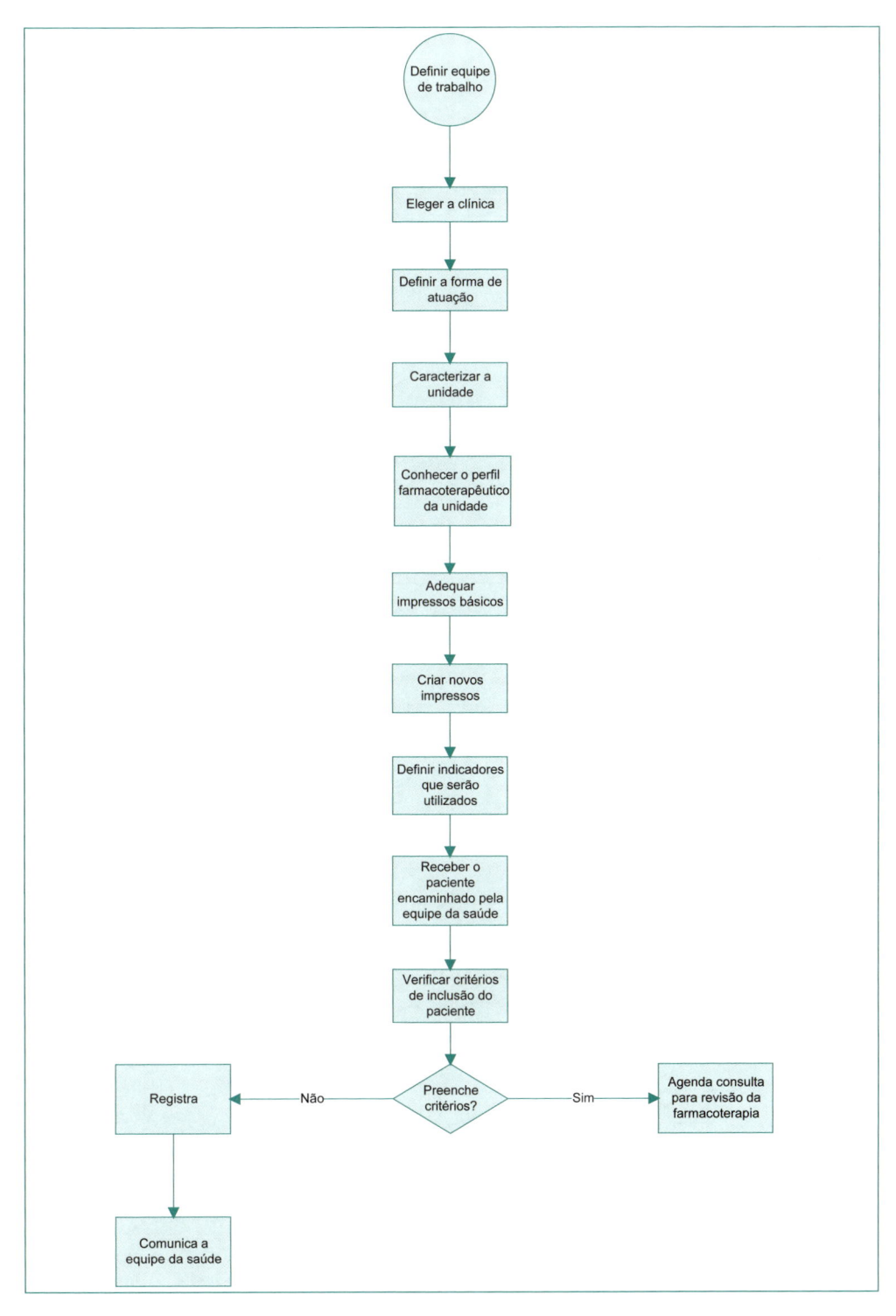

Figura 3.1. Estruturação do programa na unidade.

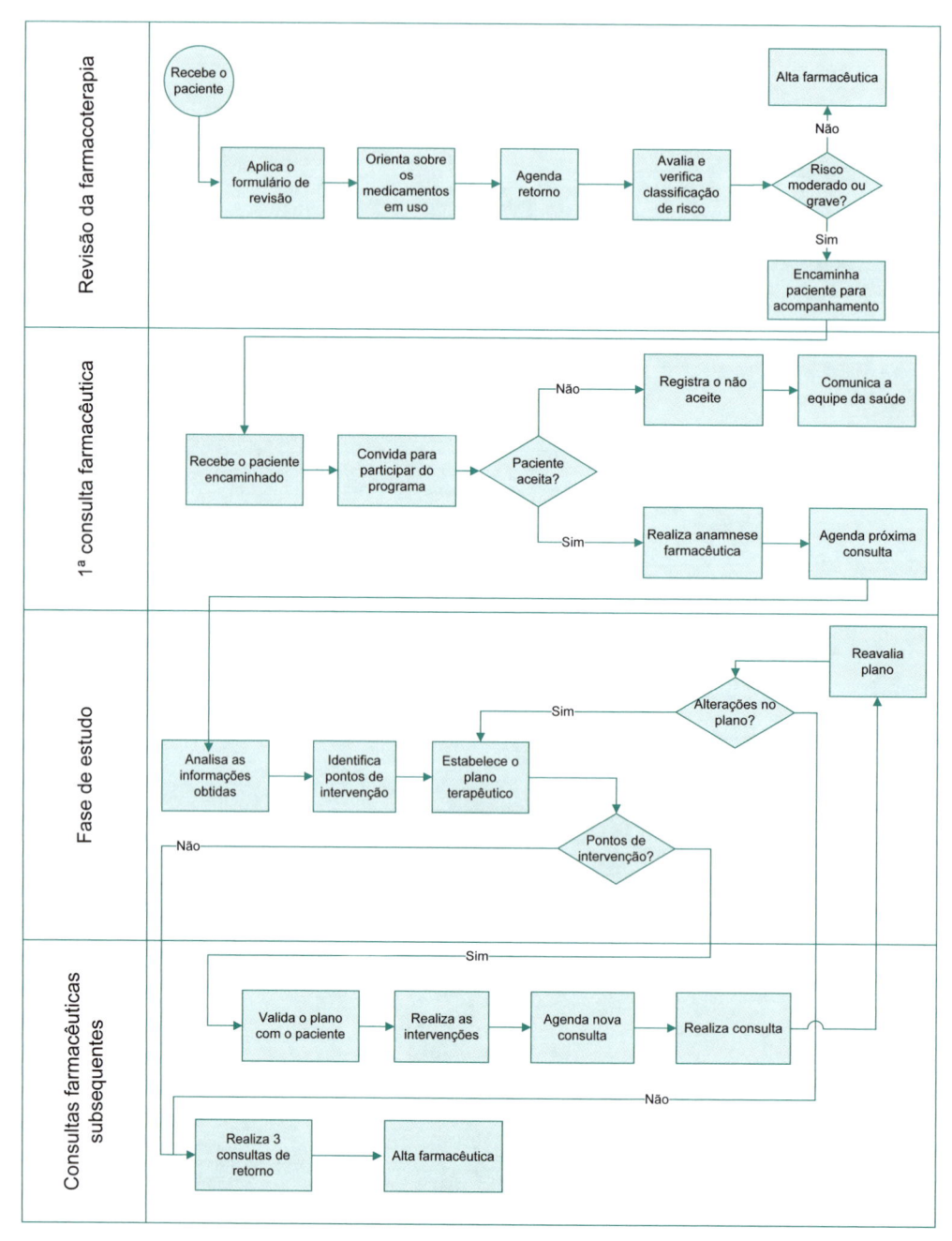

Figura 3.2. Fluxograma do acompanhamento farmacoterapêutico.

Os procedimentos e as instruções de trabalho serão aqui apresentados com a seguinte estrutura esquemática:

Procedimento	CÓD.: numeração padronizada conforme a área	
Título: Nome do procedimento	Emissão Data da emissão do documento	Página/Páginas

1. **Objetivo:** descrição do objetivo do documento.

2. **Áreas envolvidas:** definição das áreas envolvidas ou a que se destinam o documento.

3. **Documentos correlatos:** normas (institucionais e/ou legais), referências bibliográficas ou métodos consultados que podem dar maiores subsídios ao documento, lista de outros documentos do manual que citam ou são citados por este documento.

4. **Considerações gerais:** glossário de termos utilizados por todo o documento, explicação de siglas etc.; outros dados sobre segurança x riscos, faixa (limites) de trabalho etc., que solicitem esclarecimentos para melhor compreensão do documento.

5. **Responsabilidades:** profissional responsável pela etapa.

6. **Descrição operacional:** descrição passo a passo da etapa a que se refere o documento.

7. **Formulários:** formulários utilizados na execução do trabalho; podem ser impressos do programa ou roteiros para preenchimento destes, modelos de e-mail etc.

8. **Anexos:** tabelas, fluxogramas, gráficos, ou todo material necessário para consultar ou suplementar a realização do trabalho.

Elaborado por:	Autorizado por:
Nome do responsável pela elaboração Função Data da elaboração	Nome do responsável pela elaboração Função Data da elaboração

Procedimento 01	CÓD: P1	
Modelo de atenção farmacêutica ambulatorial	Emissão: Janeiro/2017	1/2

1. Objetivo
- Descrever as etapas para a realização da Atenção Farmacêutica ambulatorial.

2. Áreas envolvidas
- Divisão de Farmácia do ICHC.
- Ambulatórios do ICHC.

3. Documentos correlatos
- P02 – Estruturação do Modelo na Unidade Clínica.
- P03 – Sistema de documentação da Atenção Farmacêutica.
- P06 – Avaliação do Programa.
- IT.01 – Definir a Unidade Clínica.
- IT.02 – Definir a equipe de trabalho.
- IT.03 – Treinar a equipe de trabalho.

4. Considerações gerais
- Farmacêutico da Atenção Farmacêutica Ambulatorial: farmacêutico diretamente ligado à Atenção Farmacêutica Ambulatorial, que é responsável pela coordenação das atividades do modelo.
- Farmacêutico Clínico: farmacêutico da Divisão de Farmácia, responsável pelo desenvolvimento do Modelo em uma Unidade Clínica.
- Estruturação da unidade: etapa que abrange o contato inicial com unidade que participará do modelo, que tem por objetivo possibilitar ao farmacêutico o conhecimento de particularidades da clínica, doenças mais frequentes, medicamentos mais utilizados, equipe que atende e a dinâmica do ambulatório.
- Colaborador: estagiário farmacêutico voluntário ou estagiário de graduação em Farmácia que esteja desenvolvendo atividades na Atenção Farmacêutica Ambulatorial.
- SIGH: sistema integrado de gestão hospitalar, sistema informatizado institucional, utilizado na área de Atenção Farmacêutica nos módulos FAA (dispensação ambulatorial), FAG (emissão de relatórios), PRO (gestão de prontuários), INF (informação de pacientes) e AGE (controle de agendamentos).

Procedimento 01	CÓD: P1	
Modelo de atenção farmacêutica ambulatorial	Emissão: Janeiro/2017	2/2

5. Responsabilidades

- De acordo com item 6. Descrição operacional.

6. Descrição operacional

Agente	Operação
Ambulatórios ou Divisão de Farmácia	6.1. Identifica a necessidade de realização de Atenção Farmacêutica na unidade e faz a solicitação via memorando, contato presencial ou e-mail. ou Identifica a necessidade de realização de Atenção Farmacêutica na Unidade Clínica e faz apresentação do modelo.
Farmacêutico da Atenção Farmacêutica Ambulatorial	6.2. Define a Unidade Clínica, conforme IT01. 6.3. Define a equipe de trabalho que ficará responsável pelo Programa de Atenção Farmacêutica na Unidade Clínica, conforme IT02 6.4. Treina a equipe de trabalho que ficará responsável pelo Programa de Atenção Farmacêutica na Unidade Clínica, conforme IT03 6.5. Encaminha memorando à Divisão de Arquivo Médico para abertura de agenda da unidade no sistema informatizado institucional.
Farmacêutico Clínico e Colaborador	6.6. Desenvolve a estruturação do modelo na Unidade Clínica, conforme procedimento P02. 6.7. Define o sistema de documentação da Atenção Farmacêutica da Unidade Clínica, conforme P03. 6.8. Inicia o acompanhamento farmacoterapêutico, conforme procedimento P04.
Farmacêutico da Atenção Farmacêutica Ambulatorial e Farmacêutico Clínico	6.9. Acompanha as atividades e avalia o andamento do modelo na Unidade Clínica, conforme P05.

7. Formulários

- Não aplicáveis.

8. Anexos

- Fluxograma de Atenção Farmacêutica.

Elaborado por:	Autorizado por:
Dra. Priscilla Alves Rocha Farmacêutica Janeiro/2017	Dra. Vanusa Barbosa Pinto Diretora Divisão de Farmácia Janeiro/2017

Instrução de Trabalho 01	CÓD: IT01	
Título: Definir a unidade clínica	Emissão: Janeiro/2017	1/1

1. Objetivo
- Descrever as etapas para definição da Unidade Clínica a ser incluída no Programa.

2. Áreas envolvidas
- Atenção Farmacêutica Ambulatorial – Divisão de Farmácia ICHC.
- Ambulatórios: serviços e especialidades.

3. Documentos correlatos
- P01 – Modelo de Atenção Farmacêutica Ambulatorial.

4. Considerações gerais
- A solicitação de realização de acompanhamento farmacoterapêutico em uma unidade pode partir de unidades clínicas via memorando, e-mail ou reunião ou por percepção da Divisão de Farmácia no desenvolvimento de atividades multiprofissionais.
  - Critérios de inclusão:
    - Unidade com pacientes portadores de enfermidades crônicas;
    - Unidade com grande número de pacientes de terceira idade;
    - Unidade com grande número de pacientes pediátricos;
    - Unidade com grande número de pacientes com polifarmácia.
- Farmacêutico da Atenção Farmacêutica Ambulatorial: farmacêutico diretamente ligado à Atenção Farmacêutica Ambulatorial, que é responsável pela coordenação geral das atividades do modelo.
- Farmacêutico Clínico: farmacêutico da Divisão de Farmácia, responsável pelo desenvolvimento do modelo em uma unidade clínica.

5. Responsabilidades
- Farmacêutico da Atenção Farmacêutica Ambulatorial.

6. Descrição operacional
- 6.1. Recebe solicitação da unidade ou identifica necessidade de inclusão no programa.
- 6.2. Verifica se a unidade se encaixa nos critérios de inclusão.
- 6.3. Se a participação no programa for por solicitação da unidade: informar a inclusão.
- 6.4. Se identificada a necessidade pela farmácia: realizar contato com a unidade sugerindo a inclusão.

7. Formulários
- Não se aplicam.

8. Anexos
- Não se aplicam.

Elaborado por:	Autorizado por:
Dra. Priscilla Alves Rocha Farmacêutica Janeiro/2017	Dra. Vanusa Barbosa Pinto Diretora Divisão de Farmácia Janeiro/2017

Instrução de Trabalho 02	CÓD: IT02	
Título: Definir a equipe de trabalho	Emissão: Janeiro/2017	1/2

1. Objetivo
- Descrever as etapas para definição da equipe de trabalho para unidade a ser incluída no Programa de Atenção Farmacêutica.

2. Áreas envolvidas
- Atenção Farmacêutica Ambulatorial – Divisão de Farmácia ICHC.
- Educação Continuada.
- Equipe Farmacêutica.

3. Documentos correlatos
- Procedimento P01 – Modelo de Atenção Farmacêutica Ambulatorial.

4. Considerações gerais
- AF: Atenção Farmacêutica.
- DF: Divisão de Farmácia.
- Farmacêutico da Atenção Farmacêutica Ambulatorial: farmacêutico diretamente ligado à Atenção Farmacêutica Ambulatorial, que é responsável pela coordenação geral das atividades do modelo.
- Farmacêutico Clínico: responsável pelo programa da unidade que deve ser vinculado à Divisão de Farmácia. Deverá dispor de, no mínimo, 4 horas semanais para o acompanhamento de seus pacientes.
  - Colaboradores:
    - Farmacêutico Especializando da Divisão de Farmácia ou Farmacêutico Residente.
    - Estagiários voluntários, remunerados e curriculares que permaneçam no programa por, no mínimo, 3 meses por meio período. Para atuação na Atenção Farmacêutica deve ocorrer processo seletivo, composto por apresentação de carta de intenção, prova escrita e entrevista.
- Perfil desejado para os integrantes da equipe:
  - Gostar de contato com paciente e equipe de saúde;
  - Ter facilidade em comunicação;
  - Possuir conhecimento básico em farmacologia;
  - Possuir conhecimento em inglês e informática.

5. Responsabilidades
- De acordo com o item 6.

Instrução de Trabalho 02	CÓD: IT02	
Título: Definir a equipe de trabalho	Emissão: Janeiro/2017	2/2

6. Descrição operacional

Farmacêutico da Atenção Farmacêutica Ambulatorial	6.1. Após definição da unidade a ser incluída no programa AF, envie e-mail, conforme modelo (anexo A01), a toda equipe farmacêutica da DF, para identificação dos interessados. 6.2. Agende reunião com interessados por meio de e-mail. 6.3. Em reunião, explane a proposta do Programa de AF, responsabilidades, tempo de atuação, estrutura disponível. 6.4. Eleja o profissional que será o farmacêutico clínico do programa durante a reunião.
Farmacêutico Clínico	6.5. Dimensione e solicite disponibilização de especializandos e estagiários para integrar a equipe.
Farmacêutico da Atenção Farmacêutica Ambulatorial e Educação Continuada	6.6. Capte interessados. 6.7. Realize a seleção de acordo com critérios e perfil. 6.8. Encaminhe os selecionados para treinamento.
Equipe de Atenção Farmacêutica da DF	6.9. Treine a equipe selecionada de acordo com o Programa de Treinamento em AF, conforme IT03.

7. Formulários

- Não se aplicam.

8. Anexos

- A01 – Modelo de e-mail.

Elaborado por:	Autorizado por:
Dra. Priscilla Alves Rocha Farmacêutica Janeiro/2017	Dra. Vanusa Barbosa Pinto Diretora Divisão de Farmácia Janeiro/2017

Anexo 1	CÓD: A01	
Título: Modelo de e-mail para definição de Farmacêutico Clínico	Emissão: Janeiro/2017	1/1

Prezado Farmacêutico,

A Unidade Clínica............................ será incluída no Programa de Atenção Farmacêutica da Divisão de Farmácia. Convidamos os interessados em ser o Farmacêutico Clínico da unidade a participar da reunião de definição da equipe de trabalho.

Data:

Horário:

Local:

Atenciosamente,

Equipe de Atenção Farmacêutica da Divisão de Farmácia

Elaborado por:	Autorizado por:
Dra. Priscilla Alves Rocha Farmacêutica Janeiro/2017	Dra. Vanusa Barbosa Pinto Diretora Divisão de Farmácia Janeiro/2017

Instrução de Trabalho 03	CÓD: IT03	
Título: Treinar a equipe de trabalho	Emissão: Janeiro/2017	1/2

1. Objetivo
- Descrever as etapas para treinamento da equipe de trabalho no Programa de Atenção farmacêutica.

2. Áreas envolvidas
- Atenção Farmacêutica Ambulatorial – Divisão de Farmácia ICHC.
- Equipe Farmacêutica.
- Colaboradores.

3. Documentos correlatos
- Procedimento P01 – Modelo de Atenção Farmacêutica Ambulatorial.
- A02 – Roteiro de Treinamento de POP da Divisão de Farmácia.

4. Considerações gerais
- AF: Atenção Farmacêutica.
- DF: Divisão de Farmácia.
- Farmacêutico Orientador: farmacêutico diretamente ligado à Atenção Farmacêutica Ambulatorial ou farmacêutico anteriormente treinado no modelo, que é responsável pela elaboração e execução do treinamento.
- Farmacêutico Clínico: responsável pelo programa da unidade que deve ser vinculado à Divisão de Farmácia.
- Colaboradores:
  - Farmacêutico Especializando da Divisão de Farmácia ou Farmacêutico Residente.
  - Estagiários voluntários, remunerados e curriculares que permaneçam no programa por, no mínimo, 3 meses por meio período. Para atuação na Atenção Farmacêutica, deve ocorrer processo seletivo, composto por apresentação de carta de intenção, prova escrita e entrevista.
  - Perfil desejado para os integrantes da equipe:
    - Gostar de contato com paciente e equipe de saúde;
    - Ter facilidade em comunicação;
    - Possuir conhecimento básico em farmacologia;
    - Possuir conhecimento em inglês e informática.
- Material de apoio:
  - Literaturas especializadas (capítulos de livros, artigos, textos científicos).
  - Relatórios (relatórios de consumo de medicamentos, informações epidemiológicas).
  - Prescrições, simulação de casos clínicos.
- O programa de treinamento pode envolver a leitura de procedimentos, atividades teóricas e teórico-práticas, acompanhamento de atendimentos de colegas mais experientes e atendimentos supervisionados pelo farmacêutico da Atenção Farmacêutica.
- Os materiais de apoio serão definidos pelo farmacêutico orientador de acordo com a necessidade por Instrução de Trabalho.
- O treinamento será realizado por Procedimento/Instrução de Trabalho.
- FT: formulário de treinamento (F2) – formulário utilizado para direcionar o treinamento em cada etapa com questões direcionadoras.

Instrução de Trabalho 03	CÓD: IT03	
Título: Treinar a equipe de trabalho	Emissão: Janeiro/2017	2/2

- Registro de treinamento: lista padrão da Divisão de Farmácia para registro do treinamento que contém o cronograma das atividades e responsáveis. Deve ser assinada a cada encontro, após o treinamento.
- Cada encontro do treinamento não deve ter duração superior a duas horas.

5. Responsabilidades

- Farmacêutico Orientador.
- Farmacêutico Clínico ou colaborador.

6. Descrição operacional

Agente	Operação
Farmacêutico Orientador	6.1. Define data, horário e local para realização do treinamento. 6.2. Elabora cronograma, contemplando todas as instruções de trabalho e registra no F01 – Registro de Treinamento de Atenção Farmacêutica. 6.3. Elabora ficha de treinamento utilizando o formulário F02 – Ficha de treinamento. 6.4. Define e reserva material de apoio a ser utilizado no treinamento. 6.5. Aplica treinamento de acordo com a ficha de treinamento elaborada e o roteiro de treinamento de POP – A02. 6.6. Solicita avaliação do treinamento, conforme F03 – Avaliação de Treinamento. 6.7. Registra o treinamento no F01 – Registro de Treinamento de Atenção Farmacêutica, vista e solicita assinatura pela pessoa treinada. 6.8. Informa o número de horas de treinamento à Educação Continuada.
Farmacêutico Clínico ou colaborador	6.9. Comparece ao treinamento no horário e no local definido. 6.10. Preenche o formulário referente ao treinamento do dia. 6.11. Tira dúvidas sobre o assunto com o farmacêutico orientador. 6.12. Preenche a avaliação do encontro F03 – Avaliação de Treinamento.

7. Formulários

- F01 – Registro de Treinamento de Atenção Farmacêutica.
- F02 – Formulário de Treinamento (roteiro para elaboração).
- F03 – Ficha de Avaliação do Treinamento.

8. Anexos

- A02 – Roteiro de Treinamento de POP da Divisão de Farmácia.

Elaborado por:	Autorizado por:
Dra. Priscilla Alves Rocha Farmacêutica Janeiro/2017	Dra. Vanusa Barbosa Pinto Diretora Divisão de Farmácia Janeiro/2017

Formulário 01	CÓD: F01	
Título: Registro de treinamento em atenção farmacêutica	Emissão: Janeiro/2017	1/2

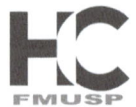

Hospital das Clínicas da
Faculdade de Medicina da Universidade de São Paulo
Av. Dr. Enéas de Carvalho Aguiar, 255
CEP 05403-900 – São Paulo, SP, Brasil

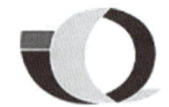

CRONOGRAMA DE TREINAMENTO

Nome: _____Matrícula:_____Função: _____
Local: Divisão de Farmácia_____Período de treinamento:_____

Data	Hora	Atividades/Procedimento	Assinatura	
			Treinado	Treinador
		Modelo de Atenção Farmacêutica: histórico e registros		
		Modelo de Atenção Farmacêutica Ambulatorial		
		Definição da Unidade Clínica/Definir a equipe de trabalho/Treinar equipe		
		Estruturação do modelo na Unidade Clínica		
		Acesso a sistemas institucionais: dispensação, agendamento e exames laboratoriais		
		Adaptar o Programa/Perfil da Unidade Clínica		
		Sistema de documentação: Anamnese Farmacêutica e Perfil Farmacoterapêutico		
		Sistema de documentação: Grau de Entendimento e Cálculo do Escore		
		Sistema de documentação: Tabela de Intervenção e Tabela de Orientação		
		Sistema de documentação: Registro de Intervenção Farmacêutica e Evolução Clínica		
		Adequar os impressos básicos/Criar novos impressos		
		Definir indicadores/Selecionar pacientes		
		Texto: Atenção Farmacêutica Teoria e Prática: um diálogo possível?		
		Revisão da Farmacoterapia: consulta 1 e consulta 2		
		Estudos teóricos e discussão: a relação do farmacêutico com o paciente		
Observações:				

Formulário 01	CÓD: F01	
Título: Registro de treinamento em atenção farmacêutica	Emissão: Janeiro/2017	2/2

Data	Hora	Atividades/Procedimento	Assinatura	
			Treinado	Treinador
		Realizar primeira consulta farmacêutica		
		Realizar fase de estudos/discussão de caso clínico		
		Buscas em bases de dados/fontes de informação		
		Análise de interações medicamentosas		
		Identificar pontos de intervenção/Definir plano de cuidado		
		Realizar intervenção farmacêutica junto ao paciente		
		Realizar intervenção farmacêutica junto à equipe da saúde		
		Realizar orientação farmacêutica/Dispensar medicamentos		
		Realizar consultas subsequentes/Realizar alta farmacêutica		
		Avaliar o programa/Avaliar indicadores		
		Discussão geral: tira dúvidas		
		Acompanhamento de duas discussões de caso como ouvinte		
		Acompanhamento de cinco atendimentos com a Dra. Patricia		
		Acompanhamento farmacoterapêutico completo de um paciente		
Observações:				

Treinamentos complementares: 1 – Preparo dos medicamentos na Central de Dispensação
2 – Programa Atitude Certa: devolução de medicamentos
3 – Acesso a bases de dados, oferecido pela biblioteca da Faculdade de Medicina

Carga horária: _____Visto do farmacêutico: _____

Elaborado por:	Autorizado por:
Dra. Priscilla Alves Rocha Farmacêutica Janeiro/2017	Dra. Vanusa Barbosa Pinto Diretora Divisão de Farmácia Janeiro/2017

Formulário 02	CÓD: F02	
Título: Formulário de treinamento	Emissão: Janeiro/2017	1/1

Programa de Atenção Farmacêutica Treinamento Farmacêutico	
Instrução de Trabalho/Procedimento: (incluir nome e título da instrução de trabalho)	Data: Data da realização do treinamento
Cronograma: 0 – 15': leitura da Instrução de Trabalho 15' – 45': estudo do caso 45'– 60': avaliação	Material de apoio: Material que será utilizado para a atividade (relatórios, livros, entre outros)
Descrição do Caso (introdução ao tema, conforme exemplo que segue) Considerando o preenchimento da Tabela de Intervenção Farmacêutica e as necessidades do paciente detectadas na primeira consulta, leia a IT25 e responda às questões abaixo.	
Questões que direcionarão a discussão, conforme exemplo que segue: a) Qual deve ser a forma de apresentar a intervenção à equipe? Quais os profissionais participarão da intervenção?	
b) Registre nos impressos do Programa de Atenção Farmacêutica a intervenção efetuada.	
Farmacêutico: assinatura da pessoa que recebeu o treinamento.	
Facilitadores: assinatura dos facilitadores.	

Elaborado por:	Autorizado por:
Dra. Priscilla Alves Rocha Farmacêutica Janeiro/2017	Dra. Vanusa Barbosa Pinto Diretora Divisão de Farmácia Janeiro/2017

Formulário 03	CÓD: F03	
Título: Avaliação de treinamento	Emissão: Janeiro/2017	1/1

Treinamento em Atenção Farmacêutica
Título:_____ **Data:** / /

Nome (Opcional)	
Pontos Fortes	
Oportunidade de Melhoria	

De maneira geral, como você avalia o treinamento realizado?

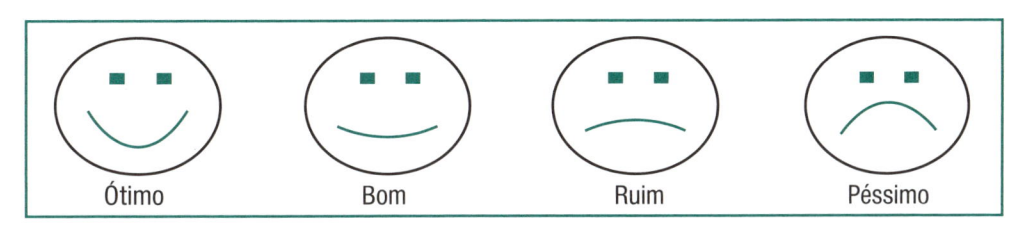

| Ótimo | Bom | Ruim | Péssimo |

Elaborado por:	Autorizado por:
Dra. Priscilla Alves Rocha Farmacêutica Janeiro/2017	Dra. Vanusa Barbosa Pinto Diretora Divisão de Farmácia Janeiro/2017

Anexo 02	CÓD: A02	
Título: Roteiro para treinamento de POPs – procedimentos operacionais padrão	Emissão: Janeiro/2017	1/2

Treinamento: Procedimento Operacional Padrão

1. Definir data e local.
- Especificar local em que ocorrerá o treinamento (área de trabalho/sala de treinamento); especificar se o treinamento ocorrerá em uma única data ou mais e, se necessário, elaborar um cronograma. Cada turma deve conter no máximo 5 pessoas.

2. Definir tempo e horário: preestabelecido (definir a duração do treinamento).

3. Nome: definir o tema do treinamento.

4. Público-alvo: definir as funções, atividades e pessoas que devem realizar o treinamento.

5. Responsabilidades:
- 5.1. Responsável pela definição e elaboração do treinamento.
- 5.2. Responsável pela execução do treinamento na área.

6. Meta:
- 6.1. Verificar se o treinamento está relacionado a um indicador (tático ou operacional).
- 6.2. Definir o percentual de funcionários que devem participar do treinamento.

7. Materiais:
- 7.1. Cronograma de treinamento (anexo).
- 7.2. Lista de frequência.
- 7.3. Procedimento Operacional Padrão (revisado e redigido em sua versão final vigente).
- 7.4. Material necessário para execução do procedimento, separado com antecedência. Os materiais didáticos de apoio necessários para o treinamento podem ser solicitados à área de Educação Continuada com antecedência.
- 7.5. Avaliação de Retenção.
- 7.6. Avaliação de Reação.

8. Método:
- 8.1. Execução da atividade pelo treinado antes do início da leitura do procedimento.
- 8.2. Leitura de procedimento pelo treinador junto com o treinado.
- 8.3. Discussão sequencial de cada etapa do POP com apresentação de cada material necessário para efetuar a tarefa.
- 8.4. Apresentação dos riscos do processo, de acordo com a especificidade da ação.
- 8.5. Discutir os porquês de cada manobra necessária à garantia da qualidade da operação.
- 8.6. Leitura do procedimento pelo treinado com o treinador, utilizando o momento para esclarecer dúvidas.
- 8.7. Execução da atividade pelo treinador acompanhado pelo treinado, fazendo perguntas ao treinado sobre as ações e reforçando os pontos já discutidos, conforme os itens citados anteriormente.
- 8.8. Execução da atividade pelo treinado acompanhado do treinador e fazendo perguntas ao treinado sobre os itens importantes.

Anexo 02	CÓD: A02	
Título: Roteiro para treinamento de POPs – procedimentos operacionais padrão	Emissão: Janeiro/2017	2/2

8.9. Se alguma etapa não tiver sido feita de maneira 100% correta, repetir toda a sequência dos itens 8.2 a 8.7.

8.10. Se no item 8.7 ainda restarem dúvidas, deve ser agendada nova data, com intervalo máximo de 2 dias, até que o aprendizado esteja sedimentado pelo treinado.

8.11. Se persistirem dúvidas, deve ser acionado outro treinador para repetir integralmente o treinamento.

8.12. Supervisão do treinado pelo encarregado pelo período de um mês.

8.13. Avaliação do treinado pelo treinador, com aplicação da avaliação de retenção (comparar a execução antes e depois do treinamento).

8.14. Avaliação do treinamento pelo treinado, com aplicação da avaliação de reação.

8.15. Realizar os registros do treinamento nos formulários específicos definidos pela área de 7.5. Educação Continuada (lista de frequência, Plan. Tabulação Indicadores Treinamento.xlsx).

Elaborado por:	Autorizado por:
Dra. Priscilla Alves Rocha Farmacêutica Janeiro/2017	Dra. Vanusa Barbosa Pinto Diretora Divisão de Farmácia Janeiro/2017

Procedimento 02	CÓD: P02	
Estruturação do modelo na unidade clínica	Emissão: Janeiro/2017	1/2

1. Objetivo
- Descrever as etapas para a estruturação do Modelo de Atenção Farmacêutica do Hospital das Clínicas na Unidade Clínica definida.

2. Áreas envolvidas
- Atenção Farmacêutica Ambulatorial – Divisão de Farmácia ICHC.
- Ambulatórios do ICHC.

3. Documentos correlatos
- P06 – Avaliação do programa.
- IT04 – Adaptar o programa à Unidade Clínica.
- IT05 – Traçar o perfil da Unidade Clínica.
- IT06 – Traçar o perfil farmacoterapêutico.
- IT14– Adequar os impressos básicos do programa às necessidades da Unidade Clínica.
- IT15 – Criar novos impressos.

4. Considerações gerais
- Estruturação da unidade: etapa que compreende o contato inicial com a unidade que participará do modelo. Tem por objetivo possibilitar ao farmacêutico o conhecimento de particularidades da unidade, doenças mais frequentes, medicamentos mais utilizados, equipe que atende ao ambulatório.

5. Responsabilidades
- Farmacêutico clínico.

Procedimento 02	CÓD: P02	
Estruturação do modelo na unidade clínica	Emissão: Janeiro/2017	2/2

6. Descrição operacional

6.1. Agenda reunião para apresentação do programa na unidade (IT04).

6.2. Caracteriza a unidade quanto aos dados epidemiológicos e particularidades da clínica. reunindo os dados em uma pasta (IT05).

6.3. Conhece o perfil farmacoterapêutico da unidade de atendimento (IT06).

6.4. Adapta os impressos do modelo de acordo com as necessidades e peculiaridades da unidade que participa do programa (IT14).

6.5. Cria novos impressos, adequando os instrumentos de trabalho, conforme a necessidade da clínica (IT15).

6.6. Define como será reavaliado o programa em conjunto com a unidade e periodicidade de reuniões (P06).

6.7. Avalia periodicamente as atividades do programa em reuniões com a equipe envolvida.

7. Formulários

- Não aplicáveis.

8. Anexos

- Não aplicáveis.

Elaborado por:	Autorizado por:
Dra. Priscilla Alves Rocha Farmacêutica Janeiro/2017	Dra. Vanusa Barbosa Pinto Diretora Divisão de Farmácia Janeiro/2017

Instrução de Trabalho 04	CÓD: IT04	
Título: Adaptar o programa à unidade clínica	Emissão: Janeiro/2017	1/2

1. Objetivo

- Descrever as etapas para adaptar o modelo de Atenção Farmacêutica à Unidade Clínica definida.

2. Áreas envolvidas

- Atenção Farmacêutica Ambulatorial – Divisão de Farmácia ICHC.
- Especialidades.

3. Documentos correlatos

- P02 – Estruturação do modelo na Unidade Clínica.
- IT05 – Traçar perfil da Unidade Clínica.
- IT20 – Selecionar pacientes para o programa de Atenção Farmacêutica.

4. Considerações gerais

- AF: Atenção Farmacêutica.
- DF: Divisão de Farmácia.
- Farmacêutico Clínico: farmacêutico responsável pelo desenvolvimento do programa na unidade.
- Indicador de número de pacientes a serem acompanhados pelo programa de AF: 25 pacientes acompanhados/8 horas dia de profissional farmacêutico.
- Modelo de AF: modelo padrão de Atenção Farmacêutica da Divisão de Farmácia do Instituto Central do Hospital das Clínicas.
- Programa de AF: modelo de Atenção Farmacêutica da Divisão de Farmácia direcionado a uma unidade clínica específica.
- Profissional de referência da unidade: profissional que fará as interfaces decisórias entre a equipe da Atenção Farmacêutica e os demais profissionais da saúde da Unidade Clínica.
- Toda a estrutura do atendimento na unidade definida em conjunto com a equipe deve ser registrada e estar disponível na Atenção Farmacêutica Ambulatorial, em pasta padronizada.

5. Responsabilidades

- Farmacêutico clínico.

Instrução de Trabalho 04	CÓD: IT04	
Título: Adaptar o programa à unidade clínica	Emissão: Janeiro/2017	2/2

6. Descrição operacional

6.1.   Identifica o profissional de referência da Unidade Clínica.

6.2.   Agenda reunião entre a equipe de AF e os demais profissionais da saúde da Unidade Clínica.

6.3.   Ao realizar a reunião, conforme modelo de pauta (A03):
- Apresenta as equipes envolvidas;
- Apresenta o objetivo do Modelo de Atenção Farmacêutica à equipe da Unidade Clínica;
- Identifica as pessoas-chave da unidade;
- Registra em ata.

6.4.   Traça o perfil da Unidade Clínica (IT05).

6.5.   Adapta o Programa de Atenção Farmacêutica às necessidades da unidade:
- Define o método de atuação: participação em reuniões (quais e de que forma); forma de encaminhamento dos pacientes; define cronograma para início das atividades; critérios para inclusão de pacientes (IT20), padroniza formas de arquivo de informações; define como serão as consultas farmacêuticas (local e periodicidade); define como serão as intervenções farmacêuticas (com quem interagir); define se haverá ou não reuniões com grupos de pacientes (como, quando e onde).

6.6.   Registra a estrutura do Programa de Atenção Farmacêutica, junto ao Farmacêutico da Atenção Farmacêutica.

6.7.   Marca nova reunião com a equipe da Unidade Clínica.

6.8.   Realiza nova reunião:
- Apresenta cronograma do Programa de Atenção Farmacêutica (A04) que será aplicado na unidade e sua estrutura;
- Discute, avalia e altera o Programa de Atenção Farmacêutica em conjunto com a equipe de saúde da Unidade Clínica, quando necessário.
- Define data de início do Programa de Atenção Farmacêutica.

7. Formulários

- Não se aplicam.

8. Anexos

- A03 – Modelo de pauta de reunião. Apresentação do programa à unidade;
- A04 – Cronograma para apresentação em reunião clínica.

Elaborado por:	Autorizado por:
Dra. Priscilla Alves Rocha Farmacêutica Janeiro/2017	Dra. Vanusa Barbosa Pinto Diretora Divisão de Farmácia Janeiro/2017

Anexo 03	CÓD: A03	
Título: Modelo de pauta de reunião Apresentação do programa à unidade	Emissão: Janeiro/2017	1/1

REUNIÃO (Identificar as áreas que participarão da reunião)

DATA: DD/MM/AAAA   HORÁRIO: 00:00-00:00 H (duração estimada)

PARTICIPANTES

(Incluir, um a um, o nome dos participantes da reunião e disponibilizar ao menos dois espaços em branco)

[ ] Dra. A   [ ] Dr. E
[ ] Dra. B   [ ] Dr. F
[ ] Dra. C   [ ] Sr. G
[ ] Dra. D   [ ] Sra. H

PAUTA

(Descrever sucintamente o que será discutido na reunião)
1 – Apresentação da equipe envolvida;
2 – Apresentação do Programa de Atenção Farmacêutica: objetivo, fases, participação da equipe;
3 – Discussão de forma de atuação conforme *check list*;
4 – Definição de profissionais de referência e registro dos contatos.

Reuniões de equipe	
Formas de encaminhamento	
Encaminhamento das intervenções	
Registro de intervenções junto à equipe	
Registro de intervenções junto ao paciente	
Consultas farmacêuticas	
Reuniões com os pacientes	

ASSUNTOS PENDENTES	RESPONSÁVEL	PRAZO

Elaborado por:	Autorizado por:
Dra. Priscilla Alves Rocha Farmacêutica Janeiro/2017	Dra. Vanusa Barbosa Pinto Diretora Divisão de Farmácia Janeiro/2017

Anexo 04	CÓD: A04	
Título: Cronograma para apresentação em reunião clínica	Emissão: Janeiro/2017	1/1

Recomendações:

- Definir o prazo para a realização de cada etapa e apresentar à equipe da unidade para o consenso final.
- Todas as etapas devem ter um responsável.
- As etapas de definição da estrutura do programa na unidade sempre devem ser anteriores ao início do atendimento dos pacientes.

ETAPAS	ATIVIDADE	PRAZO	SITUAÇÃO	RESPONSÁVEIS
1ª	Apresentação do programa			
2ª	Perfil da unidade clínica			
3ª	Perfil farmacoterapêutico			
4ª	Adaptação dos impressos			
5ª	Nova avaliação do programa para a unidade			
6ª	Início do acompanhamento			
7ª	Reuniões periódicas			

Elaborado por:	Autorizado por:
Dra. Priscilla Alves Rocha Farmacêutica Janeiro/2017	Dra. Vanusa Barbosa Pinto Diretora Divisão de Farmácia Janeiro/2017

Instrução de Trabalho 05	CÓD: IT05	
Título: Traçar perfil da unidade clínica	Emissão: Janeiro/2017	1/2

1. Objetivo

- Descrever as etapas para traçar o perfil da unidade clínica a ser incluída no Programa de Atenção Farmacêutica.

2. Áreas envolvidas

- Atenção Farmacêutica Ambulatorial – Divisão de Farmácia ICHC.
- Unidade Clínica.

3. Documentos correlatos

- P02 – Estruturação do modelo na unidade clínica.

4. Considerações gerais

- AF: Atenção Farmacêutica.
- DF: Divisão de Farmácia.
- Profissional de referência da unidade: profissional que fará as interfaces decisórias entre a equipe da Atenção Farmacêutica e os demais profissionais da saúde da unidade clínica.
- Perfil da unidade: dados epidemiológicos e particularidades da unidade clínica. Deverá ficar arquivado em pasta referente ao programa, arquivada na área de Atenção Farmacêutica.
- Amostragem:
    Considerando n o número de pacientes em acompanhamento na unidade clínica, na falta de sistemas de informação que facilitem a busca pelas informações:
    - Para n até 100, analisar 50% dos prontuários;
    - Para n entre 100 e 300, analisar 30% dos prontuários;
    - Para n acima de 300, analisar 10% dos prontuários.
    Sempre que possível, acessar os sistemas informatizados institucionais.

5. Responsabilidades

- Farmacêutico clínico.
- Colaboradores.

Instrução de Trabalho 05	CÓD: IT05	
Título: Traçar perfil da unidade clínica	Emissão: Janeiro/2017	2/2

6. Descrição operacional

6.1. Pesquisa informações, junto ao responsável e pessoas-chave da unidade clínica, sobre:
  - Dias e horários de atendimento ambulatorial;
  - Frequência de reuniões;
  - Enfermidades mais frequentes, comorbidades associadas;
  - Número atualizado de pacientes em seguimento ambulatorial;
  - Perfil dos pacientes (gênero, idade, escolaridade, ocupação, com quem mora);
  - Acesso a prontuários médicos dos pacientes da unidade clínica;
  - Dados epidemiológicos;
  - Estudos já realizados na unidade clínica (artigos publicados, consensos etc.);
  - Bibliografias de referência, protocolos clínicos de tratamento.

6.2. Reúne e avalia as informações obtidas.

6.3. Realiza pesquisa nas bibliografias de referência sobre as doenças mais frequentes e atenção farmacêutica voltada à unidade clínica.

6.4. Registra o perfil da unidade clínica em pasta específica.

6. Formulários

  - Não se aplicam.

7. Anexos

  - A05 – Exemplo de Registro da Estrutura de Atendimento na Unidade de Geriatria.

Elaborado por:	Autorizado por:
Dra. Priscilla Alves Rocha Farmacêutica Janeiro/2017	Dra. Vanusa Barbosa Pinto Diretora Divisão de Farmácia Janeiro/2017

Anexo 05	CÓD: A05	
Título: Exemplo de registro da estrutura de atendimento na unidade de geriatria	Emissão: Janeiro/2017	1/4

Divisão de Farmácia – Instituto Central
Seção de Farmácia Clínica
Unidade de Atenção Farmacêutica Ambulatorial
GAMIA

1. Equipe Farmácia GAMIA:

- Representante do núcleo técnico: nome do médico coordenador.
- Farmacêutico responsável: nome do farmacêutico clínico.
- Farmacêuticos do Curso de Especialização.

2. Núcleo Técnico GAMIA:

- Suporte administrativo: nome do profissional – Ramal: 1234.
- Serviço social: nome do profissional – Ramal: 1234.
- Fisioterapia: nome do profissional – Ramal: 1234.
- Psicologia: nome do profissional – Ramal: 1234.
- Terapia ocupacional: nome do profissional – Ramal: 1234.
- Enfermagem: nome do profissional – Ramal: 1234.
- Nutrição.
- Corpo clínico: nome do profissional – Ramal: 1234.

3. Objetivos do GAMIA:

- Promoção da saúde do idoso.
- Desenvolvimento do trabalho multidisciplinar.
- Centralização do atendimento.
- Especialização do desenvolvimento profissional.
- Desenvolvimento de ensino e pesquisa.
- Possibilidade de atuação de graduandos e pós-graduandos.

4. Atividades anuais:

- Reuniões de grupo todas as quartas-feiras.
- Assistência com todas as especialidades do Núcleo Técnico.
- Atividades festivas: Festa Junina, aniversário do GAMIA, Festa de Confraternização, Semana do Idoso.
- Dois passeios anuais em conjunto com o Pós-GAMIA.

Anexo 05	CÓD: A05	
Título: Exemplo de registro da estrutura de atendimento na unidade de geriatria	Emissão: Janeiro/2017	2/4

5. Atividades da Farmácia para o GAMIA:

5.1 – Programa de Orientação Geral: para todos os pacientes GAMIA 2008.

A) Aulas sobre promoção de saúde, cuidados com os medicamentos, conforme cronograma: primeiro semestre

Data	Programação 8:00 – 9:00
20/02	Apresentação
05/03	Visita à Assistência Farmacêutica Ambulatorial
12/03	Saiba mais sobre seus medicamentos
26/03	O idoso e os medicamentos/Automedicação
09/04	Formas farmacêuticas
23/04	Bulas
30/04	Passeio
14/05	Homeopatia × Fitoterapia × Alopatia
28/05	Reação Adversa a Medicamentos
11/06	Vacina contra a gripe
21/06	Festa junina
25/06	Revisão/Pesquisa de opinião/sugestão de temas para o segundo semestre
12/07	Festa GAMIA
16 a 30/07	Férias
06/08	Apresentação dos resultados da pesquisa e cronograma Perfil farmacoterapêutico/Coleta de dados remédios caseiros
20/08	Visita à UFAR
03/09	Remédios caseiros
17/09	Hipertensão
01/10	Diabetes
08/10	PASSEIO
22/10	Dislipidemia
05/11	Depressão
19/11	Alzheimer
03/12	Avaliação final e cadastro no Programa Medicamento em Casa
10/12	Avaliação Geriátrica Global
13/12	Festa de Natal

Anexo 05	CÓD: A05	
Título: Exemplo de registro da estrutura de atendimento na unidade de geriatria	Emissão: Janeiro/2017	3/4

B) Avaliação Farmacêutica Inicial:
   a. Grau de entendimento para todos os pacientes mês 1 e mês 10.

C) Dispensação de medicamentos:
   a. Conforme IT17, com orientação farmacêutica individual e tabela de orientação farmacêutica;
   b. Conforme prescrição de medicamentos;
   c. Local: primeiro semestre: 4º andar;
      Segundo semestre: consultórios farmacêuticos 8º andar;
   d. Ao final da intervenção, os pacientes serão encaminhados ao Programa Medicamento em Casa.

5.2 – Programa de Atenção Farmacêutica

A) Critérios de inclusão:
   a. Utilização de mais de 5 medicamentos;
   b. Dificuldade para entender o esquema terapêutico;
   c. Não adesão ao tratamento;
   d. Descompensação clínica.

B) Reunião realizada no dia 17/07 para definição dos critérios de inclusão

C) Encaminhamento:
   a. Paciente que estiver dentro destes critérios de inclusão será encaminhado com protocolo de encaminhamento ou folha amarela para avaliação pelo farmacêutico.

D) Avaliação:
   a. Os pacientes encaminhados serão reavaliados pelo prescritor quanto ao critério para encaminhamento 3 meses após o início do encaminhamento e na transição para o pós-GAMIA;
   b. Aqueles que não receberem alta do Programa de Atenção Farmacêutica continuarão sendo atendidos no consultório farmacêutico e só serão direcionados para o PMC no momento da alta farmacêutica.

E) Número de vagas: 10.

F) Avaliação dos impressos do Programa de Atenção Farmacêutica.
   • Discutido em reunião com a equipe dia 17/07.
   a. Grau de Entendimento: não sofrerá alterações.
   b. Anamnese Farmacêutica: alteração na ordem das questões, inclusão do exame hemoglobina glicada, inclusão de 3 linhas em branco para exames não previstos.

G) Indicadores – Programa de avaliação:
   • Discutido em reunião com a equipe dia 15/07.
      Indicadores para avaliação dos pacientes (resolutividade da intervenção):
   a. Avaliar evolução do escore do GE para pacientes com escore baixo a moderado. Reavaliação em 3 meses.
   b. Resposta clínica: acompanhamento da evolução dos exames laboratoriais e das condições clínicas descompensadas. Em toda fase de estudos, deve-se verificar se ocorreu atualização dos exames.

Anexo 05	CÓD: A05	
Título: Exemplo de registro da estrutura de atendimento na unidade de geriatria	Emissão: Janeiro/2017	4/4

    c. Taxa de alta farmacêutica: avalia indiretamente os resultados do seguimento.

Indicadores relacionados à produtividade:

    d. Taxa de pacientes em seguimento.

    e. Número de consultas farmacêuticas: fonte relatório SIGH.

    f. Número de intervenções farmacêuticas: avaliar por classificação da intervenção e intervenções aceitas ou não.

- Cada participante deverá preencher o painel de indicadores e entregá-lo ao oficial administrativo da área ao final de cada semana para contabilização.

Elaborado por:	Autorizado por:
Dra. Priscilla Alves Rocha Farmacêutica Janeiro/2017	Dra. Vanusa Barbosa Pinto Diretora Divisão de Farmácia Janeiro/2017

Instrução de Trabalho 06	CÓD: IT06	
Título: Traçar perfil farmacoterapêutico da unidade clínica	Emissão: Janeiro/2017	1/2

1. Objetivo

- Descrever as etapas para traçar o perfil farmacoterapêutico da Unidade Clínica a ser incluída no Programa de Atenção Farmacêutica.

2. Áreas envolvidas

- Atenção Farmacêutica Ambulatorial – Divisão de Farmácia ICHC.

3. Considerações gerais

- AF: Atenção Farmacêutica.
- DF: Divisão de Farmácia.
- Perfil farmacoterapêutico da unidade: relação de medicamentos prescritos aos pacientes da Unidade Clínica.
- Para a elaboração da tabela devem ser utilizadas, no mínimo, três referências bibliográficas diferentes.
- A tabela de medicamentos mais prescritos deve ser revisada anualmente.
- Amostra de estudo: considerando o n número de pacientes em acompanhamento na unidade clinica, na falta de sistemas de informação que facilitem a busca pelas informações:
  - Para n até 100, analisar 50% dos prontuários;
  - Para n entre 100 e 300, analisar 30% dos prontuários;
  - Para n acima de 300, analisar 10% dos prontuários.
- Sempre que possível, dar preferência a relatórios informatizados.

4. Documentos correlatos

- P02 – Estruturação do Modelo na Unidade Clínica.

5. Responsabilidades

- Farmacêutico clínico.
- Colaboradores.

Instrução de Trabalho 06	CÓD: IT06	
Título: Traçar perfil farmacoterapêutico da unidade clínica	Emissão: Janeiro/2017	2/2

6. Descrição operacional

6.1. Define amostra de estudo (número de prontuários, receitas/prescrições, período a serem avaliados).

6.2. Com o auxílio de prontuários médicos, receitas, prescrições e sistema de informação, levanta as informações:

- Medicamentos mais prescritos;
- Posologias usuais na Unidade Clínica;
- Classes terapêuticas mais prescritas;
- Número de medicamentos prescritos por paciente.

6.3. Relaciona os medicamentos mais prescritos (máximo de 10).

6.4. Preenche a tabela de medicamentos mais prescritos (F04) com as informações coletadas.

6.5. Arquiva a tabela na pasta do programa da unidade e no computador do consultório farmacêutico.

7. Formulários

- F04 – Tabela de medicamentos mais prescritos.

8. Anexo

- Não se aplica.

Elaborado por:	Autorizado por:
Dra. Priscilla Alves Rocha Farmacêutica Janeiro/2017	Dra. Vanusa Barbosa Pinto Diretora Divisão de Farmácia Janeiro/2017

Formulário 04	CÓD: F04	
Título: Tabela de medicamentos mais prescritos	Emissão: Janeiro/2017	1/1

Observação: Dicas de preenchimento em *itálico* em cada campo

TABELA DE MEDICAMENTOS MAIS PRESCRITOS

AMBULATÓRIO _____

Medicamento/Classe terapêutica	Reações adversas	Dose	Principais interações	Farmacodinâmica	Farmacocinética	Obs.:
Nome do medicamento Ordenados por ordem alfabética	*Principais reações e, se possível, frequência de ocorrência*	*Máxima: Mínima: Usual:*	*Relatar principalmente interações prováveis de acontecer entre medicamentos que são prescritos no grupo*	*Confrontar informações de três ou mais referências*	*Confrontar informações de três ou mais referências*	*Informações pertinentes às características do grupo, ou do medicamento*

Referências bibliográficas:

Revisado em:_____ por:_____

Elaborado por:	Autorizado por:
Dra. Priscilla Alves Rocha Farmacêutica Janeiro/2017	Dra. Vanusa Barbosa Pinto Diretora Divisão de Farmácia Janeiro/2017

Procedimento 03	CÓD: P03	
Sistema de documentação da Atenção Farmacêutica	Emissão: Janeiro/2017	1/2

1. Objetivo
- Descrever as etapas para a documentação e registro das informações relacionadas aos atendimentos realizados na Atenção Farmacêutica do Hospital das Clínicas.

2. Áreas envolvidas
- Atenção Farmacêutica Ambulatorial – Divisão de Farmácia ICHC.
- Ambulatórios do ICHC.

3. Documentos correlatos
- IT07 – Preencher anamnese farmacêutica.
- IT08 – Preencher o impresso grau de entendimento.
- IT09 – Definir grau de entendimento.
- IT10 – Preencher perfil farmacoterapêutico do paciente.
- IT11 – Preencher tabela de orientação farmacêutica.
- IT12 – Preencher tabela de intervenção farmacêutica.
- IT13 – Registrar informações em ficha de evolução clínica.
- IT14 – Adequar os impressos básicos às necessidades da Unidade Clínica.
- IT15 – Criar novos impressos.

4. Considerações gerais
- Sistema de documentação: compreende o conjunto de impressos que compõem o prontuário farmacêutico do paciente, a saber: carta-convite, anamnese farmacêutica, grau de entendimento, perfil farmacoterapêutico, tabela de intervenção farmacêutica e fichas de evolução clínica.
- Após a seleção do paciente e de sua aceitação em participar do programa, o prontuário deve ser preparado pelo agente administrativo, em envelope pardo e com as folhas fixadas com "borboletas" ou prendedores de pasta.
- Os prontuários serão criados em ordem numérica crescente, por unidade clínica, tendo seu número registrado na planilha geral do Programa de Atenção Farmacêutica, localizada no computador administrativo da área de Atenção Farmacêutica.

5. Responsabilidades
- Farmacêutico clínico.

6. Descrição operacional

Procedimento 03	CÓD: P03	
Sistema de documentação da Atenção Farmacêutica	Emissão: Janeiro/2017	2/2

6.1. Preenche a anamnese farmacêutica (IT07).
6.2. Preenche o impresso grau de entendimento (IT08).
6.3. Define o grau de entendimento (IT09).
6.4. Preenche o perfil farmacoterapêutico do paciente (IT10).
6.5. Preenche a Tabela de Orientação Farmacêutica (IT11).
6.6. Preenche Tabela de Intervenção Farmacêutica (IT12).
6.7. Preenche a evolução clínica (IT13).
6.8. Adapta os instrumentos de trabalho de acordo com as necessidades da unidade (IT14).
6.9. Cria novos impressos conforme a necessidade da clínica (IT15).

7. Formulários
- Não aplicáveis.

8. Anexos
- Não aplicáveis.

Elaborado por:	Autorizado por:
Dra. Priscilla Alves Rocha Farmacêutica Janeiro/2017	Dra. Vanusa Barbosa Pinto Diretora Divisão de Farmácia Janeiro/2017

Instrução de Trabalho 07	CÓD: IT07	
Título: Preencher anamnese farmacêutica	Emissão: Janeiro/2017	1/3

1. Objetivo
- Descrever as etapas para preenchimento correto do impresso "Anamnese Farmacêutica".

2. Áreas envolvidas
- Atenção Farmacêutica Ambulatorial – Divisão de Farmácia ICHC.

3. Documentos correlatos
- P03 – Sistema de Documentação da Atenção Farmacêutica.
- IT23 – Realizar primeira consulta farmacêutica.

4. Considerações gerais:
- Frequência de aplicação do questionário:
  - Na primeira consulta farmacêutica;
  - A cada consulta farmacêutica atualizar a revisão por sistemas (itens 8 A a G);
  - A cada consulta após o retorno médico atualizar os itens 1 e 9.
- AF: Atenção Farmacêutica;
- Anamnese farmacêutica (A06): impresso utilizado na consulta farmacêutica que tem como objetivo obter informações do estado de saúde do paciente e seus hábitos;
- Caso o paciente responda negativamente a alguma questão, sinalizar com um traço (-);
- HCMED: Programa institucional de registro de exames laboratoriais;
- Médico responsável: profissional de referência na clínica eleita.

5. Responsabilidades
- Farmacêutico clínico;
- Colaboradores.

6. Descrição operacional
6.1. Retira o impresso "Anamnese Farmacêutica" (A06) que fica na pasta de impressos.
6.2. Informa ao paciente o objetivo da aplicação do questionário.
6.3. Preenche o impresso escrevendo exatamente o que foi expresso pelo paciente conforme a tabela seguir:

Instrução de Trabalho 07		CÓD: IT07	
Título: Preencher anamnese farmacêutica		Emissão: Janeiro/2017	2/3

Item/perguntas	Como preencher
Cabeçalho	Todos os campos com letra legível;
1) Diagnósticos a) Para quais doenças o(a) Sr(a). faz tratamento? b) O(a) Sr(a). possui história de doenças em sua família? Quais?	Preenche previamente de acordo com pesquisa em prontuário; Preenche conforme o relato do paciente. Preenche conforme o relato do paciente.
2) Satisfação com o tratamento	Pergunta ao paciente sobre a satisfação em relação ao seu tratamento, observando como ele tem se sentido, e preenche conforme o relato do paciente.
3) A que horas o(a) Sr(a). costuma realizar as seguintes atividades: refeições, acordar, dormir	Preenche conforme o relato do paciente, relacionando o horário que realiza as atividades descritas.
4) Hábitos de vida	Assinala com X se SIM ou NÃO. Se SIM, preenche as observações conforme o relato do paciente.
5) Utilização de medicamentos	Assinala com X se SIM ou NÃO.
6) Sobrou algum medicamento que o(a) Sr(a). recebeu no último atendimento/visita?	Assinala com X a alternativa correspondente a SIM ou NÃO. Se SIM, preenche qual medicamento, por que sobrou e o que ele fez.
7) O(a) Sr(a). tem algum tipo de alergia (a algum medicamento ou alimento ou alguma outra substância)?	Assinala com X a alternativa correspondente a SIM ou NÃO. Se SIM, preenche qual medicamento/alimento, há quanto tempo e detalhes (como reverteu o quadro).
8) O(a) Sr(a). sentiu ou sente algum mal-estar depois que toma seus medicamentos?	Em caso afirmativo, complementa o item fazendo a revisão por sistemas e questionando o paciente sobre alterações observadas em cada item descrito (p. ex. queda de cabelo, unhas quebradiças, taquicardia, dores de estômago etc.). Preencher a evolução dos sinais e sintomas do paciente após a segunda aplicação do questionário no campo observação.
9) Exames laboratoriais	Preenche os dados dos exames previamente às consultas farmacêuticas conforme HCMED e registra a data do exame.

6.4. Data e escreve o nome legível do entrevistador.
6.5. Guarda o impresso no prontuário de Atenção Farmacêutica do paciente.

Instrução de Trabalho 07	CÓD: IT07	
Título: Preencher anamnese farmacêutica	Emissão: Janeiro/2017	3/3

7. Formulários

- Não se aplicam.

8. Anexos

- A06: Anamnese Farmacêutica.

Elaborado por:	Autorizado por:
Caroline Tiemi Oya Dra. Patricia Cardoso Alarcon Hori Farmacêutica Janeiro/2017	Dra. Priscilla Alves Rocha Farmacêutica Encarregada Janeiro/2017

Anexo 06		CÓD: A06	
Título: Anamnese Farmacêutica		Emissão: Janeiro/2017	1/5

Hospital das Clínicas da Faculdade de Medicina da Universidade de São Paulo

Anamnese Farmacêutica　　　　　**Atenção Farmacêutica**　　　　　**Divisão de Farmácia ICHC**

Nome:_____ RGHC: _____

Data de Nascimento: ___/___/___　　　Sexo: F ( ) M ( )

Profissão: _____ Aposentado(a) ( ) Pensionista ( ) Inativo(a) pela doença ( )

Reside: Sozinho(a) ( ) Acompanhado(a) ( ) Grau de parentesco:_____

Acompanhante na consulta: Sim ( ) Não ( ) Telefone para contato:_____

Ambulatório:_____Médico Dr(a).: _____

Escolaridade:_____

1) História de Saúde: Diagnósticos (Prontuário)

1- (a) Para quais doenças o(a) Sr(a). faz tratamento? _____
_____
_____

1- (b) O(a) Sr(a). possui história de doenças em sua família? Quais? _____
_____
_____

2) Satisfação com o tratamento:

O(a) Sr(a). está satisfeito(a) com o resultado do seu tratamento?	
Como o(a) Sr(a). tem se sentido?	
O(a) Sr(a). tem melhorado?	
O que mais o(a) incomoda?	
O que falta para melhorar o seu tratamento?	

Anexo 06		CÓD: A06	
Título: Anamnese Farmacêutica		Emissão: Janeiro/2017	2/5

3) A que horas o(a) Sr(a). costuma:

Atividade:	Horário:	Observações:
Acordar		
Tomar café		O quê?
Almoçar		O quê?
Lanche da tarde		O quê?
Jantar		O quê?
Dormir		
Dorme durante o dia?		Quantas vezes?
Acorda durante a noite?		Quantas vezes? Por quê?

4) Hábitos de vida:

Atividade:	S	N	Observações:
O(a) Sr(a). fuma ou fumava?			Quantos por dia? Há quanto tempo?
O Sr(a). bebe alguma bebida alcoólica?			Qual? Quantas vezes/semana?
Faz dieta alimentar?			Qual? Tem dificuldade em seguir?
Pratica atividade física?			Qual? Quantas vezes/semana?

5) Utilização de medicamentos:

Possui dificuldade de:	S	N	Observações:
Ler/Identificar medicamentos?			
Abrir frascos?			
Pingar gotas nos olhos ou nariz?			
Engolir comprimidos grandes?			
Comprar medicamentos, caso necessário?			

Anexo 06	CÓD: A06	
Título: Anamnese Farmacêutica	Emissão: Janeiro/2017	3/5

6) Sobrou algum medicamento que o(a) Sr(a). recebeu no último atendimento/visita?

( ) Não.

( ) Sim. Qual? _____Por quê? _____

O que você fez com ele?_____

7) O(a) Sr(a). tem algum tipo de alergia (a algum medicamento ou alimento ou alguma outra substância)? ( ) Não

( ) Sim. Qual?_____ E como foi? _____

8) Revisão por sistemas: O(a) Sr(a). sentiu ou sente algum mal-estar depois que toma seus medicamentos?

( ) Não

( ) Sim. Qual?

A) Sistema Nervoso	D) Sistema Cardiovascular
( ) Dor de cabeça	( ) Palpitações
( ) Sono	( ) Taquicardia
( ) Insônia	( ) Hipotensão
( ) Nervosismo	( ) Varizes
( ) Ansiedade	**E) Pele e Anexos**
( ) Depressão	( ) Pele ressecada
( ) Visão confusa	( ) Cabelo (queda ou quebradiço)
( ) Dificuldade na audição/visão	( ) Unhas (quebradiças/formato alterado)
( ) Dificuldade de memória	( ) Alergias (coceira/erupções)
( ) Zumbidos no ouvido	( ) Manchas
B) Sistema Digestivo	**F) Sistema Respiratório**
( ) Dor de estômago	( ) Dificuldades de respirar
( ) Náuseas ou vômitos	( ) Espirros frequentes
( ) Diarreia	( ) Tosse frequente
( ) Constipação	( ) Coriza
( ) Secura bucal	( ) Produção excessiva de muco
( ) Salivação excessiva	**G) Corpo e Extremidades**
( ) Gases	( ) Tremor de braços/pernas
( ) Indigestão	( ) Debilidade muscular
( ) Dor de garganta	( ) Dores articulares
( ) Alteração no paladar	( ) Câimbras
( ) Feridas na boca	( ) Dor (Local? Frequência? Duração? Intensidade?)
C) Sistema Geniturinário	
( ) Dificuldade para urinar/ejacular/ardência ao urinar	( ) Perda/aumento de peso
( ) Mudança na coloração da urina	( ) Febre
( ) Aumentou a frequência de urinar	( ) Calafrio
	( ) Edema
	( ) Cansaço
	( ) Tonturas

Anexo 06	CÓD: A06
Título: Anamnese Farmacêutica	Emissão: Janeiro/2017	4/5

OBS.: _____

_____

_____

_____

_____

_____

9) Exames laboratoriais (fonte: HCMed)

Exame	Referência	_ / _ / _	_ / _ / _	_ / _ / _	_ / _ / _	_ / _ / _
Colesterol total	200-239 mg/Dl					
VLDL	Até 40 mg/dL					
HDL	H: > 55 mg/dL M: > 65 mg/dL					
LDL	Até 130 mg/dL					
Triglicérides	< 150 mg/dL					
Glicemia	Adultos: 70-100 mg/dL > 60 anos: 80-115 mg/dL					
Hb glicada	4,1-6,5%					
TP (INR)	Até 1,2					
BT	0,2-1,0 mg/dL					
BD	< 0,3 mg/dL					
BI	0,1-0,6 mg/dL					
TGO (AST)	< 31 U/L					
TGP (ALT)	< 31 U/L					
Gama-GT	5-36 U/L					
Albumina	3,5-5,0 g/dL					
Fosfatase alcalina	M: 35-104 U/L H: 40-129 U/L					
Ureia	10-50 mg/dL					
Creatinina	M: 0,5-0,9 mg/dL H:					

Anexo 06		CÓD: A06	
Título: Anamnese Farmacêutica		Emissão: Janeiro/2017	5/5

Exame	Referência	__/__/__	__/__/__	__/__/__	__/__/__
Clearance	H: 97-137 mL/min M: 88-128 mL/min				
Sódio	135-145 mEq/L				
Potássio	3,5-5,0 mEq/L				
Cálcio	8,4-10,2 mg/dL				
Ht	M: 35-47% H: 42-54%				
Hb	M: 12-16 g/dL H: 14-18 g/dL				
Eritrócito	M: 4,0-5,4 milhões/ml H: 4,6-6,2 milhões/ml				
Dados físicos	**Referência**	__/__/__	__/__/__	__/__/__	__/__/__
Altura					
Peso					
IMC					
P.A.					

Data: ___/___/___   Farmacêutico responsável: _____

Elaborado por:	Autorizado por:
Dra. Priscilla Alves Rocha Farmacêutica Janeiro/2017	Dra. Vanusa Barbosa Pinto Diretora Divisão de Farmácia Janeiro/2017

Instrução de Trabalho 08	CÓD: IT08	
Título: Preencher o impresso Grau de entendimento	Emissão: Janeiro/2017	1/2

1. Objetivo

- Descrever as etapas para preenchimento correto do impresso: Grau de Entendimento.

2. Áreas envolvidas

- Atenção Farmacêutica Ambulatorial – Divisão de Farmácia ICHC.

3. Documentos correlatos

- IT20 – Selecionar pacientes para o Programa de Atenção Farmacêutica.
- IT23 – Realizar primeira consulta farmacêutica.
- IT09 – Definir o grau de entendimento.

4. Considerações gerais

- Grau de entendimento – GE (A07): impresso utilizado na seleção de pacientes e primeira consulta farmacêutica, que tem como objetivo avaliar o conhecimento do paciente em relação ao seu tratamento medicamentoso.
- AF: Atenção Farmacêutica.
- Frequência de aplicação do questionário:
  - Na primeira consulta farmacêutica/ou triagem
  - A cada 3 meses para os pacientes que apresentarem ponto de intervenção 7 e 8 da tabela de intervenção.
  - A cada 6 meses para os pacientes que não apresentarem ponto de intervenção 7 e 8 da tabela de intervenção.
- Caso o paciente responda negativamente a alguma questão, sinalizar com um traço (-).
- Data da avaliação é a data em que a entrevista foi realizada.
- Escore do GE: valor obtido após a definição do grau de entendimento (IT09).
- Farmacêutico responsável: profissional que aplicou o questionário.

5. Responsabilidades

- Farmacêutico clínico.
- Colaboradores.

6. Descrição operacional

6.1. Retira o impresso "Grau de Entendimento" na pasta de impressos no consultório farmacêutico.
6.2. Registra data no campo superior direito.
6.3. Informa ao paciente o objetivo da aplicação do questionário.
6.4. Preenche o impresso escrevendo exatamente o que foi expresso pelo paciente, conforme a tabela a seguir:

Instrução de Trabalho 08	CÓD: IT08	
Título: Preencher o impresso Grau de entendimento	Emissão: Janeiro/2017	2/2

Item/perguntas	Como preencher
Cabeçalho	Cole etiqueta de identificação ou escreva nome do paciente, RGHC e ambulatório de origem.
1) a) Qual remédio? b) Para que serve? c) Como toma? d) Onde guarda?	Preencha a sequência completa *a, b, c,* e *d* do item 1.1 da tabela para cada medicamento e após passe para os subsequentes. *Ex.: a – Comprimido branco; b – para o coração; c – tomo a noite (adotar representação 0-0-1) d – guardo no armário.*
2) O(a) Sr(a). tem dificuldade em entender o que a equipe da saúde fala para você? O que o(a) Sr(a). não entendeu sobre sua doença?	Direcione a resposta para o tratamento medicamentoso.
3) O(a) Sr(a). costuma se esquecer de tomar algum dos seus medicamentos?	Direcione a resposta para o tratamento medicamentoso.
4) Quando esquece, o que faz?	Assinale o que mais se aproxima da resposta do paciente e complete quando indicado na pergunta.
5) O Sr(a). toma algum medicamento sem ser prescrito pelo médico?	Utilize os conceitos de alopatia, homeopatia e fitoterapia.
6) Quando o(a) Sr(a). tem dúvida sobre o uso do medicamento o que faz?	Assinale a opção conforme relato do paciente.
7) Sabe ler e escrever?	Marque sim ou não.

6.5. Define GE conforme IT09 e anota o resultado no campo superior direito escore do GE.

6.6. Assina no campo "farmacêutico responsável" e guarda o impresso no prontuário de AF do paciente.

7. Formulários

- Não se aplicam.

8. Anexos

- A07: Grau de Entendimento.

Elaborado por:	Autorizado por:
Dra. Patricia Cardoso Alarcon Hori Priscilla Alves Rocha Farmacêutica Janeiro/2017	Dra. Vanusa Barbosa Pinto Diretora da Divisão de Farmácia Janeiro/2017

Anexo 07		CÓD: A07	
Título: Grau de Entendimento		Emissão: Janeiro/2017	1/1

Hospital das Clínicas da Faculdade de Medicina da Universidade de São Paulo

Grau de Entendimento   **Divisão de Farmácia ICHC**

ETIQUETA

Data da Avaliação:_____/_____/_____
Escore do GE:_____

1) a) Quais remédios o(a) Sr(a). está tomando atualmente?
b) O(a) Sr(a). sabe para que servem esses medicamentos?
c) O(a) Sr(a). sabe como tomar esses medicamentos (posologia)?
d) Onde o(a) Sr(a). guarda esse medicamento?
* Colocar exatamente o que foi expresso pelo paciente.

a) * Qual?	b) * Para que serve?	c) * Como toma?	d) * Onde guarda?
1-			
2-			
3-			
4-			
5-			
6-			
7-			
8-			

2) O(a) Sr(a). tem dificuldade em entender o que a equipe da saúde fala para você?
( ) Sempre ( ) Quase sempre ( ) Às vezes ( ) Quase nunca ( ) Nunca
O que o(a) Sr(a). não entendeu sobre sua doença e/ou tratamento? _____

3) O(a) Sr(a). costuma se esquecer de tomar algum dos seus medicamentos?
( ) Sempre ( ) Quase sempre ( ) Às vezes ( ) Quase nunca ( ) Nunca
Se positiva: Quantas vezes na última semana o(a) Sr(a). se esqueceu de tomar seus medicamentos?_____

4) Quando esquece, o que faz?
( ) Toma quando lembra   ( ) Não toma aquela dose
( ) Espera o próximo horário e toma dois ( ) Não esquece

5) O Sr(a). toma algum medicamento sem ser prescrito pelo médico (alopatia, homeopatia, fitoterapia – explicar ao paciente)?
( ) Sim. Qual? ___   Por quê? _____
( ) Não

6) Quando o(a) Sr(a). tem dúvida sobre o uso do medicamento o que faz?
( ) Leio a bula   ( ) Pergunto ao meu médico ( ) Pergunto a um farmacêutico
( ) Pergunto a um parente ou amigo ( ) Consulto livros, revistas e/ou internet
( ) Outros__

7) Sabe ler e escrever?   ( ) Sim   ( ) Não
Farmacêutico responsável:_____

Elaborado por:	Autorizado por:
Dra. Priscilla Alves Rocha Farmacêutica Janeiro/2017	Dra. Vanusa Barbosa Pinto Diretora Divisão de Farmácia Janeiro/2017

Instrução de Trabalho 09	CÓD: IT09	
Título: Definir Grau de entendimento	Emissão: Janeiro/2017	1/1

1. Objetivo
- Descrever as etapas para definição do "Grau de Entendimento".

2. Áreas envolvidas
- Atenção Farmacêutica Ambulatorial – Divisão de Farmácia ICHC.

3. Documentos correlatos
- IT08 – Preencher o impresso grau de entendimento.
- IT20 – Selecionar pacientes para o Programa de Atenção Farmacêutica.
- F05 – Cálculo do Grau de Entendimento.

4. Considerações gerais
- AF: Atenção Farmacêutica.
- Grau de entendimento: impresso utilizado na primeira consulta farmacêutica que tem como objetivo avaliar o conhecimento do paciente em relação ao seu tratamento medicamentoso.
- Para a definição do Grau de entendimento, serão utilizadas todas as respostas às perguntas do impresso Grau de entendimento.
- Escore(s): valor obtido após cálculo do grau de entendimento; pode variar de 0 a 5, sendo que:
  - Escore maior ou igual a quatro: grau de entendimento alto.
  - Escore entre três e quatro: grau de entendimento moderado.
  - Escore menor que três: grau de entendimento baixo.

5. Responsabilidades
- Farmacêutico clínico.
- Colaboradores.

6. Descrição operacional
6.1. Preenche o impresso Grau de entendimento (IT08).
6.2. Calcula o grau de entendimento conforme o Formulário 05: cálculo do grau de entendimento.
6.3. Registra o resultado no cabeçalho do impresso.
6.4. Guarda o impresso.

7. Formulários
- F05: Cálculo do Grau de Entendimento.

8. Anexos
- Não se aplicam.

Elaborado por:	Autorizado por:
Dra. Patricia Cardoso Alarcon Hori Farmacêutica Janeiro/2017	Dra. Priscilla Alves Rocha Farmacêutica Encarregada Janeiro/2017

Formulário 05		CÓD: F05	
Título: Cálculo do Grau de Entendimento		Emissão: Janeiro/2017	1/3

Observação: O escore é calculado multiplicando-se referente à coluna 01 (nota paciente) x o peso – coluna 02 para cada questão. A soma dos totais ($\sum$ coluna 3) deve ser dividida por 10, para então se obter os escores: Escore $\leq$ 3 = GE baixo;

$3 <$ Escore ≤ 4 = GE moderado;

$4 <$ Escore ≤ 5 = GE alto.

Programa de Atenção Farmacêutica

Cálculo do Grau de Entendimento

1.a. Quais os remédios está tomando?

Escore		01 – Nota Paciente	02 – Peso	03 – Total
81% – 100%	5		2	
61% – 80%	4			
41% – 60%	3			
21% – 40%	1			
0 – 20%	0			

1.b. Sabe para que toma seus medicamentos?

	Escore	01 – Nota Paciente	02 – Peso	03 – Total
81% – 100%	5		1	
61% – 80%	4			
41% – 60%	3			
21% – 40%	1			
0 – 20%	0			

1.c. Sabe como tomar seus medicamentos?

	Escore	01 – Nota Paciente	02 – Peso	03 – Total
81% – 100%	5		2	
61% – 80%	4			
41% – 60%	3			
21% – 40%	1			
0 – 20%	0			

1.d. Onde guarda seus medicamentos?

	Escore	01 – Nota Paciente	02 – Peso	03 – Total
Local adequado	5		0,5	
Local inadequado	0			

Formulário 05		CÓD: F05	
Título: Cálculo do Grau de Entendimento		Emissão: Janeiro/2017	2/3

2. Tem dificuldade de entender o que o médico fala?

	Escore	01 – Nota Paciente	02 – Peso	03 – Total
Sempre	0		1	
Quase sempre	1			
Às vezes	2			
Quase nunca	3			
Nunca	5			

3. Costuma se esquecer de tomar seus medicamentos?

	Escore	01 – Nota Paciente	02 – Peso	03 – Total
Sempre	0		1	
Quase sempre	1			
Às vezes	2			
Quase nunca	3			
Nunca	5			

4. Quando esquece o que faz?

	Escore	01 – Nota Paciente	02 – Peso	03 – Total
Toma quando lembra	5		1	
Não toma aquela dose	5			
Não esquece	5			
Toma dois no próximo horário	0			

5. Toma algum medicamento não prescrito pelo médico?

	Escore	01 – Nota Paciente	02 – Peso	03 – Total
Sim	0		0,5	
Não	5			

Formulário 05	CÓD: F05	
Título: Cálculo do Grau de Entendimento	Emissão: Janeiro/2017	3/3

6. Como tira dúvidas sobre o medicamento

	Escore	01 – Nota Paciente	02 – Peso	03 – Total
Bula	4		0,5	
Médico	5			
Farmacêutico	5			
Livros/internet	4			
Parente/amigo	2			
Não tira dúvidas	0			

7. Sabe ler ou escrever?

	Escore	01 – Nota Paciente	02 – Peso	03 – Total
Sim	5		0,5	
Não	0			
			ESCORE FINAL	

Elaborado por:	Autorizado por:
Dra. Priscilla Alves Rocha Farmacêutica Janeiro/2017	Dra. Vanusa Barbosa Pinto Diretora Divisão de Farmácia Janeiro/2017

Instrução de Trabalho 10	CÓD: IT10	
Título: Preencher Perfil Farmacoterapêutico do Paciente	Emissão: Janeiro/2017	1/1

1. Objetivo
- Descrever as etapas para o preenchimento correto do impresso Perfil Farmacoterapêutico.

2. Áreas envolvidas
- Atenção Farmacêutica Ambulatorial – Divisão de Farmácia ICHC.

3. Documentos correlatos
- P05 – Acompanhamento Farmacoterapêutico.

4. Considerações gerais
- Frequência de preenchimento: a cada consulta farmacêutica posterior ao retorno médico, ou quando houver alterações no tratamento.
- Para efeito de preenchimento do campo posologia, utilize a convenção (M-T-N), referente aos períodos: manhã, tarde e noite.
- Especialidade: refere-se à Unidade Ambulatorial que realiza o atendimento do paciente. Especifique a sigla padrão do HC, exemplo: 2MV53 – grupo GAMIA do ano.

5. Responsabilidades
- Farmacêutico clínico.
- Colaboradores.

6. Descrição operacional
6.1. Retira o impresso "Perfil Farmacoterapêutico" na pasta de impressos.
6.2. Preenche com letra legível os dados de identificação do paciente ou anexa etiqueta.
6.3. Preenche, de acordo com a prescrição médica, a tabela contendo: medicamento, dose, posologia, especialidade e data.
6.4. Caso haja inclusão de medicamento, inseri-lo no primeiro campo em branco abaixo da lista já existente.
6.5. Caso haja exclusão de medicamento, assinala com um traço no espaço correspondente à sua frequência.
6.6. Caso não ocorra alteração da prescrição, assinala com OK no campo correspondente.
6.7. Data e assina o impresso no espaço abaixo do campo da data.

7. Formulários
- Não se aplicam.

8. Anexos
- A08: Perfil Farmacoterapêutico.

Elaborado por:	Autorizado por:
Dra. Patricia Cardoso Alarcon Hori Farmacêutico Janeiro/2017	Dra. Vanusa Barbosa Pinto Diretora Divisão de Farmácia Janeiro/2017

Anexo 08	CÓD: A08	
Título: Perfil Farmacoterapêutico	Emissão: Janeiro/2017	1/1

 Hospital das Clínicas da Faculdade de Medicina da Universidade de São Paulo

Perfil Farmacoterapêutico   Divisão de Farmácia ICHC

Medicamento	Dose	Posologia	Especialidade	__/__/__	__/__/__	__/__/__

Responsável pelo preenchimento: _____

Elaborado por:	Autorizado por:
Dra. Priscilla Alves Rocha Farmacêutica Janeiro/2017	Dra. Vanusa Barbosa Pinto Diretora Divisão de Farmácia Janeiro/2017

Instrução de Trabalho 11	CÓD: IT11	
Título: Preencher a Tabela de Orientação Farmacêutica	Emissão: Janeiro/2017	1/2

1. Objetivo

- Descrever as etapas para preenchimento correto da Tabela de Orientação Farmacêutica.

2. Áreas envolvidas

- Atenção Farmacêutica Ambulatorial – Divisão de Farmácia ICHC.

3. Documentos correlatos

- P03 – Sistema de documentação da Atenção Farmacêutica.
- F06 – Orientações para preenchimento da Tabela de Orientação.
- IT18 – Avaliação farmacêutica da receita médica
- A09 – Tabela de Orientação.

4. Considerações gerais

- Pacientes elegíveis para receber tabela de orientação:
  - Pacientes que apresentarem pontos de intervenção nos itens 7 (grau de entendimento) e 8 (adesão) na tabela de intervenção farmacêutica.
  - Pacientes que usam mais que 3 medicamentos.
- Frequência de atualização e validade da tabela de orientação:
  - A cada alteração de prescrição médica.
  - A data de validade da tabela de orientação será a data da consulta médica mais próxima e deve ser expressa no rodapé da tabela, conforme anexo A09.
- A tabela de orientação poderá ser:
  - Preenchida à mão, em duas vias, sendo a primeira via do paciente e a segunda via anexada ao prontuário farmacêutico do paciente.
  - Elaborada em arquivo padrão do Word e impressa em duas cópias, sendo uma entregue ao paciente e outra anexada ao prontuário farmacêutico do paciente.
  - Para pacientes em acompanhamento farmacoterapêutico, pode-se salvar uma cópia na pasta referente ao seu prontuário, no *drive* de *backup*.
- Após a elaboração da tabela de orientação, esta deve ser conferida por um segundo profissional antes da orientação ao paciente, podendo ser um farmacêutico ou residente farmacêutico.

5. Responsabilidades

- Farmacêutico clínico.
- Colaboradores.

Instrução de Trabalho 11	CÓD: IT11	
Título: Preencher a Tabela de Orientação Farmacêutica	Emissão: Janeiro/2017	2/2

6. Descrição operacional

6.1. Realiza avaliação farmacêutica da receita médica, conforme IT18.

6.2. Retira o impresso – Tabela de Orientação (A09) da pasta de tabelas disponível no sistema.

6.3. Informa ao paciente o objetivo da tabela de orientação.

6.4. Preenche o cabeçalho da tabela com os dados referentes à identificação do paciente, colaborador responsável pela elaboração da tabela, data e número das receitas a que se referem a tabela.

6.5. Preenche a tabela de acordo com a prescrição médica, alocando os medicamentos nos horários de tomada ao longo do dia, conforme critérios e orientações do formulário F06. Adapta os horários das tomadas aos hábitos de vida e alimentares do paciente. Imprime em duas vias a tabela elaborada e entrega uma ao paciente e anexa outra ao prontuário.

6.8. Solicita conferência pelo farmacêutico (dupla checagem).

6.9. Assina e carimba o rodapé da tabela, assim como o conferente.

6.10. Orienta o paciente em relação à proposta de horários de tomada dos medicamentos.

6.11. Reforça a orientação pedindo ao paciente que demonstre como ele deve tomar os medicamentos (quando e quanto).

7. Formulários

- F06 – Orientações para preenchimento da Tabela de Orientação.

8. Anexos

- A09 – Tabela de Orientação.

Elaborado por:	Autorizado por:
Dra. Patricia Cardoso Alarcon Hori Farmacêutica Janeiro/2017	Dra. Priscilla Alves Rocha Farmacêutica Encarregada Janeiro/2017

Formulário 06	CÓD: F: 06	
Título: Orientações para preenchimento da Tabela de Orientação	Emissão: Janeiro/2017	1/4

A tabela de orientação farmacêutica é uma ferramenta utilizada no atendimento farmacêutico para facilitar a visualização e a compreensão do paciente em relação ao esquema posológico prescrito pelo médico, contribuindo, assim, para a adesão ao tratamento.

Semana de Atenção Farmacêutica
Tabela de Orientação – Como tomar seus medicamentos

Paciente:　　　　　RG/HC:　　　　　Data:
Médico:　　　　　Farmacêutico:

	HORÁRIO	NOME DOS MEDICAMENTOS	QUANTIDADE	COM ÁGUA	COM ALIMENTOS
EM JEJUM					
CAFÉ DA MANHÃ					
ALMOÇO					
À TARDE					
JANTAR					
AO DEITAR					

Formulário 06	CÓD: F: 06	
Título: Orientações para preenchimento da Tabela de Orientação	Emissão: Janeiro/2017	2/4

O preenchimento da tabela deve seguir a ficha farmacológica emitida no SIGH e/ou as prescrições médicas externas apresentadas na consulta, atentando-se para a posologia e observações feitas (p. ex.: tomar com leite).

1ª etapa: verificar as possíveis interações medicamentosas em bancos de dados disponíveis (Micromedex e UpToDate).

Avaliar as interações encontradas considerando sua relevância em relação a condição clínica do paciente, classificação de maior gravidade, contraindicação e possibilidade de interações na fase de absorção. Constatada a presença de interações farmacocinéticas na fase de absorção, os medicamentos que interagem deverão ser aprazados em horários distintos. Para investigar melhor no Micromedex o detalhamento da interação e sugestão de manejo clínico, clicar nos nomes dos medicamentos, conforme ilustração a seguir:

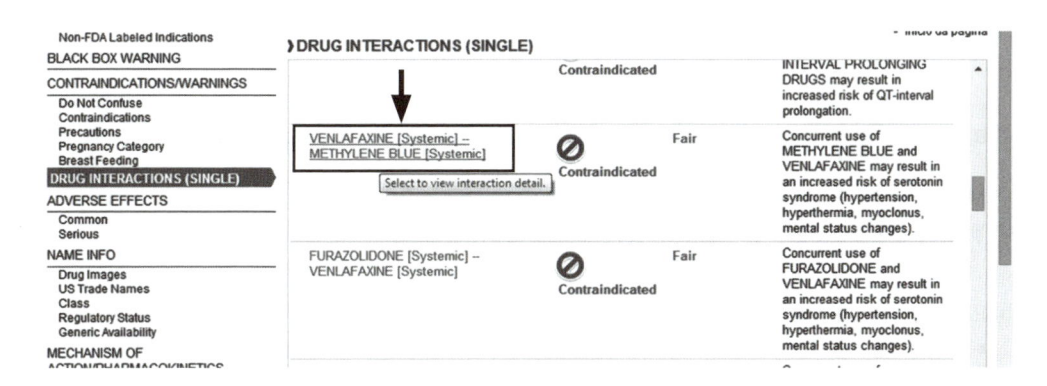

Orientações sobre interações na fase de absorção

- A absorção de um medicamento pode ser reduzida por medicamentos que diminuem a motilidade do trato digestivo (p. ex., atropina, opiáceos) ou acelerada por medicamentos procinéticos (p. ex.: metoclopramida).
- Os medicamentos que são ácidos fracos são absorvidos em meio ácido e logo sua absorção será diminuída por antiácidos (p. ex.: bloqueador H2 e barbitúricos). O contrário vale para os medicamentos que são bases; a absorção pode ser reduzida pela formação de compostos insolúveis (como o Cálcio ou o Ferro); parafina pode reduzir absorção de medicamentos lipossolúveis; IMAOs impedem a degradação da tiramina no TGI, que, se for absorvida numa refeição rica em tiramina, pode causar efeito vasopressor agudo.

Interações mais frequentes e recomendações de aprazamento

- Omeprazol × Bromoprida: orientar distância de meia hora (ao menos) entre os dois.
- Hidróxido de alumínio × Carbonato de cálcio: orientar distância de meia hora (ao menos) entre os dois.
- Alendronato de sódio: sempre orientar jejum de alimentos e medicamentos, não se deitar ou sentar pelo período de 30 minutos.

Formulário 06	CÓD: F: 06	
Título: Orientações para preenchimento da Tabela de Orientação	Emissão: Janeiro/2017	3/4

- Sulfato ferroso × Carbonato de cálcio: orientar preferencialmente em horários diferentes.
- Atenolol × Carbonato de cálcio: orientar quatro horas de distância entre esses medicamentos.

2ª etapa: distribuir os medicamentos prescritos agrupando-os preferencialmente por períodos (manhã, tarde ou noite), exceto em casos de interações na fase de absorção, conforme já mencionado. Ao agrupar os medicamentos e diminuir os horários de tomada, o regime posológico é simplificado, aumentando a conveniência do tratamento e facilitando a adesão.
Preencher a tabela com o nome genérico do medicamento, acompanhado da dosagem (p. ex.: omeprazol 20 mg). Nos casos em que o paciente apenas se familiarizar com o nome comercial do medicamento, colocá-lo entre parênteses ao lado do nome genérico na tabela.

3ª etapa: registrar a dose representando a quantidade de comprimidos a serem tomados por meio de números ou bolinhas, quando for o caso:

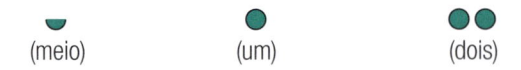

| (meio) | (um) | (dois) |

4ª etapa: assinalar com um X se o medicamento deve ser tomado com água e/ou alimentos.

5ª etapa: registrar o horário de tomada conforme hábitos de vida e alimentação do paciente, em conjunto com este.

Situações padrão
- JEJUM: prioridades: alendronato, levotiroxina, omeprazol e varfarina.
- Orientar que jejum se caracteriza pelo "estômago vazio" ao acordar ou duas horas após a última refeição e que o paciente somente poderá se alimentar 30 a 60 minutos após a tomada do medicamento.
- A maior parte dos medicamentos deve ser administrada com um copo de 200 ml de água, à exceção de casos de intolerância gástrica do paciente ou restrição hídrica.
- Medicamentos que podem causar intolerância gástrica: anti-inflamatórios (p. ex.: ácido acetilsalicílico) e antibióticos (p. ex.: azitromicina, amoxicilina, entre outros). Orientar administração com refeições de maior volume para evitar efeitos gástricos.
- Sinvastatina: orientar administração sempre à noite.
- Diuréticos: orientar administração pela manhã; nunca orientar administração à noite devido ao aumento da diurese.
- Anti-hipertensivos: no caso de várias classes prescritas, não concentrar todos os horários na tomada da manhã, distribuindo as tomadas ao longo do dia a fim de controlar a pressão arterial.
- Sertralina: pode ser orientada sua administração após as refeições, devido ao aumento da biodisponibilidade do medicamento. Pode também ser orientada sua tomada à noite, caso o paciente relate sonolência com o uso. Já se for relatada insônia, orientar tomada pela manhã.
- Medicamentos nos quais o intervalo é de 6 e 6 horas, orientar a tomada antes de dormir e assim que acordar.

Formulário 06	CÓD: F: 06	
Título: Orientações para preenchimento da Tabela de Orientação	Emissão: Janeiro/2017	4/4

- Incluir no rodapé da tabela:
  - Medicamentos, se necessário, e reforçar a importância do intervalo posológico mínimo para evitar superdosagem. Por exemplo, dipirona de 6 em 6 horas, se necessário: "O Sr(a). só deve tomar a... no mínimo 6 horas depois do primeiro comprimido".
  - Medicamento de uso esporádico e de curta duração. Por exemplo, vitamina B12 ampola a cada 28 dias e/ou azitromicina 1 comprimido por 7 dias.
  - Informações relacionadas ao armazenamento adequado de termolábeis ou outras informações que julgar importantes.
  - Data de validade da tabela: colocar a validade referente à data do primeiro retorno médico visualizado no SIGH.

Elaborado por:	Autorizado por:
Dra. Patricia Cardoso Alarcon Hori Farmacêutica Janeiro/2017	Dra. Priscilla Alves Rocha Farmacêutica Janeiro/2017

Anexo 09	CÓD: A09	
Título: Tabela de Orientação	Emissão: Janeiro/2017	1/1

DIVISÃO DE FARMÁCIA ICHC – Atenção Farmacêutica
Tabela de Orientação Farmacêutica – Como tomar seus medicamentos

Paciente: RG/HC: Data:

Receita(s):   Elaborado por: Conferido por:

	HORÁRIO	NOME DOS MEDICAMENTOS	QUANTIDADE	COM ÁGUA	COM ALIMENTO
EM JEJUM					
CAFÉ DA MANHÃ					
ALMOÇO					
À TARDE					
JANTAR					
AO DEITAR					

Esta tabela de orientação é válida até XX/XX/XX.

Caso haja qualquer alteração na receita médica ou tenha dúvidas, compareça à Farmácia Clínica.

Elaborado por:	Autorizado por:
Dra. Priscilla Alves Rocha Farmacêutica Janeiro/2017	Dra. Vanusa Barbosa Pinto Diretora Divisão de Farmácia Janeiro/2017

Instrução de Trabalho 12	CÓD: IT.12	
Título: Preencher tabela de intervenção farmacêutica	Emissão: Janeiro/2017	1/2

1. Objetivo
- Descrever as etapas para preenchimento da tabela de intervenção farmacêutica.

2. Áreas envolvidas
- Divisão de Farmácia – Atenção Ambulatorial – Divisão de Farmácia ICHC.

3. Documentos Correlatos
- P03 – Sistema de Documentação da Atenção Farmacêutica.
- IT27 – Identificar e definir pontos de intervenção farmacêutica.
- A10 – Tabela de Intervenção Farmacêutica.

4. Considerações gerais
- A Tabela de Intervenção Farmacêutica (TIF) é o impresso direcionador para fase de estudos e definição do plano de cuidado do paciente.
- Problema de saúde/queixa: ponto principal que será avaliado durante o acompanhamento.
- Ponto de intervenção: questão identificada pelo farmacêutico que necessite de intervenção profissional; pode estar relacionada a resultados desfavoráveis ao tratamento, bem como aqueles que necessitem de intervenção para prevenir problemas futuros.
- Todos os campos do cabeçalho da tabela devem ser preenchidos.
- Para casos mais complexos, recomenda-se utilizar uma TIF para cada meta/problema de saúde.
- A tabela deverá ser atualizada sempre a cada consulta farmacêutica, conforme a resolução dos pontos de intervenção e andamento do acompanhamento farmacoterapêutico.

5. Responsabilidades
- Farmacêutico clínico.

Instrução de Trabalho 12	CÓD: IT.12	
Título: Preencher tabela de intervenção farmacêutica	Emissão: Janeiro/2017	2/2

6. Descrição operacional

6.1. Retira o impresso "tabela de intervenção farmacêutica" da pasta de impressos.

6.2. Preenche o nome do paciente (ou afixar etiqueta), situação/queixa, e data, tendo por base os registros da anamnese farmacêutica, grau de entendimento e prontuário institucional.

6.3. Identifica os pontos de intervenção, conforme IT 27, e preenche com um X os campos S (sim) e N (não) da tabela de intervenção farmacêutica, conforme respostas às perguntas.

6.4. Descreve o problema no campo "descrição", com a numeração à que questão se relaciona, por exemplo: em resposta à pergunta "a terapia está sendo efetiva?" descreve: "1.2 – tramadol insuficiente para o controle da dor".

6.5. Define uma estratégia/intervenção para cada ponto e a descreve no verso da tabela no campo intervenção, com o item a qual se relaciona "1.2 – sugere substituição de tramadol 50 mg por oxicodona 10 mg de 12 em 12 horas".

6.6. Após a definição da meta em conjunto com o paciente, registrá-la no campo do cabeçalho.

6.7. Após a realização da intervenção, coloca a data ao lado desta "1.2 – sugere substituição de tramadol 50 mg por oxicodona 10 mg de 12 em 12 horas – 10/01/2015".

6.8. Preenche a coluna "Aceita?" com um X nos campos SIM ou NÃO; quando não se aplicar essa informação, assinala com um traço (-).

6.9. Após a reavaliação dos pontos, nas consultas subsequentes, registra os resultados no campo "Resultados" da página 02 da TIF e data. Por exemplo, "Paciente refere melhora do controle da dor com oxicodona (20/02/2015)".

6.10. Assina e carimba no rodapé da tabela como responsável pelo plano de cuidado do paciente.

7. Formulários

- Não se aplicam.

8. Anexos

- A10 – Tabela de Intervenção Farmacêutica (TIF).

Elaborado por:	Autorizado por:
Dra. Priscilla Alves Rocha Farmacêutica Janeiro/2017	Dra. Vanusa Barbosa Pinto Diretora Divisão de Farmácia Janeiro/2017

Anexo 10		CÓD: A10	
Título: Tabela de Intervenção Farmacêutica		Emissão: Janeiro/2017	1/3

A Tabela de Intervenção Farmacêutica (TIF) é o impresso direcionador para fase de estudos e definição do plano de cuidado do paciente. As páginas 1 e 2 estão relacionadas à identificação dos pontos para intervenção e a página 3, ao plano de acompanhamento farmacoterapêutico.

Paciente		Problema de Saúde/ Queixa		Meta	Data
Classificação de intervenção	Identificação	S	N	Descrição	
1. Indicação	1.1 A terapia é necessária?				
	1.2 Está sendo efetiva?				
	1.3 Existe indicação não tratada?				
	1.4 Existe relação da indicação com protocolos clínicos?				
	1.5 É o fármaco mais custo-efetivo?				
	1.6 Existe duplicidade de fármacos?				
2. Posologia	2.1 A dose está correta?				
	2.2 O intervalo entre as doses está correto?				
	2.3 A dose está ajustada à idade?				
	2.4 A dose está ajustada à função renal?				
	2.5 A dose está ajustada à função hepática?				
	2.6 A duração do tratamento está correta?				
	2.7 A posologia interfere nas atividades do paciente?				
3. Via de administração	3.1 A via de administração é a mais correta?				
	3.2 Existe a possibilidade de terapia sequencial?				
	3.3. A forma farmacêutica é a mais adequada?				

Anexo 10		CÓD: A10	
Título: Tabela de Intervenção Farmacêutica		Emissão: Janeiro/2017	2/3

Paciente	Problema de Saúde/Queixa	Meta	Data
4. Interações	4.1 Interação fármaco-fármaco.		
	4.2 Interação fármaco-alimento.		
	4.3 Interação fármaco-exames laboratoriais.		
5. Efeitos adversos	5.1 Este fármaco é o mais seguro (alergia, efeitos adversos)?		
	5.2 O paciente relata efeitos adversos?		
	5.3 O paciente relata alergia?		
6. Medicamentos padronizados	6.1 O fármaco está incluso no Guia?		
	6.2 É necessário o uso do medicamento não padrão?		
	6.3 É possível substituir por medicamento padrão?		
7. Grau de entendimento	7.1 O paciente entende por que toma o medicamento?		
	7.2 O paciente entende como tomar o medicamento?		
8. Adesão	8.1 O paciente cumpre o tratamento prescrito?		
9. Satisfação	9.1 O paciente está satisfeito com o tratamento?		
10. Outros			

Anexo 10		CÓD: A10	
Título: Tabela de Intervenção Farmacêutica		Emissão: Janeiro/2017	3/3

Classificação de intervenção	Intervenção	Aceita S	Aceita N	Resultados
1. Indicação				
2. Posologia				
3. Via de administração				
4. Interações				
5. Efeitos adversos				
6. Medicamentos padronizados				
7. Grau de entendimento				
8. Adesão				
9. Satisfação				
10. Outros				

Assinatura/carimbo do Farmacêutico Responsável pelo Plano de Cuidado: _____

Elaborado por:	Autorizado por:
Dra. Priscilla Alves Rocha Farmacêutica Janeiro/2017	Dra. Vanusa Barbosa Pinto Diretora Divisão de Farmácia Janeiro/2017

Instrução de Trabalho 13	CÓD: IT13	
Título: Registrar informações em ficha de evolução clínica	Emissão: Janeiro/2017	1/1

1. Objetivo

- Descrever as etapas para realizar o registro da evolução clínica do paciente no prontuário farmacêutico.

2. Áreas envolvidas

- Atenção Farmacêutica Ambulatorial – Divisão de Farmácia ICHC.

3. Documentos correlatos

- P03 – Sistema de documentação da Atenção Farmacêutica.
- F07 – Instruções para registro em ficha de evolução clínica.

4. Considerações gerais

- A estruturação e a padronização do registro da evolução do paciente no prontuário farmacêutico e/ou institucional deverão ser realizadas de forma criteriosa, definidas em ordem cronológica.
- O registro em prontuário institucional deve ser revisado pelo farmacêutico responsável da área ou farmacêutico residente R2.
- Resolução 585 de 29/Agosto/2013 – Capítulo 1, Seção 1, Art. 32 – Que dispõe sobre a evolução farmacêutica e registra no prontuário do paciente.

5. Responsabilidades

- Farmacêutico clínico.
- Colaboradores.

6. Descrição operacional

6.1. Insere etiqueta ou registra o nome do paciente com RGHC na parte superior da ficha de evolução clínica.

6.2. Registra a data do atendimento farmacêutico na coluna à esquerda.

6.3. Realiza o registro do atendimento na ficha de evolução, conforme F07, seguindo a estruturação e a padronização das informações relevantes. Assina a ficha com o nome do responsável pelo atendimento.

6.4. Armazena a ficha de evolução no prontuário farmacêutico ou encaminha para o serviço de arquivo médico para anexar ao prontuário institucional.

7. Formulários

- F07 – Instruções para registro na ficha de evolução clínica.

8. Anexos

- A11 – Ficha de evolução clínica.

Elaborado por:	Autorizado por:
Dra. Patricia Cardoso Alarcon Hori Farmacêutico Janeiro/2017	Dra. Priscilla Alves Rocha Farmacêutico Encarregado Janeiro/2017

Formulário 07	CÓD: F07	
Título: Instruções para registro em ficha de evolução clínica	Emissão: Janeiro/2017	1/3

O registro na ficha de evolução clínica do paciente deve ser feito com critério, de forma legível e evitando o uso excessivo de abreviações.

Deve ser seguida uma ordem cronológica contendo data e hora do atendimento e não deve ser iniciada outra ficha enquanto houver espaço disponível.

Registro/Preenchimento

Visando a uma estruturação do preenchimento e padronização das informações importantes, sugere-se a utilização do organograma a seguir para direcionar o registro na evolução clínica.

Quando o registro for realizado para o prontuário institucional, focar nos dados subjetivos e objetivos que subsidiaram a avaliação farmacêutica e condutas/intervenções realizadas.

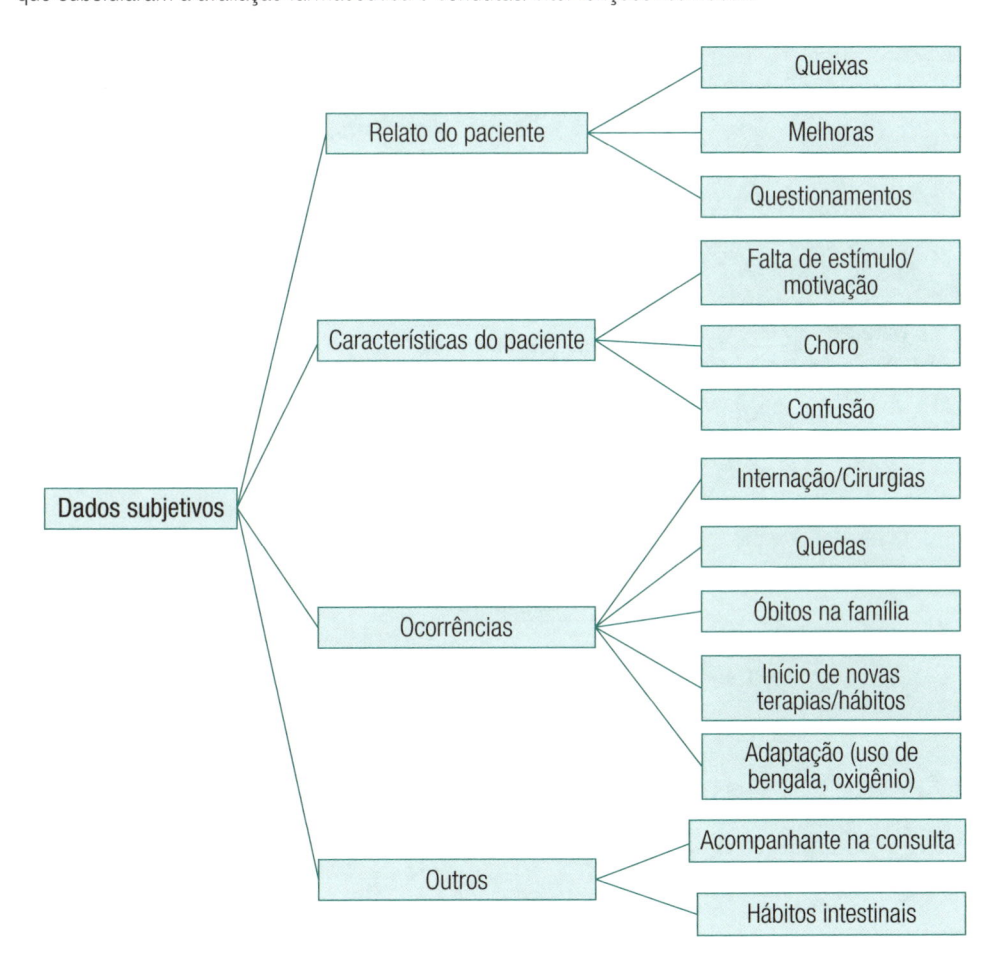

Formulário 07	CÓD: F07	
Título: Instruções para registro em ficha de evolução clínica	Emissão: Janeiro/2017	2/3

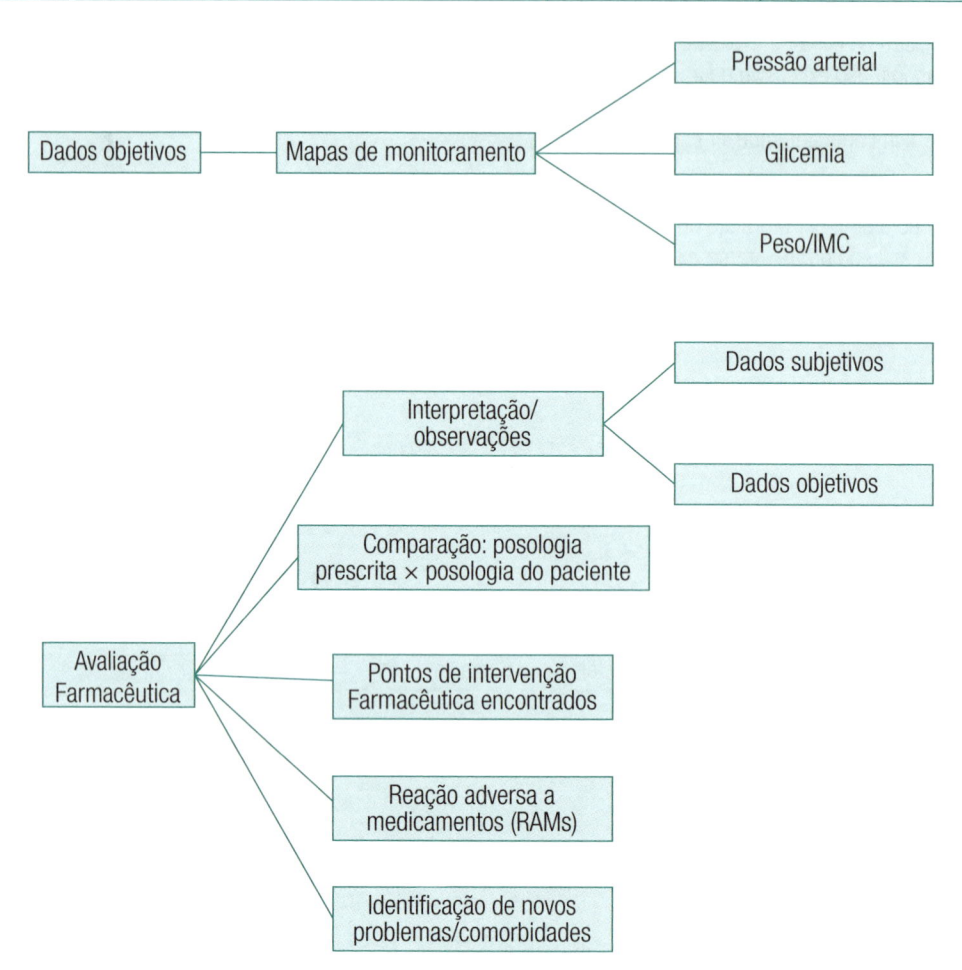

Formulário 07	CÓD: F07	
Título: Instruções para registro em ficha de evolução clínica	Emissão: Janeiro/2017	3/3

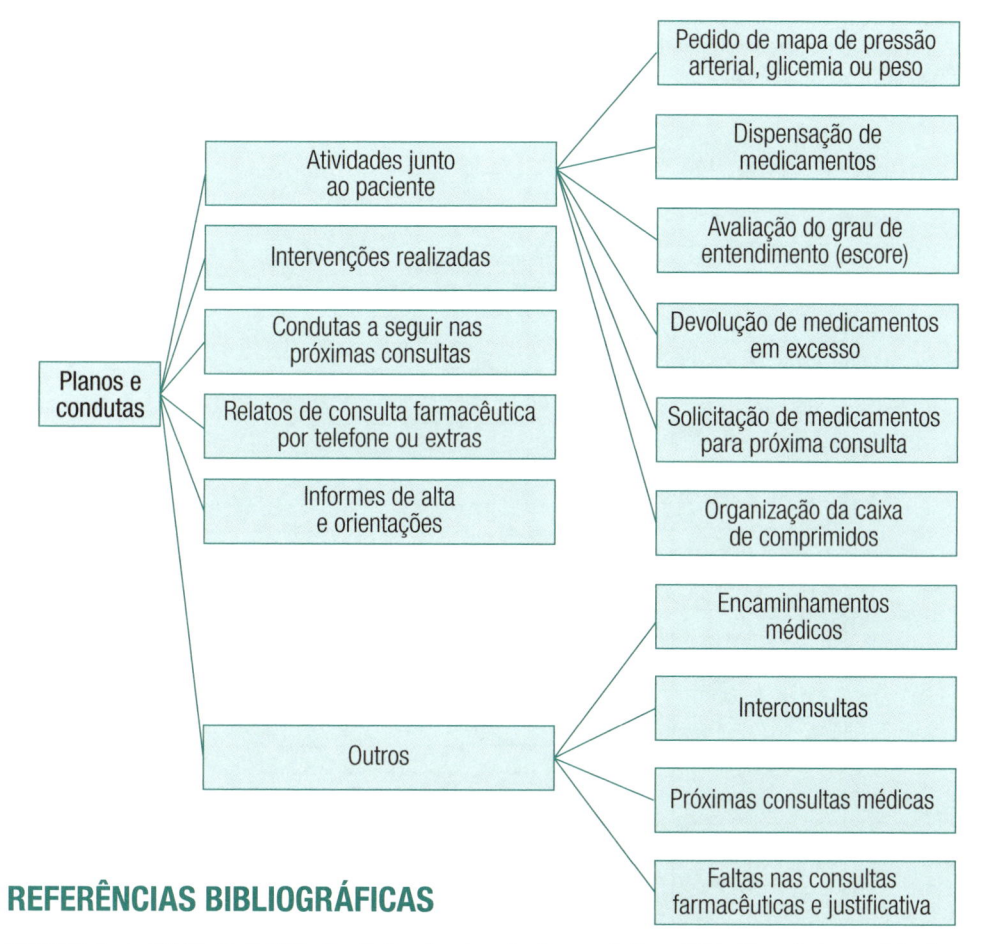

REFERÊNCIAS BIBLIOGRÁFICAS

CORRER, C. J., OTUKI. M. F. **Método clínico de atenção farmacêutica**. 2011. Disponível em: <http://www.saude.sp.gov.br/resources/ipgg/assistencia-farmaceutica/otuki-metodoclinicoparaatencaofarmaceutica.pdf>. Acesso em: 21 jan. 2013.

DORILEO, E. A. G. et al. **Estruturação da Evolução Clínica para o Prontuário Eletrônico do Paciente. X Congresso Brasileiro de Informática em Saúde, 2006**. Disponível em: <http://www.sbis.org.br/cbis/arquivos/838.pdf>. Acesso em: 21 jan. 2013.

HCFMRP-USP – Hospital das Clínicas da Faculdade de Medicina de Ribeirão Preto da Universidade de São Paulo. **Manual médicos residentes**. Disponível em: <http://www.fmrp.usp.br/cirurgiadigestiva/images/arquivos/Manual_Medicos_Residentes_primeira%20parte.pdf>. Acesso em: 21 jan. 2013.

Elaborado por:	Autorizado por:
Dra. Patricia Cardos Alarcon Hori Farmacêutica Janeiro/2017	Dra. Priscilla Alves Rocha Farmacêutica Encarregada Janeiro/2017

Anexo 11		CÓD: A11
Título: Ficha de Evolução Clínica	Emissão: Janeiro/2017	1/1

A ficha de evolução fica disponível em ambulatórios, enfermarias e na área de Atenção Farmacêutica. É o impresso utilizado por diversos profissionais da Equipe Multiprofissional para as informações relacionadas ao acompanhamento de pacientes.

Elaborado por:	Autorizado por:
Dra. Priscilla Alves Rocha Farmacêutica Janeiro/2017	Dra. Vanusa Barbosa Pinto Diretora Divisão de Farmácia Janeiro/2017

Instrução de Trabalho 14	CÓD: IT14	
Título: Adequar os impressos básicos às necessidades da unidade clínica	Emissão: Janeiro/2017	1/2

1. Objetivo

- Descrever as etapas para adequar os impressos básicos às necessidades da Unidade Clínica a ser incluída no Programa de Atenção Farmacêutica.

2. Áreas envolvidas

- Atenção Farmacêutica Ambulatorial – Divisão de Farmácia ICHC.

3. Documentos correlatos

- P03 – Sistema de documentação da Atenção Farmacêutica.
- IT.05 – Traçar o perfil da unidade clínica.
- IT.06 – Traçar o perfil farmacoterapêutico.

4. Considerações gerais

- AF: Atenção Farmacêutica.
- DF: Divisão de Farmácia.
- Pasta do programa: pasta que contém todos os impressos e registros de informações da Unidade Clínica.
- Conhecer os impressos básicos utilizados no Programa de Atenção Farmacêutica:
  - Grau de entendimento: pelo fato de seu conteúdo ter relação direta com o cálculo do escore do Grau de Entendimento, não são permitidas alterações no conteúdo deste impresso.
  - Anamnese farmacêutica.
- Conhecer as necessidades da Unidade Clínica a ser incluída no Programa de Atenção Farmacêutica.
- Deve-se considerar a possibilidade de incluir outros instrumentos no programa na nova Unidade Clínica (p. ex.: questionários de qualidade de vida, instrumentos de avaliação específicos, entre outros).

5. Responsabilidades

- Farmacêutico clínico.

Instrução de Trabalho 14	CÓD: IT14	
Título: Adequar os impressos básicos às necessidades da unidade clínica	Emissão: Janeiro/2017	2/2

6. Descrição operacional

6.1. Levanta o perfil da Unidade Clínica (IT05) e seu perfil farmacoterapêutico (IT06).

6.2. Avalia os impressos básicos, utilizando perfil da unidade e perfil farmacoterapêutico, considerando:

- se todas as perguntas estão de acordo com o atendimento a ser realizado;
- se os exames laboratoriais importantes para o acompanhamento dos pacientes estão contemplados no impresso;
- se há necessidade de exclusão/inclusão de exames laboratoriais.

6.3. Identifica a necessidade de alteração na anamnese farmacêutica.

6.4. Promove as alterações necessárias na anamnese (inclusão e/ou exclusão de informações).

6.5. Discute alterações com o coordenador do Modelo de Atenção Farmacêutica.

6.6. Registra as alterações em pasta própria e arquiva o impresso original e o impresso alterado.

6.7. Caso necessário, promove novas avaliações e alterações após a utilização dos impressos seguindo os itens 5.2, 5.3 e 5.5 desta instrução.

7. Formulários

- Não se aplicam.

8. Anexos

- A06 – Anamnese farmacêutica.

Elaborado por:	Autorizado por:
Dra. Priscilla Alves Rocha Farmacêutica Janeiro/2017	Dra. Vanusa Barbosa Pinto Diretora Divisão de Farmácia Janeiro/2017

Instrução de Trabalho 15	CÓD: IT15	
Título: Criar novos impressos	Emissão: Janeiro/2017	1/2

1. Objetivo
- Descrever as etapas para criar novos impressos e atender às necessidades da Unidade Clínica incluída no Programa de Atenção Farmacêutica.

2. Áreas envolvidas
- Atenção Farmacêutica Ambulatorial – Divisão de Farmácia ICHC.

3. Documentos correlatos
- P03 – Sistema de documentação da Atenção Farmacêutica.
- IT.05 – Traçar o perfil da unidade clínica.
- IT.06 – Traçar o perfil farmacoterapêutico.

4. Considerações gerais
- AF: Atenção Farmacêutica.
- DF: Divisão de Farmácia.
- Cartilha de Orientação sobre medicamentos: impresso utilizado durante a orientação farmacêutica e entregue ao paciente para que ele possa tirar dúvidas fora do consultório.
- Aulas: material condensado e apresentado em PowerPoint sobre tema relevante ao acompanhamento farmacoterapêutico de pacientes.
- Pranchas ilustrativas: instrumento utilizado para auxiliar a orientação farmacêutica no consultório.
- Conhecer as necessidades da Unidade Clínica a ser incluída no Programa de Atenção Farmacêutica.

5. Responsabilidades
- Farmacêutico clínico.
- Colaboradores.

Instrução de Trabalho 15	CÓD: IT15	
Título: Criar novos impressos	Emissão: Janeiro/2017	2/2

6. Descrição operacional

6.1. Levanta o perfil da Unidade Clínica (IT05) e seu perfil farmacoterapêutico (IT06).

6.2. Avalia se existe a necessidade de elaboração de pranchas ilustrativas, aulas ou cartilhas de orientação sobre medicamentos considerando:
- Informações sobre riscos das enfermidades;
- Armazenamento de medicamentos;
- Utilização de medicamentos;
- Medicamentos cuja administração mereça atenção especial.

6.3. Elabora o instrumento de Atenção Farmacêutica seguindo os critérios a seguir:
- Objetivo definido;
- Desenhos simples e coloridos;
- Poucas palavras;
- Plastificados;
- Tamanho padrão: folha A4.

6.4. Apresenta o documento à equipe do programa em reunião.

6.5. Registra o instrumento criado e arquiva na pasta de impressos.

6.6. Aplica os instrumentos para realizar a validação.

6.7. Encaminha para revisão pela diretoria da Divisão de Farmácia.

6.8. Quando o documento for direcionado à distribuição para os pacientes, divulga telefone da área de atenção farmacêutica.

6.9. Caso necessário, promove alterações.

7. Formulários
- Não se aplicam.

8. Anexos
- Não se aplicam.

Elaborado por:	Autorizado por:
Dra. Priscilla Alves Rocha Farmacêutica Janeiro/2017	Dra. Vanusa Barbosa Pinto Diretora Divisão de Farmácia Janeiro/2017

Procedimento 04	CÓD: P04	
Título: Realizar revisão da farmacoterapia/Selecionar pacientes	Emissão: Janeiro/2017	1/2

1. Objetivo

- Descrever as etapas para realizar a revisão da farmacoterapia e selecionar pacientes para o acompanhamento farmacoterapêutico.

2. Áreas envolvidas

- Atenção Farmacêutica Ambulatorial – Divisão de Farmácia ICHC.
- Ambulatórios do Instituto Central – ICHC.

3. Documentos correlatos

- IT16 – Realizar a primeira consulta da Revisão da Farmacoterapia.
- IT20 – Selecionar pacientes para o Programa de Atenção Farmacêutica.
- IT21 – Realizar a segunda consulta da Revisão da Farmacoterapia.
- F08 – *Check list* para Revisão da Farmacoterapia.
- A12 – Entrevista inicial – Revisão da Farmacoterapia.
- A14 – Classificação de risco para pacientes ambulatoriais.

4. Considerações gerais

- A revisão da terapia compreende duas consultas de orientação farmacêutica e tem por objetivo avaliar o paciente e resolver problemas relacionados a medicamentos mais simples.
- Após a primeira consulta da revisão da farmacoterapia, é realizado o procedimento de seleção de paciente e discussão com a equipe da Atenção Farmacêutica para definir sobre encaminhamento para o Acompanhamento Farmacoterapêutico ou Alta Farmacêutica.
- Os pacientes são encaminhados à Atenção Farmacêutica com a ficha amarela de encaminhamento institucional e, ao final da Revisão, essa mesma ficha é preenchida pelo farmacêutico com a síntese do ocorrido durante revisão e devolvida ao profissional que encaminhou ou anexada ao prontuário.

5. Responsabilidades

- Farmacêutico clínico.
- Colaboradores.

6. Descrição operacional

6.1. Recebe o paciente encaminhado pela Unidade Clínica com a indicação de acompanhamento farmacêutico.

6.2. Explica ao paciente ou cuidador o objetivo do programa e que ele passará por duas consultas de orientação farmacêutica.

6.3. Verifica se há impossibilidade de comunicação ou de comparecimento do paciente às consultas farmacêuticas:

- Paciente com alta dificuldade de comunicação e/ou comparecimento: paciente excluído inicialmente;
- Paciente sem alta dificuldade de comunicação e comparecimento: passar para o item 6.4.

6.4. Realiza a primeira consulta de revisão da farmacoterapia, conforme IT16.

6.5. Realiza o agendamento de retorno ao consultório farmacêutico em 20 a 30 dias, com o paciente e na agenda da área.

Procedimento 04	CÓD: P04	
Título: Realizar revisão da farmacoterapia/Selecionar pacientes	Emissão: Janeiro/2017	2/2

6.6. Confirma a realização de todas as etapas no F08 – *Check list*.

6.7. Verifica critérios para seleção do paciente para o Programa de Atenção Farmacêutica, utilizando o impresso de classificação de risco para acompanhamento farmacêutico.

6.8. Preenche o impresso de classificação de risco para acompanhamento farmacêutico de pacientes ambulatoriais e estabelece conduta da próxima consulta com base no escore obtido.

6.9. Confirma a presença do paciente na segunda consulta de revisão da farmacoterapia, no dia anterior, via contato telefônico.

6.10. Realiza segunda consulta de revisão da farmacoterapia, conforme IT21.

6.11. Caso o paciente não seja encaminhado ao acompanhamento farmacoterapêutico, informa a ele que o setor fica à disposição para eventuais dúvidas sobre o tratamento medicamentoso e encerra consulta.

6.12. Caso o paciente seja encaminhado ao AFT, convida-o a integrar o programa e apresenta a carta-convite.

6.13. Na concordância, solicita a assinatura pelo paciente.

6.14. Agenda retorno ao consultório farmacêutico em até 30 dias para a primeira consulta do Programa de Atenção Farmacêutica, conforme instrução específica.

6.15. Elabora relatório no verso da guia de encaminhamento amarela e anexa uma cópia na documentação do paciente no setor. Encaminha a via original da guia de encaminhamento amarela contendo o relatório ao prontuário institucional.

6.16. Providencia prontuário farmacêutico para a documentação do paciente.

6.17. Confirma a realização de todas as etapas no F08 – *Check list*.

7. Formulários

- F08 – *Check list* para Revisão da Farmacoterapia.

8. Anexos

- A12 – Entrevista inicial – Revisão da Farmacoterapia.
- A14 – Classificação de risco para pacientes ambulatoriais.

Elaborado por:	Autorizado por:
Dra. Patricia Cardoso Alarcon Hori Farmacêutico Janeiro/2017	Dra. Priscilla Alves Rocha Farmacêutico encarregado Janeiro/2017

Formulário 08		CÓD: F08	
Título: *Check list* para Revisão da Farmacoterapia	Emissão: Janeiro/2017	1/4	

O *check list* para revisão da farmacoterapia é um instrumento utilizado para garantir a reprodutibilidade do processo de revisão e deve ser usado pelo farmacêutico como uma forma de garantir o cumprimento de todas as etapas desse processo, para que a decisão sobre o encaminhamento ao acompanhamento farmacoterapêutico seja a mais acertada. Todos os campos devem ser checados no mesmo dia do atendimento pelo profissional.

Frente do Formulário:

Etiqueta
Nome: _____
RGHC: _____

Atenção Farmacêutica Ambulatorial

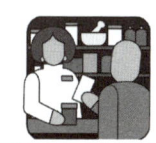

CHECK LIST PARA REVISÃO DA FARMACOTERAPIA

Tel. contato:	Ambulatório de origem:	Data encaminhamento: ___/___/___	Data retorno médico: ___/___/___

1ª CONSULTA – DATA:_____   Prof. responsável:_____

Etapa	Descrição	Status*
NA CONSULTA		
1	Apresentar Revisão da Farmacoterapia e objetivo das consultas farmacêuticas.	
2	Realizar entrevista AVALIAÇÃO INICIAL frente e verso.	
3	Verificar atendimentos no SIGH (não imprimir) e preencher campo "como está prescrito".	
4	Verificar interações medicamentosas e preencher campo interação fármaco–fármaco e fármaco–alimento (se aplicável).	
5	Elaborar Tabela de Orientação, imprimir duas cópias e fornecer uma ao paciente e a outra anexar aos documentos do paciente.	
6	Dispensar os medicamentos.	
7	Confirmar preenchimento completo da AVALIAÇÃO INICIAL e telefone para contato.	
8	Agendar retorno em 20 a 30 dias, com o paciente e na agenda.	
9	Registrar atendimento, INTERVENÇÕES e CONDUTAS realizadas com o paciente na ficha de "Evolução Clínica".	
10	Registrar atendimento no painel de indicadores localizado no consultório.	
11	Arquivar documentos do paciente em pasta da revisão.	
APÓS CONSULTA		
9	Calcular grau de entendimento.	
10	Registrar classificação de adesão conforme questionário.	

Formulário 08	CÓD: F08	
Título: *Check list* para Revisão da Farmacoterapia	Emissão: Janeiro/2017	2/4

11	Acessar ProntMed e verificar exames laboratoriais do paciente.	
12	Verificar resultados de exames laboratoriais.	
13	Preencher o impresso de classificação de risco para definição de acompanhamento.	
14	Estabelecer conduta da próxima consulta: encaminhar paciente para acompanhamento farmacoterapêutico (AFT) ou realizar mais uma consulta de orientação farmacêutica, conforme escore do impresso classificação de risco.	

* Preencher quando executar a etapa com OK (realizado) ou N/A (não se aplica).

SITUAÇÃO:
( ) Orientação Farmacêutica
( ) Encaminhamento para AFT

JUSTIFICATIVA: _____
_____
_____
_____
_____
_____

Formulário 08	CÓD: F08	
Título: *Check list* para Revisão da Farmacoterapia	Emissão: Janeiro/2017	3/4

Verso do Formulário:

ORIENTAÇÃO FARMACÊUTICA

2ª CONSULTA DATA:_____ Prof. Responsável:_____

Etapa	Descrição	Status*
1	Verificar adesão à tabela de orientação.	
2	Sanar dúvidas remanescentes sobre a farmacoterapia.	
3	Dispensar os medicamentos, se necessário.	
4	Explicar o conteúdo da cartilha "Saiba mais sobre seus medicamentos".	
5	Registrar atendimento, INTERVENÇÕES e CONDUTAS realizadas com o paciente na ficha de "Evolução Clínica".	
6	Informar ao paciente que o setor fica à disposição para eventuais dúvidas sobre o tratamento medicamentoso e encerrar consulta.	
7	Registrar atendimento no painel de indicadores localizado no consultório.	
8	Elaborar relatório no verso da guia de encaminhamento amarela e anexar uma cópia da documentação do paciente no setor. Encaminhar a via original com o relatório para o prontuário institucional.	
9	Arquivar prontuário da Atenção Farmacêutica em local específico.	

* Preencher quando executar a etapa com OK (realizado) ou N/A (não se aplica).

ENCAMINHAMENTO ACOMPANHAMENTO FARMACOTERAPÊUTICO (AFT)

2ª CONSULTA DATA:_____ Prof. Responsável:_____

Etapa	Descrição	Status*
1	Verificar adesão à tabela de orientação.	
2	Sanar dúvidas remanescentes sobre a farmacoterapia.	
3	Dispensar os medicamentos, se necessário.	
4	Registrar atendimento, INTERVENÇÕES e CONDUTAS realizadas com o paciente na ficha de "Evolução Clínica".	
5	Convidar o paciente para o AFT, apresentar carta-convite e agendar primeira consulta no SIGH e agenda.	
6	Registrar atendimento no painel de indicadores localizado no consultório.	
7	Elaborar relatório no verso da guia de encaminhamento amarela e anexar uma cópia da documentação do paciente no setor. Encaminhar a via original com o relatório para o prontuário institucional.	
8	Providenciar prontuário farmacêutico para a documentação do paciente.	
9	Confirmar consulta na véspera do atendimento e solicitar ao paciente que traga os medicamentos no retorno.	

Formulário 08		CÓD: F08
Título: *Check list* para Revisão da Farmacoterapia	Emissão: Janeiro/2017	4/4

PRIMEIRA CONSULTA DE AFT		
10	Receber o paciente em consultório.	
12	Preencher anamnese farmacêutica.	
13	Definir plano de acompanhamento em conjunto com o paciente.	

* Preencher quando executar a etapa com OK (realizado) ou N/A (não se aplica).

Elaborado por:	Autorizado por:
Dra. Priscilla Alves Rocha Farmacêutica Janeiro/2017	Dra. Vanusa Barbosa Pinto Diretora Divisão de Farmácia Janeiro/2017

Anexo 12		CÓD: A12	
Título: Entrevista inicial – Revisão da Farmacoterapia	Emissão: Janeiro/2017	1/3	

REVISÃO DA FARMACOTERAPIA – ENTREVISTA INICIAL
FICHA DE ENTREVISTA – GRAU DE ENTENDIMENTO – FARMÁCIA   Data: ___/___/___

1. NOME DO PACIENTE: _____RGHC:_____

ESCORE GE: _____ Adesão conforme questionário: _____
TELEFONE DE CONTATO: _____
FARMACÊUTICO:_____

2. CONHECIMENTO SOBRE MEDICAMENTOS

	MEDICAMENTOS	PARA QUE SERVE?	COMO TOMA?	COMO ESTÁ PRESCRITO (RECEITA)
1				
2				
3				
4				
5				
6				
7				
8				
9				
10				
11				
12				
13				
14				
15				
16				
17				
18				

3. ONDE GUARDA OS MEDICAMENTOS?_____

4. TEM DIFICULDADES PARA ENTENDER O QUE OS PROFISSINAIS DE SAÚDE FALAM?
( ) Sempre ( ) Quase sempre ( ) Às vezes ( ) Quase nunca ( ) Nunca

5. COSTUMA ESQUECER-SE DE TOMAR OS MEDICAMENTOS?
( ) Sempre ( ) Quase sempre ( ) Às vezes ( ) Quase nunca ( ) Nunca

Anexo 12		CÓD: A12	
Título: Entrevista inicial – Revisão da Farmacoterapia		Emissão: Janeiro/2017	2/3

6. QUANDO ESQUECE, O QUE FAZ?

( ) Não esquece ( ) Não toma aquela dose
( ) Toma quando lembra ( ) Toma dois no próximo horário

7. TOMA ALGUM OUTRO MEDICAMENTO (não prescrito, além dos que estão na receita)?

( ) Sim ( ) Não

8. COMO TIRA DÚVIDAS SOBRE OS MEDICAMENTOS?

( ) Bula ( ) Médico
( ) Farmacêutico ( ) Livros/Internet
( ) Parente/Amigo ( ) Não tira dúvidas

9. SABE LER OU ESCREVER

( ) Sim ( ) Não

Observação:_____
_____

HÁBITOS DE VIDA

A que horas o(a) Sr(a). costuma:

Atividade:	Horário:	Observações:
Acordar		
Tomar café		O quê?
Almoçar		O quê?
Lanchar à tarde		O quê?
Jantar		O quê?
Dormir		
Dorme durante o dia?		Quantas vezes?
Acorda durante a noite?		Quantas vezes? Por quê?
Pratica atividade física?		Frequência:

GRAU DE ADESÃO AO TRATAMENTO – MORISKY-GREEN

Perguntas referentes ao teste de Morisky-Green	SIM	NÃO
"Você, alguma vez, se esquece de tomar seu medicamento?"		
"Você, às vezes, é descuidado quanto ao horário de tomar seu medicamento?"		
"Quando você se sente bem, alguma vez você deixa de tomar seu medicamento"?		
"Quando você se sente mal, com o medicamento, às vezes deixa de tomá-lo?"		

Anexo 12		CÓD: A12	
Título: Entrevista inicial – Revisão da Farmacoterapia		Emissão: Janeiro/2017	3/3

INFORMAÇÕES ADICIONAIS

1 – O Sr(a). já teve alguma reação ou alergia a algum medicamento?_____

2 – Qual medicamento e reação adversa?_____

3 – O Sr(a). passa por outros médicos além dos do amb. de origem?_____

INTERAÇÕES FÁRMACO–FÁRMACO

MEDICAMENTOS	G*	RESUMO	CONDUTA/ MONITORAMENTO
_____X			
_____X			
_____X			
_____X			
_____X			
_____X			

INTERAÇÕES FÁRMACO–ALIMENTO

_____X			

* GA: gravidade alta; GM: gravidade moderada.

Elaborado por:	Autorizado por:
Dra. Priscilla Alves Rocha Farmacêutica Janeiro/2017	Dra. Vanusa Barbosa Pinto Diretora Divisão de Farmácia Janeiro/2017

Instrução de Trabalho 16	CÓD: IT16	
Título: Realizar 1ª consulta de revisão da farmacoterapia	Emissão: Janeiro/2017	1/2

1. Objetivo
- Descrever as etapas para realizar a primeira consulta da revisão da farmacoterapia.

2. Áreas envolvidas
- Atenção Farmacêutica Ambulatorial – Divisão de Farmácia ICHC.

3. Documentos correlatos
- P04 – Realizar revisão da farmacoterapia/Selecionar pacientes.
- IT11 – Preencher a Tabela de Orientação Farmacêutica.
- IT13 – Registrar informações em ficha de evolução clínica.
- IT17 – Dispensar medicamentos.
- IT19 – Realizar Orientação Farmacêutica.
- F08 – *Check list* para Revisão da Farmacoterapia.
- F09 – Painel de Indicadores da Atenção Farmacêutica.
- A12 – Entrevista inicial – Revisão da farmacoterapia.

4. Considerações gerais
- Critérios iniciais de exclusão para orientação farmacêutica: impossibilidade de comunicação direta com o paciente e/ou de comparecimento às consultas farmacêuticas.
- Após a primeira consulta da Revisão da Farmacoterapia, é realizado o procedimento de seleção de paciente para o Programa de Atenção Farmacêutica, com base no preenchimento do impresso de classificação de risco para acompanhamento farmacêutico.

5. Responsabilidades
- Farmacêutico clínico.
- Colaboradores.

6. Descrição operacional
6.1. Recebe o paciente e o encaminha ao consultório farmacêutico.
6.2. Explica ao paciente o objetivo do programa e que ele passará por duas consultas de orientação farmacêutica.
6.3. Inicia a primeira consulta da Revisão da Farmacoterapia preenchendo o impresso entrevista de avaliação inicial.
6.4. Verifica os últimos atendimentos no sistema de gerenciamento de receitas médicas e preenche campo "como está prescrito".
6.5. Verifica com o paciente como ele toma seus medicamentos e se apresenta alguma queixa.
6.6. Verifica as interações medicamentosas de gravidade maior presentes e preenche o campo interação fármaco-fármaco e fármaco-alimento (se aplicável).
6.7. Elabora a Tabela de Orientação (IT11) e fornece uma ao paciente e a outra anexa aos documentos do paciente na área.
6.8. Realiza orientação farmacêutica (IT19).
6.9. Dispensa os medicamentos (IT17), quando necessário.
6.10. Confirma preenchimento completo da avaliação inicial e telefones para contato.

Instrução de Trabalho 16	CÓD: IT16	
Título: Realizar 1ª consulta de revisão da farmacoterapia	Emissão: Janeiro/2017	2/2

6.11. Agenda retorno ao consultório farmacêutico em até 30 dias, com o paciente e na agenda da área no Sistema SIGH.

6.12. Registra atendimento, intervenções e condutas realizadas com o paciente na ficha de "Evolução Clínica" (IT13).

6.13. Registra o atendimento realizado no painel de indicadores localizado no consultório (F09).

6.14. Confirma a realização de todas as etapas, preenchendo o *Check list*.

6.15. Arquiva os documentos referentes ao atendimento do paciente em pasta da revisão da farmacoterapia.

7. Formulários

- F08 – *Check list* para Revisão da farmacoterapia.
- F09 – Painel de Indicadores da Atenção Farmacêutica.

8. Anexos

- A12 – Entrevista Inicial – Revisão da Farmacoterapia.

Elaborado por:	Autorizado por:
Dra. Patricia Cardoso Alarcon Hori Farmacêutico Janeiro/2017	Dra. Priscilla Alves Rocha Farmacêutico encarregado Janeiro/2017

Instrução de Trabalho 17	CÓD: IT17	
Título: Dispensar os medicamentos	Emissão: Janeiro/2017	1/2

1. Objetivo
- Descrever as etapas para a dispensação dos medicamentos aos pacientes assistidos pelo Programa de Atenção Farmacêutica Ambulatorial – Divisão de Farmácia ICHC.

2. Áreas envolvidas
- Atenção Farmacêutica Ambulatorial – Divisão de Farmácia ICHC.
- Central de Dispensação de Medicamentos.

3. Documentos correlatos
- P04 – Realizar a Revisão da Farmacoterapia/Selecionar pacientes.
- IT11 – Preencher a Tabela de Orientação Farmacêutica.
- IT18 – Avaliação farmacêutica da receita médica.
- IT22 – Agendar consulta farmacêutica.
- A09 – Tabela de Orientação Farmacêutica.

4. Considerações gerais
- CDM: Central de Dispensação de Medicamentos.
- SIGH: Sistema Informatizado de Gestão Hospitalar.
- TO: Tabela de Orientação.
- Receitas novas: receituário HC emitido após consulta médica.
- Reatendimento: receituário atendido anteriormente pela Central de Dispensação de Medicamentos.

5. Responsabilidades
- Farmacêutico clínico.
- Colaboradores.
- Auxiliar técnico de saúde.

6. Descrição operacional
- Conforme tabela a seguir.

Agente	Operação
Oficial administrativo Auxiliar Técnico de Saúde Estagiário	5.1. Recebe a prescrição. 5.2. Realiza avaliação farmacêutica da receita, conforme IT18. 5.3. Receita nova: solicita triagem da receita ao colaborador da CDM. • Reatendimento: solicita reatendimento da receita ao colaborador da CDM. 5.4. Verifica inclusão ou exclusão de medicamento e sinaliza na receita para o responsável pelo atendimento.
Colaborador	5.5. Separa os medicamentos prescritos, conforme ficha técnica de dispensação. 5.6. Solicita conferência pela equipe CDM.

Instrução de Trabalho 17	CÓD: IT17	
Título: Dispensar os medicamentos	Emissão: Janeiro/2017	2/2

Farmacêutico Clínico Colaborador	5.7. Realiza inspeção visual para verificar e conferir a identificação do medicamento, o prazo de validade e a integridade da embalagem. 5.8. Recebe o paciente pelo nome. 5.9. Se houver inclusão de medicamento novo, verifica informações sobre este no perfil farmacoterapêutico da unidade. 5.10. Orienta quanto ao uso, interações medicamentosas, cuidados com administração e solicita que observe possíveis efeitos colaterais até o retorno. 5.11. Verifica se já possui TO na pasta do paciente; • Se sim, atualiza a TO. • Se não, preenche TO conforme IT11. 5.12. Confirma os medicamentos, um a um, e solicita que o paciente diga quando e quanto deve tomar. 5.13. Pergunta se o paciente tem alguma dúvida. 5.14. Dá seguimento à consulta farmacêutica. 5.15. Agenda retorno e reforça data e horário fornecendo filipeta de agendamento, IT22.

7. Formulários
• Não se aplicam.

8. Anexos
• A09 – Tabela de Orientação.

Elaborado por:	Autorizado por:
Dra. Patricia Cardoso Alarcon Hori Farmacêutica Janeiro/2017	Dra. Priscilla Alves Rocha Farmacêutico encarregado Janeiro/2017

Instrução de Trabalho 18	CÓD: IT18	
Título: Avaliação farmacêutica da receita médica	Emissão: Janeiro/2017	1/3

1. Objetivo
- Descrever as etapas para realizar avaliação farmacêutica da receita médica.

2. Áreas envolvidas
- Atenção Farmacêutica Ambulatorial – Divisão de Farmácia ICHC.
- Ambulatórios do Instituto Central – ICHC.

3. Documentos correlatos
- P04 – Realizar Revisão da Farmacoterapia/Selecionar Pacientes.
- P05 – Acompanhamento Farmacoterapêutico.
- IT12 – Preencher tabela de intervenção farmacêutica.
- IT13 – Registrar informações em ficha de evolução clínica.
- IT25 – Realizar intervenção farmacêutica junto à equipe da saúde.
- F09 – Painel de Indicadores da Atenção Farmacêutica.
- Receita médica manual ou eletrônica.
- Bibliografias indicadas: *guidelines*, consensos para tratamento de enfermidades, bulas dos medicamentos, guia farmacoterapêutico, portal do Medicamento (http://www.portalmed. phcnet.usp.br/), protocolos institucionais, banco de dados sobre medicamentos eletrônicos (Micromedex®, UpToDate®).

4. Considerações gerais
- O farmacêutico deverá avaliar as receitas médicas quanto aos seus aspectos legais e técnicos, conforme legislação vigente.
- O prescritor deve ser contatado para esclarecer eventuais problemas ou dúvidas detectadas no momento da avaliação da receita.
- Intervenção farmacêutica: é um ato planejado, documentado e realizado junto ao usuário e profissionais de saúde, que visa resolver ou prevenir problemas que interferem ou podem interferir na farmacoterapia, sendo parte integrante do processo de acompanhamento/seguimento farmacoterapêutico.
- Intervenção farmacêutica junto à equipe da saúde: deve ser realizada preferencialmente de forma verbal, quando não for possível fazer o relato por escrito. Por exemplo:
  - Alteração de prescrição.
  - Necessidade de orientações não referente ao uso de medicamentos e encaminhamento para outros profissionais.

5. Responsabilidades
- Farmacêutico clínico.

Instrução de Trabalho 18	CÓD: IT18	
Título: Avaliação farmacêutica da receita médica	Emissão: Janeiro/2017	2/3

6. Descrição operacional

6.1. Recebe a prescrição médica.

6.2. Realiza a avaliação farmacêutica da receita verificando a conformidade dos seguintes critérios:
- Legibilidade e ausência de rasuras;
- Identificação do paciente (nome e RG-HC) e ambulatório de origem;
- Data da prescrição;
- Identificação e assinatura do médico prescritor com registro no órgão de classe;
- Identificação do medicamento prescrito com DCB/DCI, concentração/dosagem;
- Forma farmacêutica, via de administração, quantidades e unidades, dose e/ou intervalo entre doses;
- Modo de usar ou posologia;
- Duração do tratamento;
- Presença de medicamento não padronizado;
- Necessidade de documentos adicionais como Laudo de Medicamentos Excepcionais (LME) ou formulário de medicamentos fornecidos pela atenção básica.

6.3. Realiza intervenção farmacêutica junto ao prescritor mediante a identificação de não conformidade na prescrição (IT25).

6.4. Registra intervenção realizada no campo intervenção da tabela de intervenção e na ficha de evolução clínica do prontuário farmacêutico (IT12, IT13).

6.5. Registra no prontuário médico a intervenção farmacêutica ou anexa o relato da intervenção (IT13).

6.6. Registra intervenção no painel de indicadores da Atenção Farmacêutica (F09).

7. Formulários

- F09 – Painel de Indicadores da Atenção Farmacêutica.

8. Anexos

- Não se aplicam.

115

Instrução de Trabalho 18	CÓD: IT18	
Título: Avaliação farmacêutica da receita médica	Emissão: Janeiro/2017	3/3

9. Referências Bibliográficas

BRASIL. Lei nº 5.991, de 17 de Dezembro de 1973. **Dispõe sobre o controle sanitário do comércio de drogas, medicamentos, insumos farmacêuticos e correlatos, e dá outras providências**. Diário Oficial da República Federativa do Brasil, Art. 35 e 41 1973.

BRASIL. Conselho Federal de Farmácia. Res nº 308, de 2 de Maio de 1997. **Dispõe sobre a Assistência Farmacêutica em farmácia e drogarias**. Art. 3, 1997.

BRASIL. Conselho Federal de Farmácia. Resolução nº 357, de 20 de abril de 2001. **Aprova o regulamento técnico das Boas Práticas de Farmácia**. Diário oficial da República Federativa do Brasil, Brasília, 27 abr. 2001.

BRASIL. Conselho Federal de Farmácia. Resolução nº 417 de 29 de setembro de 2004. **Aprova o Código de Ética da Profissão Farmacêutica**.

BRASIL. Conselho Federal de Farmácia. Resolução nº 431 de 17 de fevereiro de 2005. **Dispõe sobre as infrações e sanções éticas e disciplinares aplicáveis aos farmacêuticos**.

CRUCIOL-SOUZA, J. M.; CASTISTI, D. G. Avaliação de prescrições medicamentosas de um hospital universitário brasileiro. **Revista Brasileira de Educação Médica**, v. 32, n. 2, p. 188-196, 2008.

MASTROIANNI, P. C. Análise dos aspectos legais das prescrições de medicamentos. **Revista de Ciências Farmacêuticas Básica e Aplicada**, v. 30, n. 2, p. 173-176, 2009. ISSN 1808-4532.

Elaborado por:	Autorizado por:
Dra. Patricia Cardoso Alarcon Hori Farmacêutico Janeiro/2017	Dra. Priscilla Alves Rocha Farmacêutico encarregado Janeiro/2017

Formulário 09	CÓD: F09	
Título: Avaliação farmacêutica da receita médica	Emissão: Janeiro/2017	1/1

O painel de indicadores da Atenção Farmacêutica é um formulário que fica afixado em cada consultório farmacêutico para consolidação mensal dos principais indicadores de atendimento.
O registro de todas as consultas deve ser efetuado pelo farmacêutico responsável pela consulta, imediatamente após a realização desta, conforme legendas e indicações no rodapé do painel.

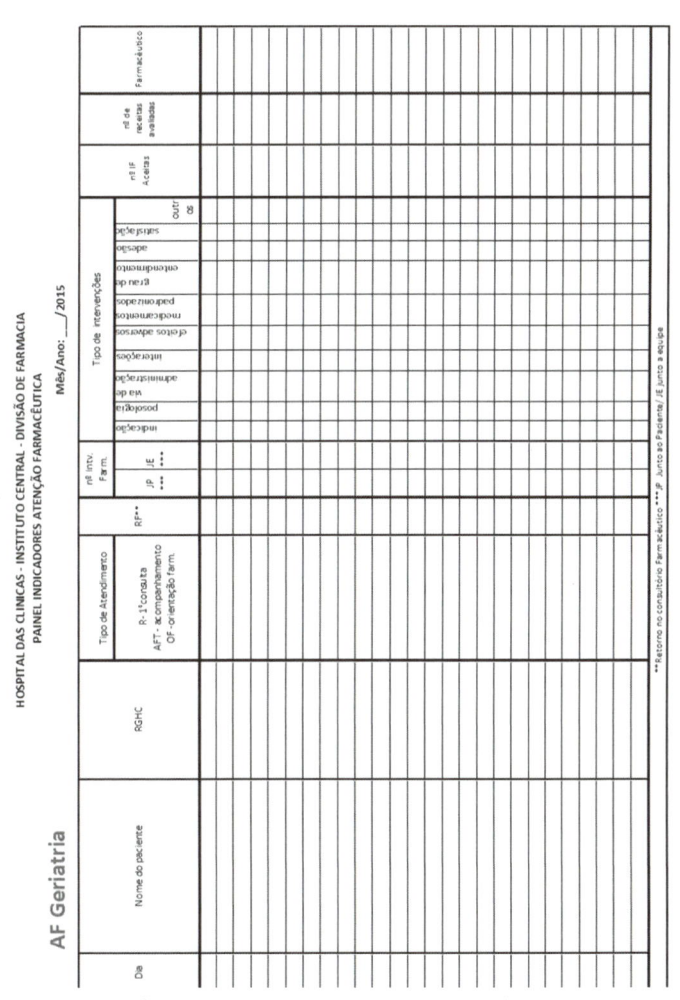

Os dados referentes a cada mês são consolidados pelo agente de saúde da Atenção Farmacêutica até o dia 5 do mês seguinte.

Elaborado por:	Autorizado por:
Dra. Priscilla Alves Rocha Farmacêutica Janeiro/2017	Dra. Vanusa Barbosa Pinto Diretora Divisão de Farmácia Janeiro/2017

Instrução de Trabalho 19	CÓD: IT19	
Título: Realizar orientação farmacêutica	Emissão: Janeiro/2017	1/2

1. Objetivo

- Descrever as etapas para realizar orientação farmacêutica aos pacientes na Atenção Farmacêutica Ambulatorial – Divisão de Farmácia ICHC.

2. Áreas envolvidas

- Atenção Farmacêutica Ambulatorial – Divisão de Farmácia ICHC.

3. Documentos correlatos

- P03 – Sistema de Documentação da Atenção Farmacêutica.
- P04 – Realizar a Revisão da Farmacoterapia.
- P05 – Acompanhamento Farmacoterapêutico.
- F10 – Instruções para elaboração de Declaração de Serviço Farmacêutico.
- IT11 – Preencher a Tabela de Orientação Farmacêutica.
- IT13 – Registrar informações em ficha de evolução clínica.
- IT18 – Avaliação farmacêutica da receita médica.
- IT22 – Agendar consulta farmacêutica.
- A13 – Declaração de Serviço Farmacêutico.

4. Considerações gerais

- Ficha farmacológica: relatório com todas as receitas ambulatoriais válidas do paciente na instituição.
- SIGH: Sistema Informatizado de Gestão Hospitalar.
- TO: Tabela de Orientação.
- Ao realizar a consulta, o profissional deverá:
  - Estar com a aparência apresentável;
  - Manter o tom de voz inalterado e cordial;
  - Evitar termos infantilizados e no diminutivo (remedinho, senhorzinho);
  - Tratar o paciente pelo nome;
  - Olhar nos olhos do paciente demonstrando interesse e confiança;
  - Controlar o tempo da consulta sem inibir as respostas do paciente;
  - Manter a calma e a paciência.

5. Responsabilidades

- Farmacêutico.

6. Descrição operacional

6.1. Recebe o paciente pelo nome, se apresenta e convida-o para entrar no consultório.
6.2. Pergunta ao paciente como ele tem passado, investigando seu bem-estar e possibilidade de apresentação de reações adversas a medicamentos.
6.3. Verifica no SIGH a ficha farmacológica do paciente, conforme orientação anexa.
6.4. Verifica se o paciente já foi atendido na Atenção Farmacêutica e se possui TO na pasta de pacientes.
6.5. Avalia a receita (IT18) e preenche TO (IT11).
6.6. Verifica como o paciente está utilizando os medicamentos prescritos, solicitando que ele relate sua tomada diária, incluindo a posologia de cada medicamento.

Instrução de Trabalho 19	CÓD: IT19	
Título: Realizar orientação farmacêutica	Emissão: Janeiro/2017	2/2

6.7. Orienta corretamente o paciente quanto ao(à):
- Uso de cada medicamento prescrito;
- Possibilidade de interações medicamentosas;
- Cuidados com administração e armazenamento.

6.8. Reforça a orientação pedindo ao paciente que demonstre como ele toma os medicamentos (quando e quanto).

6.9. Solicita ao paciente que observe possíveis efeitos colaterais até o retorno.

6.10. Solicita ao paciente que realize o automonitoramento de parâmetros clínicos (glicemia e pressão arterial) no cartão padronizado do programa, se necessário.

6.11. Reforça a importância da adesão ao tratamento medicamentoso para o alcance de bons resultados terapêuticos.

6.12. Pergunta se o paciente tem alguma dúvida, colocando-se disponível a tirar dúvidas e acolher questões relacionadas ao uso de medicamentos.

6.13. Elabora a Declaração de Serviço Farmacêutico (A13), quando necessário, conforme o Formulário F10 – Instruções para elaboração de DSF.

6.14. Agenda retorno farmacêutico e fornece filipeta de agendamento (IT22).

6.15. Solicita ao paciente que traga no retorno todos os medicamentos em uso.

6.16. Despede-se do paciente e o acompanha até a saída da área.

6.17. Registra o atendimento farmacêutico na ficha de evolução clínica do paciente que consta no prontuário farmacêutico (IT13).

7. Formulários
- F10 – Instruções para elaboração de Declaração de Serviço Farmacêutico.

8. Anexos
- A13 – Declaração de Serviço Farmacêutico.

Elaborado por:	Autorizado por:
Dra. Patricia Cardoso Alarcon Hori Farmacêutica Janeiro/2017	Dra. Priscilla Alves Rocha Farmacêutica encarregada Janeiro/2017

Formulário 10	CÓD: F10	
Título: Instruções para elaboração de Declaração de Serviço Farmacêutico	Emissão: Janeiro/2017	1/1

A Declaração de Serviço Farmacêutico (DSF) é um padrão de qualidade do Serviço de Atenção Farmacêutica, consistindo no fornecimento de material escrito ao paciente que materialize e documente a consulta farmacêutica. O conteúdo da declaração pode ser uma síntese do plano de cuidado e pode conter várias informações conforme procedimentos realizados pelo farmacêutico.

Segundo a RDC nº 44/2009, a declaração de serviços farmacêuticos deve conter, conforme o serviço farmacêutico prestado, no mínimo:

- Medicamento prescrito e dados do prescritor;
- Indicação de medicamento isento de prescrição;
- Valores dos parâmetros fisiológicos e bioquímicos, seguidos dos valores de referência;
- Dados dos medicamentos administrados;
- Orientação farmacêutica;
- Plano de intervenção;
- Frase de alerta quando houver medição de parâmetros: "Este procedimento não tem finalidade de diagnóstico e não substitui a consulta médica ou realização de exames laboratoriais";
- Data, assinatura e carimbo com inscrição no CRF do farmacêutico responsável pelo serviço.

Referências Bibliográficas

BRASIL. RDC Nº 44, de 17 de Agosto de 1999: **Dispõe sobre Boas Práticas Farmacêuticas para o controle sanitário do funcionamento, da dispensação e da comercialização de produtos e da prestação de serviços farmacêuticos em farmácias e drogarias e dá outras providências**. Disponível em: http://www.anvisa.gov.br/divulga/noticias/2009/pdf/180809_rdc_44.pdf. Acesso em: 12/12/2013.

CFF. **Resolução Nº 585 de 29 de Agosto de 2013: Regulamenta as atribuições clínicas do farmacêutico e dá outras providências**. Disponível em: http://www.cff.org.br/userfiles/file/resolucoes/585.pdf. Acesso em: 05/12/2013.

Elaborado por:	Autorizado por:
Dra. Priscilla Alves Rocha Farmacêutica Janeiro/2017	Dra. Vanusa Barbosa Pinto Diretora Divisão de Farmácia Janeiro/2017

Anexo 13	CÓD: A13	
Título: Declaração de Serviço Farmacêutico	Emissão: Janeiro/2017	1/2

HOSPITAL DAS CLÍNICAS - INSTITUTO CENTRAL
DIVISÃO DE FARMÁCIA - SEÇÃO DE FARMÁCIA CLÍNICA
UNIDADE DE ATENÇÃO FARMACÊUTICA AMBULATORIAL
Declaração de Serviço Farmacêutico

Instituto Central HCFMUSP

Cole aqui a etiqueta	Nome:_____ Idade _____Telefone: _____ Endereço:_____

Medicamentos prescritos	Posologia	Médico prescritor	Medicamentos prescritos	Posologia	Médico prescritor

Orientação e intervenções farmacêuticas

Plano de cuidado e metas

121

Anexo 13		CÓD: A13	
Título: Declaração de Serviço Farmacêutico		Emissão: Janeiro/2017	2/2

Parâmetro	Data	Hora	Resultado	Referência

Este procedimento não tem finalidade de diagnóstico e não substitui a consulta médica ou a realização de exames laboratoriais.	Data: __/__/__ _____ Farmacêutico Telefone: (11) 2661-8070

Elaborado por:	Autorizado por:
Dra. Priscilla Alves Rocha Farmacêutica Janeiro/2017	Dra. Vanusa Barbosa Pinto Diretora Divisão de Farmácia Janeiro/2017

Instrução de Trabalho 20	CÓD: IT20	
Título: Selecionar pacientes para o Programa de Atenção Farmacêutica	Emissão: Janeiro/2017	1/2

1. Objetivo
- Descrever as etapas para seleção de pacientes para o Programa de Atenção Farmacêutica/Acompanhamento farmacoterapêutico.

2. Áreas envolvidas
- Atenção Farmacêutica Ambulatorial – Divisão de Farmácia ICHC.
- Ambulatórios do Instituto Central – ICHC.

3. Documentos correlatos
- P04 – Realizar Revisão da Farmacoterapia.
- A14 – Classificação de Risco do Paciente Ambulatorial.

4. Considerações gerais
- A revisão da terapia compreende duas consultas de orientação farmacêutica.
- Critérios iniciais de exclusão para orientação farmacêutica: impossibilidade de comunicação direta com o paciente e/ou de comparecimento às consultas farmacêuticas.
- Após a primeira consulta da revisão da farmacoterapia é realizado o procedimento de seleção de paciente para o Programa de Atenção Farmacêutica, com base no preenchimento do impresso de revisão da farmacoterapia.
- Classificação de risco para acompanhamento farmacêutico: impresso proposto pela equipe da Atenção Farmacêutica, que classifica o paciente conforme critérios, segundo risco para uso de medicamentos (adaptado de Barros, E. et al. Medicamentos na Prática da Farmácia Clínica. Porto Alegre: Artmed, 2013, p. 84. 2. Hospital das Clínicas de Porto Alegre – RS. Classificação de risco de pacientes para acompanhamento farmacoterapêutico, 2013).
- Critério de inclusão para o Programa de Atenção Farmacêutica: escore igual ou superior a 11 pontos, conforme impresso de classificação de risco para acompanhamento farmacêutico de pacientes ambulatoriais.

5. Responsabilidades
- Farmacêutico clínico.
- Colaboradores.

6. Descrição operacional
6.1. No momento do encaminhamento do paciente ao setor de Atenção Farmacêutica, realiza avaliação prévia de impossibilidade de comunicação e/ou de comparecimento do paciente às consultas farmacêuticas:
- Paciente com alta dificuldade de comunicação e/ou comparecimento: paciente excluído.
- Paciente não possui dificuldade alta de comunicação e/ou comparecimento: passar para o próximo passo.

6.2. Após a primeira consulta de Revisão da Farmacoterapia, com base no preenchimento da entrevista inicial:
- Calcula grau de entendimento, conforme instrução específica.
- Registra classificação de adesão conforme questionário.

Instrução de Trabalho 20	CÓD: IT20	
Título: Selecionar pacientes para o Programa de Atenção Farmacêutica	Emissão: Janeiro/2017	2/2

6.3. Acessa ProntMed e verifica a evolução clínica do paciente.

6.4. Verifica resultados de exames laboratoriais no HCMED.

6.5. Preenche o impresso de classificação de risco para definição de acompanhamento farmacêutico, avaliando as condições do paciente:
- Número de medicamentos prescritos;
- Uso de medicamentos via parenteral, inalatória, nasal e retal;
- Uso de medicamentos de alta vigilância;
- Número de especialidades médicas em que o paciente recebe atendimento;
- Capacidade de deslocamento e autonomia para comparecimento às consultas farmacêuticas;
- Grau de entendimento sobre o tratamento;
- Idade;
- Presença de problemas renais, e/ou hepáticos, e/ou cardíacos, e/ou pulmonares;
- Número de parâmetros clínicos descompensados.

6.6. Estabelece conduta da próxima consulta, com base no escore do preenchimento do impresso de classificação de risco para definição de acompanhamento farmacêutico:
- Se escore maior ou igual a 11 pontos – paciente apresenta alto risco: encaminhá-lo para o Programa de Atenção Farmacêutica.
- Se escore de 8 a 10 pontos – paciente apresenta risco moderado: necessita de acompanhamento, mas não emergencial. Confirmar decisão na segunda consulta da Revisão da Farmacoterapia.
- Se escore menor que 7 pontos – paciente apresenta baixo risco; deve ser apenas observado e monitorado.

6.7. Realiza segunda consulta de orientação farmacêutica, conforme instrução específica, e comunica o paciente sobre o convite para o Programa de Atenção Farmacêutica, se aplicável.

6.8. Elabora relatório no verso da guia de encaminhamento amarela, providencia uma cópia e encaminha a via original ao prontuário institucional.

7. Formulários
- Não se aplicam.

8. Anexos
- A14 – Classificação de risco para acompanhamento farmacêutico.

Elaborado por:	Autorizado por:
Dra. Patricia Cardoso Alarcon Hori Farmacêutica Janeiro/2017	Dra. Priscilla Alves Rocha Farmacêutica encarregada Janeiro/2017

Anexo 14	CÓD: A14	
Título: Classificação de Risco para Pacientes Ambulatoriais	Emissão: Janeiro/2017	1/1

Classificação de fatores de risco para definição de acompanhamento farmacêutico ambulatorial		
Nome:	RGHC:	Data: ___/___/___
Condições do paciente	Pontuação	Escore obtido
Paciente faz uso de:		
0-5 medicamentos	1	
6-10 medicamentos	2	
11-15 medicamentos	3	
≥ 16 medicamentos	4	
Medicamentos de uso parenteral (EV, SC, IM), inalatório e/ou outras vias (intranasal e retal)		
Nenhum	0	
1 a 3	1	
4 ou mais	2	
Paciente faz uso de medicamentos de alta vigilância		
Não faz uso	0	
Faz uso de 1	1	
Faz uso de 2 ou mais	2	
Número de clínicas em que o paciente é acompanhado		
1	0	
2 a 3	1	
4 ou mais	2	
Capacidade de deslocamento e autonomia do paciente		
Limitação total na autonomia e deslocamento, não possui cuidador	0	
Limitação parcial na autonomia e descolamento, porém possui cuidador	1	
Sem limitação e completamente independente	1	
Grau de entendimento sobre o tratamento		
Alto	0	
Moderado	1	
Baixo	2	
Idade do paciente		
0 a 14 anos	2	
15 a 65 anos	1	
> 65 anos	2	

Anexo 14	CÓD: A14	
Título: Classificação de Risco para Pacientes Ambulatoriais	Emissão: Janeiro/2017	1/2

Problemas renais e/ou hepáticos		
Sim	1	
Não	0	
Problemas cardíacos e/ou pulmonares		
Sim	1	
Não	0	
Número de parâmetros clínicos descompensados		
1	0	
2 a 3	1	
4 ou mais	2	
TOTAL		
Observações: 1) Desconsiderar para o cálculo das questões 1 e 2: dipirona, metoclopramida e paracetamol, quando prescritos "sn" ou "acm". 2) Desconsiderar para o cálculo da questão 3: medicamentos MAVs que estão "sn" ou "acm".		
Aplicação dos critérios de definição para acompanhamento – adaptado em 01/12/14		
≥ 11 Alto risco: pacientes com fatores de risco elevados, necessitando de prioridade no acompanhamento.		
8 a 10 Risco moderado: pacientes intermediários. Necessitam de acompanhamento, mas não emergencial.		
≤ 7 Baixo risco: pacientes que devem ser apenas observados e monitorados.		

Referências Bibliográficas

1. BARROS, E. et al. **Medicamentos na Prática da Farmácia Clínica**. Porto Alegre: Artmed, 2013, p. 84.
2. Hospital das Clínicas de Porto Alegre – RS. **Classificação de risco de pacientes para acompanhamento farmacoterapêutico**. 2013.

Elaborado por:	Autorizado por:
Dra. Patricia Cardoso Alarcon Hori Farmacêutica Janeiro/2017	Dra. Priscilla Alves Rocha Farmacêutica encarregada Janeiro/2017

Instrução de Trabalho 21	CÓD: IT21	
Título: Realizar 2ª consulta da revisão da farmacoterapia	Emissão: Janeiro/2017	1/2

1. Objetivo
- Descrever as etapas para realizar a segunda consulta da Revisão da Farmacoterapia.

2. Áreas envolvidas
- Atenção Farmacêutica Ambulatorial – Divisão de Farmácia ICHC.

3. Documentos correlatos
- P04 – Realizar Revisão da Farmacoterapia.
- IT07 – Preencher anamnese farmacêutica.
- IT13 – Registrar informações em ficha de evolução clínica.
- IT17 – Dispensar os medicamentos.
- IT19 – Realizar Orientação Farmacêutica.
- F08 – *Check list* para Revisão da Farmacoterapia.
- F09 – Painel de Indicadores da Atenção Farmacêutica.
- A12 – Entrevista inicial – Revisão da Farmacoterapia.
- A15 – Carta-convite.

4. Considerações gerais
- A revisão da terapia compreende duas consultas de orientação farmacêutica.
- Quando o paciente for encaminhado para acompanhamento farmacoterapêutico e aceitar participar do programa, sempre que possível aproveitar o momento da consulta para realizar o procedimento da primeira consulta de Atenção Farmacêutica em conjunto.

5. Responsabilidades
- Farmacêutico clínico.
- Colaboradores.

6. Descrição operacional
6.1. Recebe o paciente e o encaminha ao consultório farmacêutico para segunda consulta de revisão da farmacoterapia.
6.2. Realiza orientação farmacêutica (IT19) e verifica adesão à tabela de orientação.
6.3. Dispensa os medicamentos (IT17), se necessário.
6.4. Sana dúvidas remanescentes sobre a farmacoterapia.
6.5. Explica o conteúdo da cartilha "Saiba mais sobre seus medicamentos".
6.6. Registra o atendimento, as intervenções e as condutas realizadas com o paciente na ficha de "Evolução Clínica" (IT13).
6.7. Registra o atendimento no painel de indicadores localizado no consultório.
6.8. Caso o paciente não seja encaminhado ao acompanhamento farmacoterapêutico, informa que o setor fica à disposição para eventuais dúvidas sobre o tratamento medicamentoso e encerra a consulta.
6.9. Caso o paciente seja encaminhado ao acompanhamento farmacoterapêutico, convida o paciente a integrar o programa e apresentar a carta-convite.
6.10. Na discordância, coloca o setor à disposição para eventuais dúvidas sobre a farmacoterapia e encerra a consulta farmacêutica.

Instrução de Trabalho 21	CÓD: IT21	
Título: Realizar 2ª consulta da revisão da farmacoterapia	Emissão: Janeiro/2017	2/2

6.11. Na concordância, solicita a assinatura pelo paciente.

6.12. Agenda retorno ao consultório farmacêutico em, no máximo, 30 dias para a primeira consulta do Programa de Atenção Farmacêutica, conforme instrução específica, ou caso o paciente concorde, já realiza a anamnese farmacêutica (IT07).

6.13. Elabora um relatório no verso da guia de encaminhamento amarela e anexa uma cópia na documentação do paciente no setor.

6.14. Verifica se todas as etapas foram realizadas, conforme *check list* (F08).

6.15. Encaminha a via original da guia de encaminhamento amarela contendo o relatório para o prontuário institucional.

6.16. Providencia o prontuário farmacêutico para armazenamento da documentação do paciente na área.

7. Formulários

- F08 – *Check list* para Revisão da Farmacoterapia.
- F09 – Painel de Indicadores da Atenção Farmacêutica.

8. Anexos

- A12 – Entrevista inicial – Revisão da Farmacoterapia.
- A15 – Carta-convite.

Elaborado por:	Autorizado por:
Dra. Patricia Cardoso Alarcon Hori Farmacêutica Janeiro/2017	Dra. Priscilla Alves Rocha Farmacêutica encarregada Janeiro/2017

Anexo 15	CÓD: A15	
Título: Carta-Convite	Emissão: Janeiro/2017	1/1

CARTA-CONVITE

Programa de Atenção Farmacêutica

O(A) Sr(a). _____ **está sendo convidado(a) a participar do Programa de Atenção Farmacêutica da Divisão de Farmácia do Instituto Central do Hospital das Clínicas da Faculdade de Medicina da Universidade de São Paulo.**

Sua participação não é obrigatória, mas é de grande valia, pois o nosso maior objetivo é trabalhar junto com você para a manutenção do bem-estar e da qualidade de vida, por meio da atenção que será dada ao uso de medicamentos.

Para isso será necessário o preenchimento de questionários e entrevistas com o farmacêutico que estiver responsável pelo projeto ou seu substituto. A ausência em três consultas farmacêuticas consecutivas implicará o desligamento do Programa.

A participação neste programa não gera nenhum tipo de preferência no atendimento da Farmácia Ambulatorial e não garante o fornecimento integral dos medicamentos prescritos.

A qualquer momento você pode desistir do programa. Em caso de desistência, por favor avise-nos antecipadamente.

São Paulo, _____de_____de _____

_____ Assinatura do paciente	_____ Assinatura do farmacêutico

Atenção Farmacêutica – Prédio dos Ambulatórios – 8º andar – Bloco 7 – Telefone: (11) 2661-8070

Elaborado por:	Autorizado por:
Dra. Priscilla Alves Rocha Farmacêutica Janeiro/2017	Dra. Vanusa Barbosa Pinto Diretora Divisão de Farmácia Janeiro/2017

Instrução de Trabalho 22	CÓD: IT22	
Título: Agendar consulta farmacêutica	Emissão: Janeiro/2017	1/2

1. Objetivo
- Descrever as etapas de agendamento de consulta farmacêutica.

2. Áreas envolvidas
- Atenção Farmacêutica Ambulatorial – Divisão de Farmácia ICHC.

3. Documentos correlatos
- P04 – Realizar Revisão da Farmacoterapia/Selecionar pacientes.
- P05 – Acompanhamento farmacoterapêutico.

4. Considerações gerais
- As consultas farmacêuticas devem primeiramente obedecer à disponibilidade e padronização da agenda de atendimento da Atenção Farmacêutica, coincidindo preferencialmente com datas de retorno do paciente no Hospital (exames laboratoriais, procedimentos e consultas médicas).
- Primeira consulta farmacêutica: com duração de 40 minutos, deverá ser agendada no primeiro dia disponível.
- Primeira consulta de retorno: com duração de 30 minutos, deverá ser agendada em 15 a 30 dias após a primeira consulta farmacêutica.
- Consultas farmacêuticas subsequentes: com duração de 20 minutos, deverão ser agendadas a cada mês, ou conforme a necessidade do paciente.
- A presença nas consultas farmacêuticas deve ser confirmada na véspera do atendimento, por telefone e assinalada na agenda.

5. Responsabilidades
- Farmacêutico clínico.
- Colaboradores.

Instrução de Trabalho 22	CÓD: IT22	
Título: Agendar consulta farmacêutica	Emissão: Janeiro/2017	2/2

6. Descrição operacional

6.1. Verifica disponibilidade na agenda, considerando data disponível e padronização de atendimento da Atenção Farmacêutica para cada protocolo/ambulatório (descrição na capa da agenda).

6.2. Verifica compatibilidade da data de agendamento com futuros retornos do paciente ao hospital (exame, procedimentos e consultas médicas e outros).

6.3. Registra consulta farmacêutica na agenda, seguindo registro padrão:

Horário + Nome do paciente + (Grupo/Nº Prontuário/Nº Consulta) + RGHC + Nome do farmacêutico + Tel. de contato + Orientação para próxima consulta.

Por exemplo:

9:00 Priscilla Alves Rocha (AF0400/Pront 01/1ª RF) RGHC 13729543J

Tel.: 2661-8070 – Dra. Ariane. Trazer todos os medicamentos e automonitoramentos.

6.4. Anota data e horário da consulta de retorno na filipeta de reagendamento, seguindo o padrão: Data + Horário + Dia da semana + Nome do paciente + Grupo + Nome do farmacêutico.

6.5. Solicita para o paciente trazer os medicamentos na próxima consulta.

6.6. Solicita para o agente de saúde ou estagiário realizar agendamento no sistema SIGH.

6.7. Entrega a filipeta ao paciente.

7. Formulários

- Não se aplicam.

8. Anexos

- Não se aplicam.

Elaborado por:	Autorizado por:
Caroline Tiemi Oya Agente de Saúde Janeiro/2017	Dra. Patricia Alarcon Hori Farmacêutica Janeiro/2017

Procedimento 05	CÓD: P05	
Acompanhamento Farmacoterapêutico	Emissão: Janeiro/2017	1/2

1. Objetivo
- Descrever as etapas para a realização do acompanhamento farmacoterapêutico de pacientes do Programa de Atenção Farmacêutica.

2. Áreas envolvidas
- Atenção Farmacêutica Ambulatorial – Divisão de Farmácia ICHC.
- Ambulatórios do ICHC.

3. Documentos correlatos
- Manual de Procedimentos – Atenção Farmacêutica Ambulatorial.
- IT20 – Selecionar pacientes para o Programa de Atenção Farmacêutica.
- IT22 – Agendar consulta farmacêutica.
- IT23 – Realizar primeira consulta farmacêutica.
- IT24 – Realizar intervenção farmacêutica junto ao paciente.
- IT25 – Realizar intervenção farmacêutica junto à equipe da saúde.
- IT26 – Realizar fase de estudos.
- IT28 – Definir plano de cuidado farmacêutico.
- IT29 – Realizar consultas de acompanhamento farmacoterapêutico.
- IT30 – Realizar consulta de alta farmacêutica.

4. Considerações gerais
- Farmacêutico clínico: farmacêutico da Divisão de Farmácia, responsável pelo desenvolvimento do Modelo em uma Unidade Clínica.
- Colaborador: estagiário farmacêutico voluntário ou estagiário de graduação em Farmácia que esteja desenvolvendo atividades na Atenção Farmacêutica Ambulatorial.
- SIGH: Sistema Integrado de Gestão Hospitalar, utilizado na área de Atenção farmacêutica nos módulos FAA (dispensação ambulatorial), FAG (emissão de relatórios), PRO (gestão de prontuários) INF (informação de pacientes) e AGE (controle de agendamentos).

5. Responsabilidades
- Farmacêutico clínico.
- Colaboradores.

Procedimento 05	CÓD: P05	
Acompanhamento Farmacoterapêutico	Emissão: Janeiro/2017	2/2

6. Descrição operacional

6.1. Recebe o paciente encaminhado e avalia a possibilidade de inclusão no programa (IT20).

6.2. Realiza a primeira consulta farmacêutica (IT23).

6.3. Agenda retorno com o paciente (IT22), após 15 a 30 dias.

6.4. Realiza a fase de estudos (IT26) e define a meta terapêutica para o paciente junto com ele.

6.5. Estabelece plano de cuidado farmacoterapêutico (IT28).

6.6. Realiza intervenções farmacêuticas com o paciente (IT24) ou com a equipe da saúde (IT25).

6.7. Realiza consultas farmacêuticas subsequentes (IT29) e avalia o resultado das intervenções.

6.8. Caso a meta não seja alcançada ou se estabeleça novo quadro de saúde do paciente, retorna ao item 6.3 a 6.7.

6.9. Após o alcance da meta e estabilização do paciente, realiza consulta de alta farmacêutica (IT 30).

7. Formulários

- Não aplicáveis.

8. Anexos

- Não aplicáveis.

Elaborado por:	Autorizado por:
Dra. Priscilla Alves Rocha Farmacêutica Janeiro/2017	Dra. Vanusa Barbosa Pinto Diretora Divisão de Farmácia Janeiro/2017

Instrução de Trabalho 23	CÓD: IT23	
Título: Realizar 1ª consulta farmacêutica	Emissão: Janeiro/2017	1/2

1. Objetivo
- Descrever as etapas da primeira consulta farmacêutica.

2. Áreas envolvidas
- Atenção Farmacêutica Ambulatorial – Divisão de Farmácia ICHC.

3. Documentos correlatos
- P05 – Acompanhamento Farmacoterapêutico.
- IT08 – Preencher o impresso Grau de Entendimento.
- IT07 – Preencher Anamnese Farmacêutica.
- IT22 – Agendar consulta farmacêutica.
- IT11 – Preencher a Tabela de Orientação.
- IT17 – Dispensar medicamentos.
- IT13 – Registrar informações em ficha de evolução clínica.

4. Considerações gerais
- Ao realizar a consulta, o profissional deverá:
  - Estar com a aparência apresentável;
  - Manter o tom de voz inalterado e cordial;
  - Evitar termos infantilizados e no diminutivo (remedinho, senhorzinho);
  - Tratar o paciente pelo nome;
  - Olhar nos olhos do paciente demonstrando interesse e confiança;
  - Controlar o tempo da consulta sem inibir as respostas do paciente;
  - Manter a calma e a paciência.
- Duração estimada da primeira consulta: 40 minutos.
- Intervenções urgentes: casos rápidos em que a orientação sobre a utilização correta do medicamento traga benefícios ao resultado do tratamento. Por exemplo, orientação sobre a via de administração correta, correção de posologia etc.

5. Responsabilidades
- Farmacêutico clínico.
- Colaboradores.

Instrução de Trabalho 23	CÓD: IT23	
Título: Realizar 1ª consulta farmacêutica	Emissão: Janeiro/2017	2/2

6. Descrição operacional

6.1. Localiza e retira prontuário farmacêutico do paciente.

6.2. Recebe o paciente incluso no programa.

6.3. Apresenta-se ao paciente.

6.4. Investiga sobre os principais anseios, queixas e dúvidas quanto ao uso de medicamentos conforme (IT08).

6.5. Reforça os objetivos do programa; evidencia a importância do programa na otimização do tratamento medicamentoso.

6.6. Preenche o impresso "Anamnese farmacêutica" (IT07).

6.7. Orienta dúvidas básicas do paciente e realiza intervenções urgentes.

6.8. Preenche tabela de orientação farmacêutica conforme (IT11).

6.9. Caso haja necessidade, dispensa os medicamentos (IT17) e solicita monitoramento de parâmetros clínicos no cartão padronizado do programa (A12).

6.10. Agenda retorno farmacêutico (IT22).

6.11. Solicita ao paciente que traga no retorno todos os medicamentos em uso.

6.12. Despede-se do paciente reforçando a importância de sua participação no programa.

6.13. Registra o atendimento farmacêutico na ficha de evolução clínica do paciente (IT13) que consta no prontuário farmacêutico (A11).

6.14. Preenche o painel de indicadores da Atenção Farmacêutica (F09) afixado no consultório.

7. Formulários

- F09 – Painel de indicadores.

8. Anexos

- A07 – Grau de Entendimento.
- A06 – Anamnese Farmacêutica.
- A09 – Tabela de Orientação.
- A11 – Ficha de evolução clínica.
- A12 – Cartão de monitoramento de parâmetros clínicos.

Elaborado por:	Autorizado por:
Dra. Patricia Cardoso Alarcon Hori Farmacêutica Janeiro/2017	Dra. Priscilla Alves Rocha Farmacêutica Encarregada Janeiro/2017

Anexo 16	CÓD: A16	
Título: Cartão de monitoramento de parâmetros clínicos	Emissão: Janeiro/2017	1/2

O cartão para monitoramento de parâmetros clínicos é um instrumento utilizado pelo farmacêutico para incentivar o automonitoramento pelo paciente (principalmente pressão arterial, glicemia capilar e peso). Para favorecer a adesão ao instrumento, é importante certificar-se de que o paciente tem condições para conseguir os insumos necessários ao monitoramento (especialmente glicemia) ou tem equipamentos de saúde próximos à sua residência (UBS) que possam auxiliá-lo no controle.

Em alguns casos, convém redigir uma carta a estas unidades (DSF) solicitando apoio no monitoramento dos parâmetros clínicos, com assinatura e carimbo do farmacêutico responsável.

Este cartão deve ser renovado sempre que for totalmente preenchido, ou a cada consulta farmacêutica, e os resultados nele registrados devem ser discutidos com o paciente (tanto em relação ao controle clínico quanto à adesão a estratégia e alcance de metas).

Deve ser impresso na forma de livreto e encontra-se disponível no *backup* da Atenção Farmacêutica/impressos.

Pesar: 2 dias por mês

DATA	PESO (kg)

Pressão: 1 DIA POR SEMANA

DIA	MANHÃ	TARDE	NOITE

HOSPITAL DAS CLÍNICAS –
INSTITUTO CENTRAL
DIVISÃO DE FARMÁCIA
SEÇÃO DE FARMÁCIA CLÍNICA
UNIDADE DE ATENÇÃO FARMACÊUTICA
AMBULATORIAL

Nome do Paciente

RGHC do paciente

Telefone: (11) 2661-8070

Farmacêutica Priscilla

Anexo 16		CÓD: A16	
Título: Cartão de monitoramento de parâmetros clínicos	Emissão: Janeiro/2017		2/2

O número de aferições de glicemia deve acompanhar a solicitação do prescritor. Quando não houver recomendação quanto ao número de vezes por dia ou semana deve ser aferida a glicemia, sugerir o padrão do instrumento, como segue.

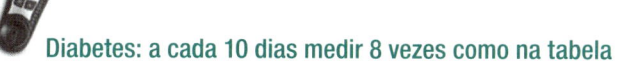

Diabetes: a cada 10 dias medir 8 vezes como na tabela

DIA	GLICEMIA (mg/dL)							
	JEJUM	CAFÉ 2:00 DEPOIS	ALMOÇO		JANTAR		DEITAR	MADRUGADA 03:00
			ANTES	2:00 DEPOIS	ANTES	2:00 DEPOIS		

Fonte: Protocolo Clínico Institucional: Diabetes Mellitus Tipo 2.

Elaborado por:	Autorizado por:
Dra. Priscilla Alves Rocha Farmacêutica Janeiro/2017	Dra. Vanusa Barbosa Pinto Diretora Divisão de Farmácia Janeiro/2017

Instrução de Trabalho 24	CÓD: IT24	
Título: Realizar intervenção farmacêutica junto ao paciente	Emissão: Janeiro/2017	1/2

1. Objetivo
- Descrever as etapas para realizar intervenção farmacêutica junto ao paciente.

2. Áreas envolvidas
- Atenção Farmacêutica Ambulatorial – Divisão de Farmácia ICHC.

3. Documentos correlatos
- P04 – Realizar Revisão da Farmacoterapia.
- P05 – Acompanhamento farmacoterapêutico.
- IT12 – Preencher Tabela de Intervenção Farmacêutica.
- IT13 – Realizar registro de informações na evolução clínica do paciente.
- F09 – Painel de indicadores da Atenção Farmacêutica.
- A10 – Tabela de Intervenção Farmacêutica.

4. Considerações gerais
- Esta etapa é realizada durante a consulta farmacêutica.
- Intervenção farmacêutica: é um ato planejado, documentado e realizado junto ao usuário e profissionais de saúde que visa resolver ou prevenir problemas que interferem ou podem interferir na farmacoterapia, sendo parte integrante do processo de acompanhamento/seguimento farmacoterapêutico.
- Exemplos de intervenção farmacêutica junto ao paciente: alterações de horários, ajuste e orientações sobre indicação do medicamento, advertência sobre possíveis interações com alimentos, possíveis reações adversas, frequência, momentos do dia que deve tomar o medicamento, cuidados gerais.

5. Responsabilidades
- Farmacêutico clínico.

Instrução de Trabalho 24	CÓD: IT24	
Título: Realizar intervenção farmacêutica junto ao paciente	Emissão: Janeiro/2017	2/2

6. Descrição operacional

6.1. Verifica, no plano de acompanhamento farmacoterapêutico e na tabela de intervenção, as intervenções a serem realizadas.

6.2. Explica ao paciente a intervenção e a importância desta.

6.3. Registra a data e a intervenção realizada no campo intervenção no verso da tabela de intervenção (IT12).

6.4. Preenche a Declaração de Serviço Farmacêutico com o resumo das orientações feitas em consulta farmacêutica (A13).

6.5. No final da consulta, reforça a importância perguntando o que o paciente entendeu sobre a intervenção e fornece a Declaração de Serviço Farmacêutico.

6.6. Registra a intervenção no painel de indicadores da Atenção Farmacêutica (F09) e na ficha de evolução para anexar ao prontuário institucional (IT13).

7. Formulários

- F09 – Painel de Indicadores da Atenção Farmacêutica.
- F10 – Instruções para elaboração de Declaração de Serviço Farmacêutico.

8. Anexos

- A10 – Tabela de Intervenção farmacêutica.

Elaborado por:	Autorizado por:
Dra. Priscilla Alves Rocha Farmacêutica Janeiro/2017	Dra. Vanusa Barbosa Pinto Diretora Divisão de Farmácia Janeiro/2017

Instrução de Trabalho 25	CÓD: IT25	
Título: Realizar intervenção farmacêutica junto à equipe da saúde	Emissão: Janeiro/2017	1/2

1. Objetivo
- Descrever as etapas para realizar intervenção farmacêutica junto à equipe de saúde.

2. Áreas envolvidas
- Atenção Farmacêutica Ambulatorial – Divisão de Farmácia ICHC.
- Ambulatórios ICHC.

3. Documentos correlatos
- P04 – Realizar Revisão da Farmacoterapia.
- P05 – Acompanhamento farmacoterapêutico.

4. Considerações gerais
- Esta etapa é realizada no intervalo entre as consultas de seguimento farmacoterapêutico, preferencialmente no momento pré-consulta em ambulatório, presencialmente ou por escrito.
- Intervenção farmacêutica: é um ato planejado, documentado e realizado junto ao usuário e profissionais de saúde, que visa resolver ou prevenir problemas que interferem ou podem interferir na farmacoterapia, sendo parte integrante do processo de acompanhamento/seguimento farmacoterapêutico.
- Intervenção farmacêutica junto à equipe da saúde: é a intervenção feita junto aos profissionais da equipe. Deve ser realizada preferencialmente de forma verbal e, quando não for possível, fazer o relato por escrito. Por exemplo:
  - Alteração de prescrição;
  - Necessidade de orientações não referente ao uso de medicamentos e encaminhamento para outros profissionais.
- O relato de estudo de caso deve conter: identificação do paciente, situação atual, intervenção e justificativa e o resultado esperado.

5. Responsabilidades
- Farmacêutico clínico.

Instrução de Trabalho 25	CÓD: IT25	
Título: Realizar intervenção farmacêutica junto à equipe da saúde	Emissão: Janeiro/2017	2/2

6. Descrição operacional

6.1. Verifica, no plano de Cuidado Farmacoterapêutico na Tabela de Intervenção, as intervenções a serem realizadas.

6.2. Faz o relato de estudo de caso para equipe justificando a intervenção.

6.3. Define a conduta em conjunto.

6.4. Registra a intervenção realizada e a conduta definida no campo intervenção da Tabela de Intervenção (A10).

6.5. Registra, no prontuário médico, a intervenção sugerida ou anexa o relato de caso (F11), carimba e assina.

6.6. Registra intervenção no painel de indicadores da Atenção Farmacêutica (F09).

7. Formulários

- F09 – Painel de Indicadores da Atenção Farmacêutica.
- F11 – Modelo de Intervenção Farmacêutica junto à equipe de saúde.

8. Anexos

- A10 – Tabela de Intervenção Farmacêutica.

Elaborado por:	Autorizado por:
Dra. Priscilla Alves Rocha Farmacêutica Janeiro/2017	Dra. Vanusa Barbosa Pinto Diretora Divisão de Farmácia Janeiro/2017

Formulário 11	CÓD: F011	
Título: Modelo de Intervenção junto à equipe/exemplo	Emissão: Janeiro/2017	1/2

Hospital das Clínicas – Instituto Central
Divisão de Farmácia
Seção de Farmácia Clínica
Unidade de Atenção Farmacêutica Ambulatorial

AVALIAÇÃO FARMACÊUTICA

Nome: LFS   RGHC 1234567890
Em acompanhamento na Atenção Farmacêutica desde 20/06/2014

MEDICAMENTOS EM USO

Clínica de Origem	Medicamento	Posologia (sic)	Observações
Endocrinologia	Fluoxetina 20 mg	2-0-0	Tomada incorreta: 4-0-0
Endocrinologia	Calcitriol 0,25 mcg	1-0-0	OK
Endocrinologia	Carvedilol 25 mg	1-0-0	OK
Endocrinologia	Levotiroxina 25 mcg	2-0-0	OK
Endocrinologia	Sinvastatina 10 mg	0-0-2	Tomada incorreta: 0-0-0
Endocrinologia	Carbonato de cálcio 1.250 mg	1-1-1	Tomada incorreta: 0-0-0
Endocrinologia	Alendronato 70 mg	1-0-0 (1x/sem)	Tomada incorreta: 0-0-0
Endocrinologia	Vitamina D 200 UI/gota	5-0-0	OK
Endocrinologia	Anlodipino 5 mg	1-0-1	Tomada incorreta: 0-0-0
Geriatria	Diacereína 50 mg	0-1-1	Tomada incorreta: 0-0-0
Geriatria	Dipirona 500 mg	0-0-1	Tomada incorreta: 1-1-1 ou 1-0-1
Geriatria	Tramadol 50 mg	0-0-1	Tomada incorreta: 0-0-0
Geriatria	Sertralina 50 mg	1-0-0	Acrescentado recentemente

Sugestões

- Início do tratamento com sertralina 50 mg em 20/10/14, prescrito pelo Ambulatório de Geriatria (duplicidade); suspender a prescrição de fluoxetina e excluir o item da prescrição eletrônica. Em 04/11 referiu boa adaptação à sertralina, sem queixas de eventos adversos.
- Como a paciente não utilizava corretamente o medicamento sinvastatina 10 mg devido à queixa de cefaleia e foi reorientada a partir de 20/10/2014, sugere-se aguardar os resultados dos próximos exames laboratoriais antes de novo ajuste de dose do medicamento.
- Não há interações medicamentosas relevantes para os medicamentos que estão sendo utilizados pela paciente.

Formulário 11	CÓD: F011	
Título: Modelo de Intervenção junto à equipe/ exemplo	Emissão: Janeiro/2017	2/2

Outras ocorrências durante o acompanhamento farmacoterapêutico

- Em 20/10, durante consulta na Atenção Farmacêutica:
  - A paciente foi orientada com tabela de orientação e teve o esquema terapêutico reorganizado, distribuído em 4 horários para tomadas diárias, conforme seus hábitos.
  - Foi orientada a administrar vitamina D em pequeno miolo de pão no café da manhã, porém essa intervenção não foi aceita pela paciente, que reclamou do gosto do medicamento. Atualmente, administra o medicamento diretamente na boca, com a ajuda do marido.
  - Referia cefaleia com o uso de sinvastatina 10 mg, o que a levava a não tomar o medicamento. Foi orientada a associar dipirona 500 mg, em caso de cefaleia. Após o ajuste do esquema terapêutico, refere melhora desse sintoma e maior adesão ao medicamento. (04/11)

Elaborado por:	Autorizado por:
Dra. Priscilla Alves Rocha Farmacêutica Janeiro/2017	Dra. Vanusa Barbosa Pinto Diretora Divisão de Farmácia Janeiro/2017

Instrução de Trabalho 26	CÓD: IT26	
Título: Realizar fase de Estudos	Emissão: Janeiro/2017	1/2

1. Objetivo

- Descrever as etapas para a realização da fase de estudos de casos de pacientes atendidos pelo Programa de Atenção Farmacêutica Ambulatorial.

2. Áreas envolvidas

- Atenção Farmacêutica Ambulatorial – Divisão de Farmácia ICHC.

3. Documentos correlatos

- P05 – Acompanhamento Farmacoterapêutico.
- IT12 – Preencher tabela de intervenção farmacêutica.
- IT24 – Realizar intervenção farmacêutica junto ao paciente.
- IT25 – Realizar intervenção farmacêutica junto à equipe da saúde.
- IT27 – Identificar e definir pontos de intervenção farmacêutica.
- IT28 – Definir plano de cuidado farmacoterapêutico.
- IT29 – Realizar consultas de acompanhamento farmacoterapêutico.

4. Considerações gerais

- A fase de estudos será realizada sempre entre as consultas farmacêuticas.
- SIGH – Sistema Informatizado de Gestão Hospitalar – ferramenta utilizada para gerir a dispensação.
- HCMED – banco de dados informatizado com resultados de exames laboratoriais.
- Meta farmacoterapêutica: definir o resultado ao qual se pretende chegar com o acompanhamento farmacoterapêutico e em quanto tempo, a partir das queixas do paciente, do estudo do caso e da possibilidade de resolução dos problemas pelo farmacêutico. A meta deve sempre ser pactuada com o paciente, considerando as questões anteriormente apontadas.
- Plano de cuidado: documento individual, planejado com a finalidade de estabelecer os resultados terapêuticos que se pretendem alcançar para um paciente específico. Inclui a definição das metas terapêuticas, as intervenções farmacêuticas, as ações estabelecidas com o paciente e os parâmetros de avaliação dos resultados.

5. Responsabilidades

- Farmacêutico responsável pelo paciente.

Instrução de Trabalho 26	CÓD: IT26	
Título: Realizar fase de Estudos	Emissão: Janeiro/2017	2/2

6. Descrição operacional

6.1. Retira o prontuário farmacêutico do paciente.

6.2. Relê toda a documentação da ficha farmacoterapêutica do paciente.

6.3. Consulta o HCMED e registra os últimos resultados de exames laboratoriais.

6.4. Circula os exames laboratoriais cujos resultados estejam fora do recomendado.

6.5. Verifica no SIGH por quais especialidades o paciente é atendido e atualiza o perfil farmacoterapêutico (A08).

6.6. Identifica pontos de intervenção farmacêutica (IT27).

6.7. Preenche a tabela de intervenção farmacêutica (IT12) e propõe meta farmacoterapêutica para o acompanhamento do paciente.

6.8. Define o plano de cuidado farmacêutico (IT28), apresentando em reunião de equipe.

6.9. Prepara intervenções junto ao paciente (IT24) e intervenção junto à equipe (IT25) para a consulta farmacêutica subsequente, ou programa as intervenções, conforme datas de retorno do paciente ao hospital.

6.10. Valida e pactua a meta e o plano de cuidado com o paciente na consulta farmacêutica seguinte (IT29).

6.11. Avalia a meta no prazo estabelecido.

6.12. Se a meta não for atingida, retorna às etapas 6.6 a 6.10.

7. Formulários

- Não se aplicam.

8. Anexos

- A08 – Perfil Farmacoterapêutico.
- A10 – Tabela de Intervenção.

Elaborado por:	Autorizado por:
Dra. Priscilla Alves Rocha Farmacêutica Janeiro/2017	Dra. Vanusa Barbosa Pinto Diretora Divisão de Farmácia Janeiro/2017

Instrução de Trabalho 27	CÓD: IT27	
Título: Identificar e definir pontos de intervenção farmacêutica	Emissão: Janeiro/2017	1/4

1. Objetivo
- Descrever as etapas de identificação de pontos de intervenção farmacêutica.

2. Áreas envolvidas
- Atenção Farmacêutica Ambulatorial – Divisão de Farmácia ICHC.

3. Documentos correlatos
- P05 – Acompanhamento Farmacoterapêutico.
- IT12 – Preencher a Tabela e Intervenção Farmacêutica.
- A10 – Tabela de Intervenção Farmacêutica.

4. Considerações gerais
- Etapa a ser realizada na fase de estudo do Seguimento Farmacoterapêutico.
- Problema de saúde/Queixa: ponto principal que será avaliado durante o acompanhamento.
- Ponto de intervenção: questão identificada pelo farmacêutico que necessite de intervenção profissional e pode estar relacionada a resultados desfavoráveis ao tratamento, bem como aqueles que necessitem de intervenção para prevenir problemas futuros.
- Duplicidade de fármacos: fármacos de mesmo grupo farmacológico ou classe terapêutica que sejam prescritos para a mesma finalidade.
- Terapia sequencial: esquema de administração de medicamentos em que pode ocorrer a alteração das vias de administração ou inicialmente a administração de um medicamento e, após, a introdução de outro.
- Bibliografias indicadas: leituras sugeridas à equipe durante a pesquisa do Perfil da Unidade Clínica, *guidelines*, consensos para tratamento de enfermidades e bulas dos medicamentos.

5. Responsabilidades
- Farmacêutico clínico.
- Colaboradores.

6. Descrição operacional
6.1. Preenche a Tabela de Intervenção Farmacêutica (IT12).
6.2. Identifica os pontos de intervenção avaliando medicamento a medicamento e preenchendo os campos S (Sim) e N (Não) da tabela de intervenção farmacêutica seguindo a orientação a seguir para auxiliar na busca às respostas:

Classificação de intervenção	Como identificar (confrontar quais informações)
1.1. A terapia medicamentosa é necessária?	• Item 1 e revisão da anamnese farmacêutica • Perfil farmacoterapêutico • Bibliografias indicadas
1.2. Está sendo efetiva?	• Itens 2 e 9 da anamnese farmacêutica • Perfil farmacoterapêutico
1.3. Existe indicação não tratada?	• Itens 1, 2, 9 e revisão da anamnese farmacêutica • Perfil farmacoterapêutico

Instrução de Trabalho 27	CÓD: IT27	
Título: Identificar e definir pontos de intervenção farmacêutica	Emissão: Janeiro/2017	2/4

1.4. Existe relação da indicação com protocolos descritos?	• Item 1 da anamnese farmacêutica • Protocolos clínicos • Consensos ou diretrizes terapêuticas
1.5. É o fármaco mais custo-efetivo?	• Perfil farmacoterapêutico • Protocolos clínicos • Relações de medicamento e programas estratégicos (municipais, estaduais e federais) • Relações de preços de medicamentos (ABC Farma, Brasíndice)
1.6. Existe duplicidade de fármacos?	• Perfil farmacoterapêutico • SIGH • Guia Farmacoterapêutico HC • Protocolos clínicos • Consensos ou diretrizes terapêuticas
2.1. A dose está correta?	• Perfil farmacoterapêutico • Tabela de medicamentos mais prescritos • Protocolos clínicos • Consensos ou diretrizes terapêuticas • Bibliografias indicadas e bula do medicamento
2.2. O intervalo entre as doses está correto?	• Perfil farmacoterapêutico • Tabela de medicamentos mais prescritos • Protocolos clínicos • Consensos ou diretrizes terapêuticas • Bibliografias indicadas
2.3. A dose está ajustada à idade?	• Perfil farmacoterapêutico • Item 2 da anamnese farmacêutica • Tabela de medicamentos mais prescritos • Protocolos clínicos • Consensos ou diretrizes terapêuticas • Bibliografias indicadas
2.4. A dose está ajustada à função renal?	• Perfil farmacoterapêutico • Itens 1, 2 e 9 da anamnese farmacêutica • Tabela de medicamentos mais prescritos • Protocolos clínicos • Consensos ou diretrizes terapêuticas • Bibliografias indicadas
2.5. A dose está ajustada à função hepática?	• Perfil farmacoterapêutico • Itens 1, 2 e 9 da anamnese farmacêutica • Tabela de medicamentos mais prescritos • Protocolos clínicos • Consensos ou diretrizes terapêuticas • Bibliografias indicadas

Instrução de Trabalho 27		CÓD: IT27	
Título: Identificar e definir pontos de intervenção farmacêutica		Emissão: Janeiro/2017	3/4

2.6. A duração do tratamento está correta?	• Perfil farmacoterapêutico • Itens 1 e 2 da anamnese farmacêutica • Tabela de medicamentos mais prescritos • Protocolos clínicos • Consensos ou diretrizes terapêuticas • Bibliografias indicadas
2.7. Existe necessidade de ajuste no intervalo de doses?	• Perfil farmacoterapêutico • Itens 1 e 2 da anamnese farmacêutica • Tabela de medicamentos mais prescritos • Protocolos clínicos • Consensos ou diretrizes terapêuticas • Bibliografias indicadas
2.8. A posologia interfere nas atividades do paciente?	• Perfil farmacoterapêutico • Item 2 da anamnese farmacêutica e item 3 do Grau de Entendimento
3.1. A via de administração é a mais adequada?	• Perfil farmacoterapêutico • Protocolos clínicos • Consensos ou diretrizes terapêuticas • Bibliografias indicadas
3.2. Existe a possibilidade de terapia sequencial?	• Perfil farmacoterapêutico • Tabela de medicamentos mais prescritos • Protocolos clínicos • Consensos ou diretrizes terapêuticas • Bibliografias indicadas
3.3. A forma farmacêutica é a mais adequada?	• Perfil farmacoterapêutico • Item 5 da anamnese farmacêutica
4.1. Interação fármaco–fármaco?	• Perfil farmacoterapêutico • Tabela de medicamentos mais prescritos • Bibliografias indicadas (Micromedex, UpToDate)
4.2. Interação fármaco–alimento?	• Perfil farmacoterapêutico • Tabela de medicamentos mais prescritos • Bibliografias indicadas (Micromedex, UpToDate)
4.3. Interação fármaco–exames laboratoriais?	• Perfil farmacoterapêutico • Tabela de medicamentos mais prescritos • Bibliografias indicadas (Micromedex, UpToDate)
5.1. Este fármaco é o mais seguro?	• Perfil farmacoterapêutico • Item 7 e 8 da anamnese farmacêutica • Tabela de medicamentos mais prescritos • Protocolos clínicos • Consensos ou diretrizes terapêuticas • Bibliografias indicadas

Instrução de Trabalho 27		CÓD: IT27	
Título: Identificar e definir pontos de intervenção farmacêutica		Emissão: Janeiro/2017	4/4

5.2. O paciente relata efeitos adversos?	• Perfil farmacoterapêutico • Tabela de medicamentos mais prescritos • Item 8 e revisão por sistemas da anamnese farmacêutica • Bibliografias indicadas
5.3. O paciente relata alergia?	• Perfil farmacoterapêutico • Tabela de medicamentos mais prescritos • Item 7 e revisão por sistemas da anamnese farmacêutica • Bibliografias indicadas
6.1. O fármaco está incluso no Guia?	• Perfil Farmacoterapêutico • Guia Farmacoterapêutico
6.2. É necessário o uso do medicamento não padrão?	• Perfil Farmacoterapêutico • Guia Farmacoterapêutico
6.3. É possível substituir por medicamento padrão?	• Perfil Farmacoterapêutico • Guia Farmacoterapêutico
7.1. O paciente entende por que toma o medicamento?	• Item 1b do grau de entendimento
7.2. O paciente entende como tomar o medicamento?	• Perfil farmacoterapêutico • Itens 1c e 7 (alfabetização) do grau de entendimento
8. O paciente cumpre o tratamento prescrito?	• Itens 1, 3 e 4 do grau de entendimento
9. O paciente está satisfeito com o tratamento?	• Item 2 da anamnese farmacêutica
10. Outros	• Uso de terapias alternativas • Necessidade de encaminhamento

7. Formulários
• Não se aplicam.

8. Anexos
• A10 – Tabela de Intervenção Farmacêutica.

Elaborado por:	Autorizado por:
Dra. Patricia Cardoso Alarcon Hori Farmacêutica Janeiro/2017	Dra. Priscilla Alves Rocha Farmacêutica encarregada Janeiro/2017

Instrução de Trabalho 28	CÓD: IT28	
Título: Definir plano de cuidado farmacoterapêutico	Emissão: Janeiro/2017	1/2

1. Objetivo

- Descrever as etapas para sistematizar as ações do farmacêutico no Plano de Cuidado Farmacoterapêutico.

2. Áreas envolvidas

- Atenção Farmacêutica Ambulatorial – Divisão de Farmácia ICHC.
- Ambulatórios do ICHC.

3. Documentos correlatos

- P05 – Acompanhamento Farmacoterapêutico.
- F12 – Formato padrão para apresentação de caso clínico.

4. Considerações gerais

- Etapa a ser realizada na fase de estudo do acompanhamento farmacoterapêutico.
- Plano de cuidado: documento individual, planejado com a finalidade de estabelecer os resultados terapêuticos que se pretendem alcançar para um paciente específico. Inclui a definição das metas terapêuticas, as intervenções farmacêuticas, as ações estabelecidas com o paciente e os parâmetros de avaliação dos resultados (CFF, 2013).
- Priorizar os pontos de intervenção considerando três aspectos principais: aqueles que ofereçam risco para o paciente, aqueles que sejam de resolução mais simples e aqueles que incomodem o paciente.
- Intervenção farmacêutica junto ao paciente (IFJP) – intervenção do profissional farmacêutico realizada diretamente com o paciente.
- Intervenção farmacêutica junto à equipe de saúde (IFES) – intervenção do profissional farmacêutico realizada diretamente com a equipe, buscando o benefício do paciente.

5. Responsabilidades

- Farmacêutico clínico.
- Colaboradores.

6. Descrição operacional

6.1. Analisa a tabela de intervenção farmacêutica (A10).

6.2. Sistematiza as intervenções farmacêuticas de acordo com as preocupações do paciente e possibilidade de resolução pelo farmacêutico.

6.3. Registra o plano de seguimento farmacoterapêutico no verso da Tabela de Intervenção Farmacêutica, campo "intervenção", descrevendo as intervenções que serão feitas e em que ordem, e registra o plano no prontuário institucional do paciente.

6.4. Apresenta o caso do paciente à equipe, conforme formulário F12 – formato padrão para discussão de casos clínicos.

6.5. Valida as propostas com a equipe e prepara material para apresentar ao paciente na consulta farmacêutica subsequente.

Instrução de Trabalho 28	CÓD: IT28	
Título: Definir plano de cuidado farmacoterapêutico	Emissão: Janeiro/2017	2/2

7. Formulários

- F12 – Formato padrão para apresentação de caso clínico.

8. Anexos

- Não se aplicam.

9. Referência Bibliográfica

CFFa. **Resolução Nº 585 de 29 de Agosto de 2013: Regulamenta as atribuições clínicas do farmacêutico e dá outras providências**. Disponível em: http://www.cff.org.br/userfiles/file/resolucoes/585.pdf. Acesso em: 05/12/2013.

Elaborado por:	Autorizado por:
Dra. Priscilla Alves Rocha Farmacêutica Janeiro/2017	Dra. Vanusa Barbosa Pinto Diretora Divisão de Farmácia Janeiro/2017

Formulário 12	CÓD: F12	
Título: Formato padrão para apresentação de caso clínico	Emissão: Janeiro/2017	1/5

- Disponível nos computadores dos consultórios.
- A ordem dos slides, bem como seu conteúdo, deve ser mantida, como segue.

Slide 1

Divisão de Farmácia – ICHC
Atenção Farmacêutica

Discussão de Caso
Paciente X.x.x. (inicial)

Slide 2

1 - AVALIAÇÃO DAS NECESSIDADES FARMACOTERAPÊUTICAS

A. Breve descrição
   - Nome do Paciente J.M.M.L., idade, sexo, ambulatórios aos quais está vinculada e desde quando, acompanhante ou não.

B. Razões para o encontro farmacêutico-paciente
   - Critérios para inclusão no modelo e outras informações que o farmacêutico julgar pertinentes.

Formulário 12	CÓD: F12	
Título: Formato padrão para apresentação de caso clínico	Emissão: Janeiro/2017	2/5

Slide 3

---

1 - AVALIAÇÃO DAS NECESSIDADES FARMACOTERAPÊUTICAS

C. Informações básicas do paciente
- Informações sobre condições familiar, socioeconômica, histórico familiar de doenças, escolaridade; deve-se conseguir visualizar o paciente e suas facilidades/dificuldades ou percepção sobre seu tratamento a partir deste relato.

D. História da doença atual
- Diagnósticos confirmados ou em investigação, por ordem de complexidade (maior para o menor).
- Observações sobre o uso de medicamentos, dificuldade de adesão.

Slide 4

E. Perfil farmacoterapêutico
- Expresso completando a tabela abaixo, considerando o padrão para preenchimento da posologia a descrição x – x – x – x, sendo os períodos de jejum, manhã, tarde e noite. Divergências de prescrição de medicamento devem ser assinaladas em vermelho.

Medicamento	Dosagem	Posologia	Especialidade de origem

F. Alergias e alertas
- Informações sobre alergias, histórico de RAM e hábitos (tabaco, álcool, alimentação).

Formulário 12	CÓD: F12	
Título: Formato padrão para apresentação de caso clínico	Emissão: Janeiro/2017	3/5

Slide 5

1 - AVALIAÇÃO DAS NECESSIDADES
  FARMACOTERAPÊUTICAS

G. Revisão dos sistemas

- Sinais e sintomas expressos a partir da anamnese farmacêutica.

H. Lista de problemas atuais

- Queixas, descompensação clínica de alguma enfermidade, valores de PA aumentados, ou outros problemas que o farmacêutico julgar importante informar.

Slide 6

1 - AVALIAÇÃO DAS NECESSIDADES
  FARMACOTERAPÊUTICAS

- Valores laboratoriais: preocupar-se especialmente com exames alterados.

Exame	Valor	Referência

2 - PLANO DE ACOMPANHAMENTO/SEGUIMENTO

I. Metas terapêuticas (O que se pretende mudar, preferencialmente em valores clínicos e em quanto tempo).

Ex.:

- Estabilizar a P.A. 120X80 em 3 meses.
- Redução de peso em 3 meses.

Formulário 12	CÓD: F12	
Título: Formato padrão para apresentação de caso clínico	Emissão: Janeiro/2017	4/5

Slide 7

J. Determinar se existem pontos de intervenção
- Preencher a tabela para todos os pontos de intervenção encontrados, conforme ordem da tabela de intervenção.

Categoria	Ponto de intervenção	Descrição	Intervenção	Tipo
Categoria relacionada à tabela de intervenção	Pergunta da tabela que está relacionada ao ponto	Qual é o problema (a que medicamento está relacionado), de forma mais específica possível	O que será feito em relação a este ponto	Intervenção junto à paciente ou ao paciente

Slide 8

2 - PLANO DE ACOMPANHAMENTO/SEGUIMENTO
K. Plano de seguimento:
- Deve-se colocar as intervenções em ordem cronológica, considerando a possibilidade de intervenção com a equipe e datas de retorno médico, as datas das consultas com o paciente. Expressar o objetivo da intervenção.
- Obs.: Não colocar intervenções de monitoramento.

Ordem das intervenções	Categoria	Intervenção	Tipo	Objetivo da intervenção	Situação
1	Educação	Realizar orientação farmacêutica, separar horários das medicações por cor para facilitar a utilização. Fazer orientações quanto a hipertensão e hábitos de vida...	Intervenção junto à paciente	Melhora a adesão ao tratamento	Realizada em 11/02/2010

Formulário 12	CÓD: F12	
Título: Formato padrão para apresentação de caso clínico	Emissão: Janeiro/2017	5/5

Slide 9

2 - PLANO DE ACOMPANHAMENTO/SEGUIMENTO

K. Plano de monitoramento:

- Avaliação da meta em: ___/___/_____.

Parâmetro a ser monito-rado	Necessidade de intervenção?	Intervenção	Qual?	Frequência da verifica-ção	Instrumen-tos para avaliação
	Sim/Não				

Slide 10

RESUMO DO CASO – QUESTÕES PARA DISCUSSÃO

- Resumo do caso, considerando as principais questões e estimativas para discussões futuras, ou dúvidas do farmacêutico em relação ao acompanhamento do caso.

Elaborado por:	Autorizado por:
Dra. Priscilla Alves Rocha Farmacêutica Janeiro/2017	Dra. Vanusa Barbosa Pinto Diretora Divisão de Farmácia Janeiro/2017

Instrução de Trabalho 29	CÓD: IT29	
Título: Realizar consultas de acompanhamento farmacoterapêutico	Emissão: Janeiro/2017	1/2

1. Objetivo
- Descrever as etapas para realizar consultas de acompanhamento farmacoterapêutico.

2. Áreas envolvidas
- Atenção Farmacêutica Ambulatorial – Divisão de Farmácia ICHC.

3. Documentos correlatos
- P05 – Acompanhamento Farmacoterapêutico.
- IT10 – Preencher Perfil Farmacoterapêutico.
- IT11 – Preencher Tabela de Orientação farmacêutica.
- IT17 – Dispensar medicamentos.
- IT13 – Realizar registro na ficha de evolução clínica.
- IT22 – Agendar consulta farmacêutica.
- IT30 – Realizar consulta de alta farmacêutica.

4. Considerações gerais
- Ao realizar a consulta, o profissional deverá:
  - Manter o tom de voz inalterado e cordial;
  - Evitar termos infantilizados e no diminutivo (remedinho, senhorzinho);
  - Tratar o paciente pelo nome;
  - Olhar nos olhos do paciente demonstrando interesse e confiança;
  - Controlar o tempo da consulta sem inibir as respostas do paciente;
  - Manter a calma e a paciência.
  - Tempo estimado de consulta: 20 a 45 minutos.

5. Responsabilidades
- Farmacêutico clínico.
- Colaboradores.

6. Descrição operacional
6.1. Localiza e retira o prontuário farmacêutico do paciente.
6.2. Recebe o paciente no consultório.
6.3. Verifica os medicamentos trazidos pelo paciente: estado de conservação, excesso, validade, medicamentos não prescritos.
6.4. Em caso de primeira consulta pós-definição do plano de cuidado: apresenta plano de cuidado e metas para o paciente e pactua o plano, esclarecendo benefícios e compromissos do profissional e do paciente para o plano.
6.5. Questiona o paciente sobre a ocorrência de eventos atípicos no intervalo entre as consultas (internações, infecções, idas ao pronto-socorro, quedas, suspeitas de reações adversas a medicamentos).
6.6. Solicita controles de parâmetros clínicos como automonitoramento da pressão arterial ou da glicemia, quando for o caso.
6.7. Preenche o impresso Perfil Farmacoterapêutico do paciente (IT10), caso haja alteração de prescrição.

Instrução de Trabalho 29	CÓD: IT29	
Título: Realizar consultas de acompanhamento farmacoterapêutico	Emissão: Janeiro/2017	2/2

6.8. Preenche nova tabela de orientação farmacêutica junto com o paciente (IT11), atualizando-a conforme prescrição médica, se necessário.

6.9. Resgata a consulta anterior e os pontos de intervenção detectados, realizando a intervenção programada e verificando o resultado de intervenções anteriores (resolução do ponto de intervenção).

6.10. Explica ao paciente a intervenção e a importância desta.

6.11. Reforça a intervenção realizada junto à equipe de saúde.

6.12. Refaz a revisão por sistemas da anamnese farmacêutica (A06).

6.13. Dispensa os medicamentos (IT17), quando necessário.

6.14. Orienta dúvidas do paciente e realiza intervenções urgentes sobre alterações da prescrição.

6.15. Agenda retorno de consulta farmacêutica (IT22).

6.16. Solicita que o paciente traga no retorno todos os medicamentos em uso.

6.17. Fornece a Declaração de Serviço Farmacêutico (A13).

6.18. Registra o atendimento farmacêutico na ficha de evolução clínica que consta no prontuário farmacêutico (IT13).

6.19. Preenche o painel de indicadores da Atenção Farmacêutica (F09) afixado no consultório.

6.20. Após um retorno farmacêutico, mantido o alcance da meta estabelecida, realiza alta farmacêutica para o paciente (IT30).

7. Formulários

- F09 – Painel de Indicadores da Atenção Farmacêutica.

8. Anexos

- A06 – Anamnese farmacêutica.
- A07 – Grau de entendimento.
- A08 – Perfil farmacoterapêutico.
- A09 – Tabela de orientação.
- A11 – Ficha de evolução clínica.
- A13 – Declaração de Serviço Farmacêutico.

Elaborado por:	Autorizado por:
Dra. Patricia Cardoso Alarcon Hori Farmacêutica Janeiro/2017	Dra. Priscilla Alves Rocha Farmacêutica Encarregada Janeiro/2017

Instrução de Trabalho 30	CÓD: IT30	
Título: Realizar consulta de alta farmacêutica	Emissão: Janeiro/2017	1/2

1. Objetivo
- Descrever as etapas para realizar consulta de alta farmacêutica.

2. Áreas envolvidas
- Atenção Farmacêutica Ambulatorial – Divisão de Farmácia ICHC.

3. Documentos correlatos
- P05 – Acompanhamento Farmacoterapêutico.
- IT07 – Preencher anamnese farmacêutica.
- IT08 – Preencher o impresso Grau de entendimento.
- IT17 – Dispensar os medicamentos.
- IT13 – Registrar informações na ficha de evolução clínica.

4. Considerações gerais
- Alta farmacêutica: após duas consultas farmacêuticas sem intervenção com a meta alcançada.
- Confirmação da alta: retorno após seis meses para verificação da situação pós-alta.
- PMC: Programa Medicamento em Casa.

5. Responsabilidades
- Farmacêutico clínico.
- Colaboradores.

6. Descrição operacional
6.1. Recebe o paciente.
6.2. Completa perfil farmacoterapêutico.
6.3. Consolida anamnese farmacêutica (IT07).
6.4. Preenche grau de entendimento (IT08).
6.5. Realiza pesquisa de satisfação do paciente com o programa (A17).
6.6. Explica para o paciente o motivo da alta, resgatando seu histórico e méritos no programa.
6.7. Oferece ao paciente a possibilidade de cadastrar-se no PMC e encaminhá-lo à Assistência Farmacêutica Ambulatorial para cadastro.
6.8. Dispensa os medicamentos (IT17).
6.9. Registra alta farmacêutica em prontuário institucional e informa ao prescritor (IT13).
6.10. Agradece ao paciente a participação no programa e deixa o serviço à disposição dele em caso de dúvidas.
6.11. Agenda consulta de confirmação de alta com o paciente para após dois, quatro e seis meses. Nesta ocasião, repetir as etapas 6.1 a 6.7.
6.12. Ao final de seis meses, com a confirmação da alta farmacêutica, orienta o paciente a procurar o serviço em caso de dúvidas ou necessidades.

Instrução de Trabalho 30	CÓD: IT30	
Título: Realizar consulta de alta farmacêutica	Emissão: Janeiro/2017	2/2

7. Formulários

- Não se aplicam.

8. Anexos

- A17 – Pesquisa de satisfação do Serviço de Atenção Farmacêutica.

Elaborado por:	Autorizado por:
Dra. Priscilla Alves Rocha Farmacêutica Janeiro/2017	Dra. Vanusa Barbosa Pinto Diretora Divisão de Farmácia Janeiro/2017

Anexo 17	CÓD: A17	
Título: Pesquisa de satisfação com o programa de Atenção Farmacêutica	Emissão: Janeiro/2017	1/2

Pesquisa realizada ao final do acompanhamento farmacoterapêutico, extraída da tese de doutorado do Dr. Divaldo Lyra Jr., publicada em Lyra Junior D, Amaral RT, Abriata JP, Pelá IR. Satisfacción como resultado de un programa de atención farmacêutica para pacientes ancianos en Ribeirão Preto – São Paulo (Brasil). Seguimiento Farmacoterapéutico. 2005;3(1):30-42.

Instrumento para avaliação da satisfação com relação ao farmacêutico e ao Programa de Atenção Farmacêutica.

1) A equipe farmacêutica fica com o(a) Sr(a). o tempo necessário nas orientações individualizadas?
Sempre ( )   Quase sempre ( )   Às vezes ( )   Quase nunca ( )   Nunca ( )

2) A equipe farmacêutica explica os possíveis efeitos colaterais que um novo medicamento pode causar no(a) Sr(a).?
Sempre ( )   Quase sempre ( )   Às vezes ( )   Quase nunca ( )   Nunca ( )

3) Se o(a) Sr(a). tem alguma dúvida sobre sua prescrição, o farmacêutico está disponível para lhe orientar?
Sempre ( )   Quase sempre ( )   Às vezes ( )   Quase nunca ( )   Nunca ( )

4) A equipe farmacêutica sabe explicar as coisas de um modo que o(a) Sr(a). entenda?
Sempre ( )   Quase sempre ( )   Às vezes ( )   Quase nunca ( )   Nunca ( )

5) A equipe farmacêutica não é tão detalhista quanto poderia ser?
Sempre ( )   Quase sempre ( )   Às vezes ( )   Quase nunca ( )   Nunca ( )

6) A equipe farmacêutica confirma se o(a) Sr(a). entendeu como tomar os medicamentos?
Sempre ( )   Quase sempre ( )   Às vezes ( )   Quase nunca ( )   Nunca ( )

7) A equipe farmacêutica não fica tempo suficiente com o(a) Sr(a).?
Sempre ( )   Quase sempre ( )   Às vezes ( )   Quase nunca ( )   Nunca ( )

8) A equipe farmacêutica é amigável com o(a) Sr(a).?
Sempre ( )   Quase sempre ( )   Às vezes ( )   Quase nunca ( )   Nunca ( )

9) A equipe farmacêutica é composta por profissionais competentes?
Sempre ( )   Quase sempre ( )   Às vezes ( )   Quase nunca ( )   Nunca ( )

10) O(A) Sr(a). tem que esperar muito tempo até ser atendido(a)?
Sempre ( )   Quase sempre ( )   Às vezes ( )   Quase nunca ( )   Nunca ( )

11) O(A) Sr(a). tem dificuldade em entender o que a equipe farmacêutica fala?
Sempre ( )   Quase sempre ( )   Às vezes ( )   Quase nunca ( )   Nunca ( )

Anexo 17	CÓD: A17	
Título: Pesquisa de satisfação com o programa de Atenção Farmacêutica	Emissão: Janeiro/2017	2/2

12) A equipe farmacêutica se interessa sinceramente pelo(a) Sr(a). como pessoa?

Sempre ( )　　　Quase sempre ( )　　　Às vezes ( )　　　Quase nunca ( )　　　Nunca ( )

13) Há muitas distrações (na sala de atendimento) que fazem o(a) Sr(a). não receber um bom atendimento?

Sempre ( )　　　Quase sempre ( )　　　Às vezes ( )　　　Quase nunca ( )　　　Nunca ( )

14) O(A) Sr(a). está satisfeito(a) com o atendimento que está recebendo da equipe farmacêutica?

Sempre ( )　　　Quase sempre ( )　　　Às vezes ( )　　　Quase nunca ( )　　　Nunca ( )

15) Qual o significado do farmacêutico para o(a) Sr(a). e para sua saúde?

16) O que significou para o(a) Sr(a). e para sua saúde participar desse programa?

17) Na sua opinião, a mudança de farmacêuticos nas consultas da atenção farmacêutica interfere na sua confiança com a equipe e no desempenho do seu tratamento? Quais os motivos?

Elaborado por:	Autorizado por:
Dra. Priscilla Alves Rocha Farmacêutica Janeiro/2017	Dra. Vanusa Barbosa Pinto Diretora Divisão de Farmácia Janeiro/2017

Procedimento	CÓD: P06	
Título: Avaliar o Programa de Atenção Farmacêutica	Emissão: Janeiro/2017	1/1

1. Objetivo
- Descrever as etapas para avaliação do Programa de Atenção Farmacêutica.

2. Áreas envolvidas
- Atenção Farmacêutica Ambulatorial – Divisão de Farmácia ICHC.

3. Documentos correlatos
- P3 – Acompanhamento Farmacoterapêutico.
- F09 – Painel de Indicadores da Atenção Farmacêutica.

4. Considerações gerais
- A avaliação do Programa consiste na análise dos indicadores, reuniões com as equipes e pesquisa de satisfação com os pacientes.

5. Responsabilidades
- Farmacêutico clínico

6. Descrição operacional
- Consolida os indicadores dos atendimentos nos consultórios conforme o painel de indicadores até o dia 5 de cada mês.
- Registra o resultado do escore/classificação de risco em planilha própria.
- Registra os resultados clínicos do acompanhamento farmacoterapêutico dos pacientes em planilha própria.
- Agenda reunião a cada 6 meses com a equipe da saúde para apresentação dos resultados parciais referentes aos pacientes encaminhados e avaliação do programa.
- Realiza pesquisa de satisfação anual com, no mínimo, 20% dos pacientes atendidos na Atenção Farmacêutica.
- Revisa os procedimentos anualmente.

7. Formulários
- F09 – Painel de indicadores.

8. Anexos
- Não se aplicam.

Elaborado por:	Autorizado por:
Dra. Priscilla Alves Rocha Farmacêutico Janeiro/2017	Dra. Vanusa Barbosa Pinto Diretora Divisão de Farmácia Janeiro/2017

Formulário 09	CÓD: F09	
Título: Painel de indicadores da Atenção Farmacêutica	Emissão: Janeiro/2017	1/1

O painel de indicadores da Atenção Farmacêutica é um formulário que fica afixado em cada consultório farmacêutico para consolidação mensal dos principais indicadores de atendimento.

O registro de todas as consultas deve ser efetuado pelo farmacêutico responsável pela consulta, imediatamente após a realização desta, conforme legendas e indicações no rodapé do painel.

HOSPITAL DAS CLINICAS - INSTITUTO CENTRAL - DIVISÃO DE FARMACIA
PAINEL INDICADORES ATENÇÃO FARMACÊUTICA

AF Geriatria   Mês/Ano: ___/2015

Dia	Nome do paciente	RGHC	Tipo de Atendimento R- 1°consulta AFT - acompanhamento OF - orientação farm.	RF**	nº Intv. Farm. JP***	nº Intv. Farm. JE***	Tipo de intervenções indicação	posologia	via de administração	interações	efeitos adversos	medicamentos padronizados	grau de entendimento	adesão	satisfação	outros	nº IF Aceitas	nº de receitas avaliadas	Farmacêutico

**Retorno no consultório Farmacêutico ***JP Junto ao Paciente/ JE junto a equipe

Os dados referentes a cada mês são consolidados pelo agente de saúde da Atenção Farmacêutica até o dia 5 do mês seguinte.

Elaborado por:	Autorizado por:
Dra. Priscilla Alves Rocha Farmacêutico Janeiro/2017	Dra. Vanusa Barbosa Pinto Diretora Divisão de Farmácia Janeiro/2017

ATENÇÃO FARMACÊUTICA NA PRÁTICA

ATENÇÃO FARMACÊUTICA AO IDOSO

Patricia Cardoso Alarcon Hori
Priscilla Alves Rocha
Stéphanie de Souza Costa Viana
Wilson Jacob Filho

O ENVELHECIMENTO

Vivemos uma condição ímpar na história da humanidade. Nunca, em nenhum outro período da nossa evolução, tivemos uma mudança tão evidente na expectativa de vida e, muito provavelmente, nunca mais a teremos. O que aconteceu na última metade do século XX e está acontecendo na primeira metade do século XXI será lembrado, no futuro, como a maior transição epidemiológica de todos os tempos do ponto.

Em resumo, nunca tivemos tanta possibilidade de envelhecer e, assim sendo, essas perspectivas dever-se-ão manter estáveis depois de atingirmos uma expectativa média de vida com três décadas a mais do que tínhamos um século atrás.

Esta verdadeira revolução na composição etária da população determinará repercussões em todos os setores da atividade humana, desde as suas necessidades prioritárias até as suas possibilidades de contribuição social. Não há setor isento de influência dessa mudança rápida e avassaladora denominada "envelhecimento populacional".

Cabe-nos, portanto, entender detalhadamente suas causas e consequências para podermos atuar com segurança em tudo aquilo que possa minimizar os efeitos deletérios dessa alteração e, ao mesmo tempo, preparando-nos para atender às crescentes demandas desse personagem cada vez mais representado na sociedade atual: o idoso.

Para muitos, inclusive profissionais da saúde, a possibilidade de envelhecer com saúde é utópica ou, na melhor das hipóteses, remota. Baseiam-se obviamente em um conceito de saúde que exclui a existência da doença. Assim fosse, dificilmente conheceríamos alguém "saudável", em qualquer idade, mesmo quando na excelência das suas condições funcionais.

A Organização Mundial da Saúde, desde 1947, entende como SAUDÁVEL quem apresenta "um estado de bem-estar físico, psíquico e social". Nesta perspectiva, é perfeitamente possível ter saúde em todas as fases da vida, convivendo com as doenças devidamente tratadas e controladas.

Ao mesmo tempo que comemoramos o grande aumento da expectativa de vida média do brasileiro no século XX, acrescentando as mesmas duas décadas neste período que haviam sido acrescentadas nos 19 séculos precedentes, necessitaremos de nos preocupar com as condições de saúde, no seu sentido mais amplo acima apresentado, em que essa crescente população de idosos vai viver por duas ou mais décadas.

Não há dúvida de que as ações voltadas para permitir que a maior parte da população tenha a possibilidade de experimentar um envelhecimento saudável se baseiam, principalmente, na prevenção e/ou em cuidados adequados das doenças crônicas em todas as idades, a começar pelo desenvolvimento intrauterino.

Com isso, queremos enfatizar que o envelhecimento é um processo evolutivo, em que cada fator de proteção ou de risco tem efeito cumulativo, diretamente relacionado à sua importância e ao período de exposição. Assim devemos entender, por exemplo, os benefícios da nutrição adequada sem carências e sem excessos e a prática de atividade física em todas as fases da vida e, por outro lado, as consequências desastrosas da hipertensão arterial, do diabetes ou da obesidade mal controlados durante décadas.

Para melhor definir esses diferentes aspectos, insistimos na denominação adequada dos componentes que caracterizam essa longa e progressiva evolução: por SENESCÊNCIA devem ser entendidas as alterações fisiológicas decorrentes do processo natural de envelhecimento, que são distintas da SENILIDADE, que compreende os mecanismos fisiopatológicos e suas consequências, características da ampla diversidade de doenças que acometem aqueles que envelhecem.

Essa diferenciação de conceitos torna perfeitamente possível que admiremos os já muitos nonagenários que gozam da plenitude da sua senescência, ao mesmo tempo que lamentamos encontrar um sexagenário vivenciando uma complexa senilidade. Embora ainda não tenhamos uma uniformidade de pensamento em relação a essa continuidade e interação das causas e consequências, vem sendo cada vez maior e mais rápida a conscientização da necessidade de um cuidar constante, que há mais de duas décadas venho denominando de SENECULTURA, entendendo que seja "o conjunto de ações interdisciplinares que contribui, efetivamente, para o envelhecimento saudável".

A identificação desses fatores e sua implementação nos diferentes segmentos da comunidade são uma tarefa árdua e abrangente. Requerem uma constante e intensa cooperação entre a Geriatria e a Gerontologia, como ciências integradoras e as diferentes especialidades direta ou indiretamente relacionadas aos determinantes da saúde. Trata-se, pois, de uma profícua interação de conhecimentos que permite a escolha das soluções mais eficazes, levando-se em conta a relação entre os riscos e benefícios de cada um em cada momento da sua vida, bem como da adequada utilização dos ainda hoje limitados recursos disponibilizados para a comunidade.

Para tal, além da ênfase às pesquisas que visam diminuir o inexplicável atraso com que o envelhecimento foi caracterizado pelo interesse científico nos séculos passados, há premente necessidade da formação de profissionais especializados nessa faixa etária, a fim de que a saúde possa ser mantida durante todas as fases da vida e a longevidade funcional seja uma possibilidade viável para a maior parte da população.

Ao nosso ver, uma das principais estratégias que nos aproximarão dessas metas é a conscientização de toda a comunidade de que envelhecer ainda é a melhor opção e que as condições que teremos no futuro decorrem diretamente de tudo o que fizemos no passado e estamos fazendo no presente, tornando-nos os principais determinantes de quão saudável será o nosso envelhecimento.

DESAFIOS DA FARMACOTERAPIA GERIÁTRICA
Aspectos fisiológicos e farmacológicos do envelhecimento

Pacientes idosos requerem cuidados diferenciados e criteriosos devido às alterações fisiológicas que os acometem e ao convívio com doenças crônicas, que acarretam no aumento do uso de fármacos, elevando os riscos da terapia e a não adesão ao tratamento. Assim sendo, redefinições de práticas em saúde são necessárias a fim de atender às necessidades desse grupo da população, principalmente no âmbito farmacêutico, garantindo o uso seguro e racional de medicamentos, permitindo que ele possa viver com qualidade[1,2].

A capacidade funcional do organismo aumenta ao longo da infância, atinge o seu ápice nos primeiros anos da vida adulta e entra em declínio durante o processo de envelhecimento. A velocidade deste declínio é fortemente influenciada por fatores relacionados ao estilo de vida, e estes são reversíveis em qualquer idade, a partir de medidas públicas e individuais[3,4].

O processo de envelhecimento consiste em alterações orgânicas que acarretam modificações na composição corporal e das atividades fisiológicas, que alteram a farmacocinética e a farmacodinâmica dos medicamentos, elevando os riscos da terapia farmacológica[5].

O aumento do tecido adiposo e da redução da água corporal total e porcentual, bem como a diminuição da massa muscular corporal, altera a distribuição dos medicamentos pelo organismo e eleva os riscos associados à farmacoterapia[6,7]. Uma pequena diminuição nos níveis de albumina sérica permite o aumento das concentrações de fármaco livre, principalmente dos ácidos fracos, o que pode acentuar o aparecimento de reações adversas e toxicidade[5-7].

A absorção dos medicamentos é pouco influenciada, porém acredita-se que haja uma alteração na velocidade em que essa ocorre[6].

Com relação ao metabolismo e à excreção de fármacos, o fluxo sanguíneo hepático tende a reduzir, assim como o tamanho do fígado e as atividades metabólicas, levando à diminuição do efeito de primeira passagem e ao aumento da biodisponibilidade dos fármacos. A excreção de fármacos eliminados por essa via também fica afetada[5,6].

A função renal tende a diminuir, resultando no prolongamento do tempo de meia-vida dos fármacos eliminados por essa via e na possibilidade de toxicidade[5,6]. Nesses pacientes, a dosagem de creatinina está falsamente baixa devido à redução da massa muscular[7].

Dentre as alterações farmacodinâmicas, a intensidade e o padrão de resposta aos fármacos podem ser modificados em função das alterações em receptores[6].

Dependência

As limitações físicas e cognitivas, associadas à redução da capacidade funcional bem como à prevalência de doenças com potencial de complicações incapacitantes, contribuem para o envelhecimento com dependência. Trata-

-se da incapacidade para adaptar-se às condições da vida cotidiana, que traz consigo restrições, perda de habilidades ou dificuldade e necessidade de auxílio para a execução das atividades básicas de vida diária (ABVDs) como banhar-se, vestir-se, alimentar-se e para desenvolver atividades instrumentais de vida diária (AIVDs) como cozinhar, telefonar e tomar medicamentos, por exemplo. Estima-se que mais de 20% dos idosos necessitem de auxílio e que cerca de 50% destes apresentem deficiência auditiva ou visual, que também contribuem para o comprometimento das atividades de vida diária e aumentam o declínio funcional[2,4,8].

O conceito de envelhecimento ativo adotado pela Organização Pan-Americana da Saúde (OPAS, 2005) visa otimizar as oportunidades de saúde, participação e segurança, melhorando a qualidade de vida ao longo do processo de envelhecimento[3]. A ausência de enfermidades, assim como a manutenção da autonomia e da funcionalidade, são os pontos que definem um envelhecimento bem-sucedido[8].

A prevalência de doenças crônicas e a polifarmácia

O aumento da expectativa de vida leva ao aumento no tempo de convivência dos pacientes com doenças crônicas e suas comorbidades, o que requer acompanhamento médico frequente e uso contínuo de múltiplos medicamentos, que quando usados concomitantemente expõem o indivíduo aos riscos de efeitos colaterais ou adversos, interações medicamentosas e não adesão ao tratamento[1]. Somando tudo isso, a automedicação, a grande variedade de medicamentos disponíveis no mercado e as medidas que estimulam o consumo, como descontos e promoções, acabam justificando a necessidade de aconselhamento acerca do uso racional de medicamentos[9].

Estima-se que pacientes idosos utilizem, em média, sete medicamentos diariamente. Assim, uma correta e adequada prescrição medicamentosa pode colaborar para melhora da qualidade de vida do idoso. A presença de inúmeras doenças, o analfabetismo e a alta frequência com que visitam os serviços de saúde também os predispõem ainda mais às iatrogenias (dano causado ao paciente pela equipe de saúde) e podem atrapalhar a adesão ao tratamento, quando este for muito complexo[7].

Riscos inerentes ao uso de medicamentos – Medicamentos potencialmente inapropriados para idosos

Grande parte das queixas que levam o idoso a buscar o sistema de saúde, como quedas, tremores, incontinências e confusão, se deve às reações adversas e interações medicamentosas, muitas vezes confundidas com sintomas de novas doenças, o que contribui para a prescrição de novos medicamentos, quando o ideal seria suspender ou reduzir a dose de determinado medicamento[10].

Estudos demonstram que um indivíduo que utiliza somente um medicamento tem 10% de chance de apresentar reações adversas. Já com relação às interações medicamentosas, o risco é de 60% quando se usam até cinco medicamentos e de 82% quando esse valor é maior que sete[11]. Tais interações podem intensificar ou reduzir os efeitos de certos medicamentos ou agravar seus efeitos colaterais[4].

Além das comorbidades, o alto número de medicamentos utilizados por idosos pode se justificar por erros de prescrição e erros na utilização ou não adesão ao tratamento por parte do paciente[6].

Alguns medicamentos são considerados potencialmente inapropriados para idosos devido à prevalência do risco de efeitos adversos em relação aos benefícios, às alterações na farmacocinética e farmacodinâmica ou à falta de evidências quanto à eficácia terapêutica. Com base nesses critérios, foram elaboradas listas para avaliação e adequação de medicamentos utilizados por idosos, entre elas está a lista dos "Critérios de Beers"[12].

As orientações apresentadas nessa lista têm caráter cauteloso e não proibitivo. Sendo assim, um grande número de pacientes faz uso desses medicamentos, o que é permitido desde que sejam tomadas as precauções necessárias e que não haja alternativas terapêuticas disponíveis[5].

De acordo com o estudo SABE (Saúde, Bem-estar e Envelhecimento), realizado em São Paulo, o uso de cinco ou mais medicamentos e a presença de duas ou mais doenças crônicas estiveram associados ao uso de medicamentos potencialmente inapropriados, tornando-os mais suscetíveis à morbimortalidade e uso dos recursos de saúde[13].

Conforme as políticas propostas pela OPAS, é preciso desenvolver a consciência dos riscos e benefícios das terapias entre os profissionais de saúde e do público em geral e estabelecer um sistema adequado para a prevenção desses problemas[3].

Adesão ao tratamento

Em países desenvolvidos, estima-se que a adesão a terapias de longo prazo seja de apenas 50%. Já nos países em desenvolvimento a tendência é que essas taxas sejam ainda menores, o que compromete a eficiência do tratamento e reflete na qualidade de vida[3].

As dificuldades de adesão ao tratamento devem-se, dentre outros fatores, ao déficit cognitivo comum no envelhecimento, ao declínio funcional, à dependência, às dores ou incapacidades. É necessário adequar à prescrição, reduzir o número de medicamentos em uso e os horários de administração, a fim de facilitar a adesão, assegurar medidas para entender e corrigir as razões que levam à baixa adesão aos tratamentos, reconhecer as qualidades desses indivíduos e estimulá-los a manter atitudes independentes, ainda que pequenas, mesmo quando doentes ou frágeis[3].

O alcance dessas metas pode ser alcançado em uma relação firmada entre o farmacêutico e o paciente, por meio do processo de Atenção Farmacêutica.

BENEFÍCIOS DA ATENÇÃO FARMACÊUTICA AO PACIENTE IDOSO

A atuação do farmacêutico influencia positivamente a adesão ao tratamento medicamentoso, uma vez que reforça e complementa as orientações do prescritor, auxilia na minimização de riscos associados ao tratamento por meio da avaliação de aspectos farmacêuticos e farmacológicos na prescrição e garante o acesso a medicamentos essenciais e seguros e seu uso racional[1].

O acompanhamento farmacoterapêutico na dispensação de medicamentos reduz em 40% a ocorrência de problemas e custos relacionados ao tratamento[14].

Os benefícios de um aconselhamento adequado fazem o paciente reconhecer a necessidade dos medicamentos para a manutenção de sua saúde e bem-estar e fortalecem o relacionamento farmacêutico-paciente, criando uma atmosfera de confiança que contribui para o aumento da adesão ao tratamento. Esses fatores colaboram para que o paciente passe a ter uma participação ativa no tratamento de sua doença e esteja mais motivado a tomar seus medicamentos de forma correta, melhorando as suas condições de saúde. As ações desenvolvidas nesse sentido também resultam na redução de custos com hospitalizações desnecessárias[15].

Check-list *da Atenção Farmacêutica ao Idoso*

Ao longo do acompanhamento farmacoterapêutico é preciso....

- Levar em consideração as alterações fisiológicas comuns ao envelhecimento e as alterações farmacocinéticas e farmacodinâmicas, a fim de escolher o medicamento mais adequado.
- Identificar e monitorar o uso de medicamentos potencialmente inapropriados.

- Identificar as deficiências sensoriais e motoras que podem contribuir para a não adesão ao tratamento, ou erros de administração, e a partir disso desenvolver mecanismos que o auxilie, ou propor a troca desses medicamentos junto à equipe médica.
- Identificar a real necessidade de cada medicamento prescrito, evitando o uso de medicamentos desnecessários.
- Conhecer os seus hábitos e costumes, de modo a incluir o uso de medicamentos em sua rotina de maneira saudável.
- Estimular a independência e a importância do autocuidado.
- Educar o indivíduo com relação aos seus problemas de saúde, à importância do tratamento e à mudança de hábitos de vida.

A EXPERIÊNCIA COM O GRUPO DE ASSISTÊNCIA MULTIDISCIPLINAR AO IDOSO AMBULATORIAL

O Grupo de Assistência Multidisciplinar ao Idoso Ambulatorial (GAMIA) é um programa do Serviço de Geriatria do Hospital das Clínicas que existe há 31 anos, sendo pioneiro na área de promoção à saúde no envelhecimento. O GAMIA surgiu antes mesmo da Carta de Ottawa, criada na primeira Conferência Internacional de Promoção à Saúde[16,17].

A equipe inicialmente foi composta pelas áreas de enfermagem, odontologia, fisioterapia, serviço social, medicina, nutrição e terapia ocupacional. A Farmácia passou a integrar a equipe do GAMIA no ano de 2000 e redefiniu suas atividades a partir do ano de 2008, sistematizando os atendimentos farmacêuticos e o programa de oficinas, conforme o modelo de Atenção Farmacêutica do Instituto Central do Hospital das Clínicas (ICHC)[16,18].

O GAMIA seleciona anualmente 30 idosos que formam dois grupos de quinze pessoas, os quais passam por atividades multiprofissionais, semanalmente, de março a dezembro de cada ano. Os idosos são selecionados a partir de uma triagem com a equipe multiprofissional, conforme os seguintes critérios de inclusão[16]:

- Idosos de ambos os sexos, com idade igual ou superior a 60 anos;
- Capacidade de locomoção independente de outrem;
- Capacidade de comunicação que permita a atuação em grupo;
- Interesse e compromisso em participar do programa.

São objetivos do GAMIA[16]:

- Promoção da saúde do idoso;
- Desenvolvimento do trabalho multidisciplinar;
- Especialização do desenvolvimento profissional;
- Desenvolvimento de ensino e pesquisa;
- Possibilidade de atuação de graduandos e pós-graduandos.

As atividades do Serviço de Atenção Farmacêutica no GAMIA

A Divisão de Farmácia do ICHC integra o núcleo técnico do GAMIA e participa das atividades do grupo desde o ano 2000. Essas atividades foram reestruturadas em 2008 e até os dias atuais são realizadas com a estrutura que será apresentada neste capítulo.

As atividades da farmácia têm como objetivos[16]:

- Discutir com o grupo assuntos importantes relacionados ao uso de medicamentos, de modo que cada indivíduo seja autônomo para utilizar corretamente e da melhor forma possível os medicamentos prescritos.
- Conscientizar o grupo sobre a importância de ser agente multiplicador de informações de qualidade e confiáveis sobre o uso correto de medicamentos.
- Otimizar o tratamento medicamentoso, orientando cada paciente quanto ao uso correto, considerando a prevenção de interações medicamentosas e o surgimento de reações adversas, em interface com a equipe multidisciplinar, quando necessário.

O acompanhamento dos idosos é realizado em dois momentos diferentes: em oficina com os grupos, pela manhã, e a orientação individualizada à tarde, após o atendimento médico.

Nas oficinas, os temas são abordados em dois momentos:

- No primeiro semestre, atividades interativas com assuntos relacionados ao uso correto de medicamentos, formas farmacêuticas e sua utilização; diferença entre medicamentos genéricos, de referência e similares; visita monitorada à Farmácia, riscos da automedicação e peculiaridades do uso de medicamentos por idosos (veja exemplo na Figura 4.1).
- No segundo semestre, oficinas sobre o tratamento das principais doenças que acometem os idosos daquele ano, como hipertensão, diabetes, osteoporose, depressão.

Gamia

INSTITUTO CENTRAL – DIVISÃO DE FARMÁCIA
ATENÇÃO FARMACÊUTICA AMBULATORIAL
AULA 2

Tema: Formas Farmacêuticas – danças de chapéu

Objetivo: estimular a discussão sobre formas farmacêuticas e seu uso correto por meio de uma ferramenta lúdica – dança do chapéu.

Material utilizado: pranchas em papel com frases (charadas sobre formas farmacêuticas); cadeiras; chapéu, rádio; unidades de medicamentos nas formas farmacêuticas; comprimidos simples, drágeas, xarope, suspensão, cápsula, solução oral, pó, comprimidos efervescentes, creme, pomada, colírio.

Descrição da atividade: Em roda, o facilitador coloca uma música e vai passando o chapéu entre as pessoas. Quando a música para, o participante que ficou com o chapéu deve responder a uma charada sobre formas farmacêuticas e apontar a resposta na mesa no centro da roda.

Charadas/Respostas
- Tenho uma roupa especial e brilhante que não posso ficar sem – drágea.
- Sou o mais animado e não aceito ser usado sem agitar – suspensão.
- Sou líquido, mas não se engane. Não posso ser tomado – colírio.
- Sou duro, mas em contato com a água, formo bolhas e perco minha forma – comprimido efervescente.
- Fico bem segura dentro de uma capa feita de gelatina – cápsula.
- De todos os medicamentos sou o mais gostoso, mas cuidado: não sou para todos – xarope.
- Por fora somos iguais, por dentro eu não sou como ele – creme e pomada.
- Posso ser facilmente usado por pessoas de todas as idades – solução oral.
- Sou duro, por ter várias cores e formas – comprimido simples.

Avaliação: (*como foi a receptividade dos grupos*). Grupo verde mais participativo que amarelo: boa aceitação da estratégia lúdica.

Figura 4.1. Exemplo de plano de aula – Atividade "Dança do Chapéu".

No atendimento individual, cada paciente é atendido mensalmente em consultório, para dispensação de medicamentos e orientação farmacêutica após a consulta médica. O farmacêutico reforça a importância da adesão ao tratamento e de como tomar os medicamentos corretamente (melhor horário para administração, cuidados com interações medicamentosas, alterações de tratamento). Essa orientação é feita em consultório farmacêutico e impresso próprio mês a mês, até o término da intervenção de grupo.

Havendo necessidade, alguns pacientes não aderentes ou com problemas relacionados a medicamentos são encaminhados para o acompanhamento farmacoterapêutico.

O farmacêutico também acompanha as discussões de cada caso com a equipe médica no dia do ambulatório. Essa participação é mais recente, ocorre desde o ano de 2014, mas contribuiu sobremaneira para a maior integração da farmacêutica à equipe, bem como para a qualidade e o direcionamento da orientação farmacêutica pós-consulta médica.

Avaliação e indicadores

A avaliação dos pacientes é realizada no início e no final do programa. Para essa avaliação, é utilizado o formulário institucional de grau de entendimento, apresentado na seção II, bem como o questionário Morisky[19], para verificar a adesão.

A qualidade do serviço é avaliada com uma pesquisa de satisfação aplicada no último encontro, adaptada de Lyra Jr., representada na Tabela 4.1[20].

Em 2008, por exemplo, 29 pacientes participaram do programa. Destes, 41% tiveram melhora no grau de entendimento, ou seja, aumentaram os seus conhecimentos acerca dos medicamentos que faziam uso, tais como: nome, indicação e posologia, além da melhora na adesão ao tratamento prescrito e da contribuição para sua independência.

De acordo com registros, esses pacientes na época utilizavam em média seis medicamentos, número também encontrado em outros estudos[6,21,22].

Os resultados obtidos fortalecem a ideia de que é preciso implantar práticas de Atenção Farmacêutica principalmente aos idosos em todos os níveis de atenção à saúde, de modo que seja possível tratar aqueles que tanto contribuíram para nós e melhorar sua saúde e qualidade de vida. Dessa forma, é possível garantir um envelhecimento seguro e saudável, com redução de hospitalizações e custos desnecessários ao sistema de saúde.

Para contextualizar todos os aspectos desse refinado acompanhamento, apresentaremos um caso de uma idosa acompanhada em nosso serviço, no programa de Acompanhamento Farmacoterapêutico.

Tabela 4.1. Questionário de avaliação de satisfação quanto ao serviço, adaptado[20].

GAMIA 2014
Instrumento para avaliação da satisfação com relação ao farmacêutico-pesquisador e ao programa de Atenção Farmacêutica.
1) A equipe farmacêutica fica com o(a) Sr(a). o tempo necessário nas orientações individualizadas? Sempre ( )　　Quase sempre ( )　　Às vezes ( )　　Quase nunca ( )　　Nunca ( )
2) A equipe farmacêutica explica os possíveis efeitos colaterais que um novo medicamento pode causar no(a) Sr(a).? Sempre ( )　　Quase sempre ( )　　Às vezes ( )　　Quase nunca ( )　　Nunca ( )
3) Se o(a) Sr(a) tem alguma dúvida sobre sua prescrição, o farmacêutico está disponível para lhe orientar? Sempre ( )　　Quase sempre ( )　　Às vezes ( )　　Quase nunca ( )　　Nunca ( )
4) A equipe farmacêutica sabe explicar as coisas de um modo que o(a) Sr(a). entenda? Sempre ( )　　Quase sempre ( )　　Às vezes ( )　　Quase nunca ( )　　Nunca ( )
5) A equipe farmacêutica não é tão detalhista quanto poderia ser? Sempre ( )　　Quase sempre ( )　　Às vezes ( )　　Quase nunca ( )　　Nunca ( )
6) A equipe farmacêutica confirma se o(a) Sr(a). entendeu como tomar os medicamentos? Sempre ( )　　Quase sempre ( )　　Às vezes ( )　　Quase nunca ( )　　Nunca ( )
7) A equipe farmacêutica não fica tempo suficiente com o(a) Sr(a).? Sempre ( )　　Quase sempre ( )　　Às vezes ( )　　Quase nunca ( )　　Nunca ( )
8) A equipe farmacêutica é amigável com o(a) Sr(a).? Sempre ( )　　Quase sempre ( )　　Às vezes ( )　　Quase nunca ( )　　Nunca ( )
9) A equipe farmacêutica é composta por profissionais competentes? Sempre ( )　　Quase sempre ( )　　Às vezes ( )　　Quase nunca ( )　　Nunca ( )
10) O(A) Sr(a). tem que esperar muito tempo até ser atendido(a)? Sempre ( )　　Quase sempre ( )　　Às vezes ( )　　Quase nunca ( )　　Nunca ( )
11) O(A) Sr(a). tem dificuldade em entender o que a equipe farmacêutica fala? Sempre ( )　　Quase sempre ( )　　Às vezes ( )　　Quase nunca ( )　　Nunca ( )
12) A equipe farmacêutica se interessa sinceramente pelo(a) Sr(a). como pessoa? Sempre ( )　　Quase sempre ( )　　Às vezes ( )　　Quase nunca ( )　　Nunca ( )
13) Há muitas distrações (na sala de atendimento) que fazem o(a) Sr(a). não receber um bom atendimento? Sempre ( )　　Quase sempre ( )　　Às vezes ( )　　Quase nunca ( )　　Nunca ( )
14) O(A) Sr(a). está satisfeito(a) com o atendimento que está recebendo da equipe farmacêutica? Sempre ( )　　Quase sempre ( )　　Às vezes ( )　　Quase nunca ( )　　Nunca ( )
15) Qual o significado do farmacêutico para o(a) Sr(a). e para sua saúde?
16) O que significou para o(a) Sr(a). e para sua saúde participar desse programa?
17) Na sua opinião, os assuntos abordados nas oficinas da atenção farmacêutica são importantes para a melhoria do tratamento? O(A) Sr(a). tem alguma sugestão para melhoria dessas oficinas?
18) Na sua opinião, os materiais utilizados nessas oficinas, as atividades em grupo e os jogos ajudam o(a) Sr(a). a compreender melhor o assunto abordado? O(A) Sr(a). teria alguma sugestão para melhoria?

CASO CLÍNICO

História clínica: Paciente A.M.R., 66 anos, gênero feminino, aposentada, não alfabetizada e ex-tabagista. Vive com o esposo, também não alfabetizado, não possui cuidador, ou acompanhante nas consultas ao hospital. Os filhos vivem distantes de sua residência e por isso não acompanham seu tratamento médico.

A paciente apresenta diagnósticos de hipertensão arterial sistêmica, cardiomiopatia, obesidade grau I, *diabetes mellitus* tipo II insulinodependente e hipercolesterolemia. Foi encaminhada à farmácia clínica devido à má adesão ao tratamento e ao uso de polifarmácia.

Parâmetros laboratoriais clínicos: pressão arterial (PA) sistólica e diastólica no consultório: 160/90 mmHg; glicemia de jejum: 197 mg/dl, triglicérides: 206 mg/dl, hemoglobina glicada: 8,7%; LDL: 138 mg/dl, massa corpórea: 85 kg e índice de massa corporal (IMC): 30,12.

O tratamento medicamentoso prescrito pode ser observado na Figura 4.2.

Na consulta farmacêutica inicial foi possível verificar que a paciente apresentava baixo grau de entendimento sobre seu tratamento (escore de 1,5) e que não conseguia identificar os medicamentos no momento da tomadas diárias, o que comprometia sua adesão ao tratamento medicamentoso.

A paciente também não se alimentava adequadamente, não realizando nenhuma refeição no período noturno. Suas principais queixas eram: cansaço excessivo, confusão sobre a tomada dos medicamentos, falta de informação sobre o tratamento e mal-estar noturno.

Os problemas identificados relacionados à farmacoterapia, após fase de estudo farmacêutico, foram (Figura 4.3):

- Indicação 1.2 – A terapia medicamentosa para controle da hipertensão, diabetes e hipercolesterolemia não está sendo efetiva.
- Posologia 2.1 – A paciente apresenta dificuldade em manusear a seringa de insulina, administrando doses incorretas.
- Posologia 2.2 – O intervalo entre as doses adotado aleatoriamente pela paciente não está correto.
- Posologia 2.7 – A posologia dos diversos medicamentos prescritos interfere nas atividades da paciente, que refere confusão na tomada dos medicamentos.
- Grau de entendimento 7.1 e 7.2 – Paciente não entende o porquê toma e como deve tomar os medicamentos prescritos.
- Adesão ao tratamento 8.1 – A paciente não apresenta adesão ao tratamento, pois não sabe como e quando tomar os medicamentos.
- Satisfação 9.1 – A paciente refere insatisfação com o tratamento e serviço de saúde.

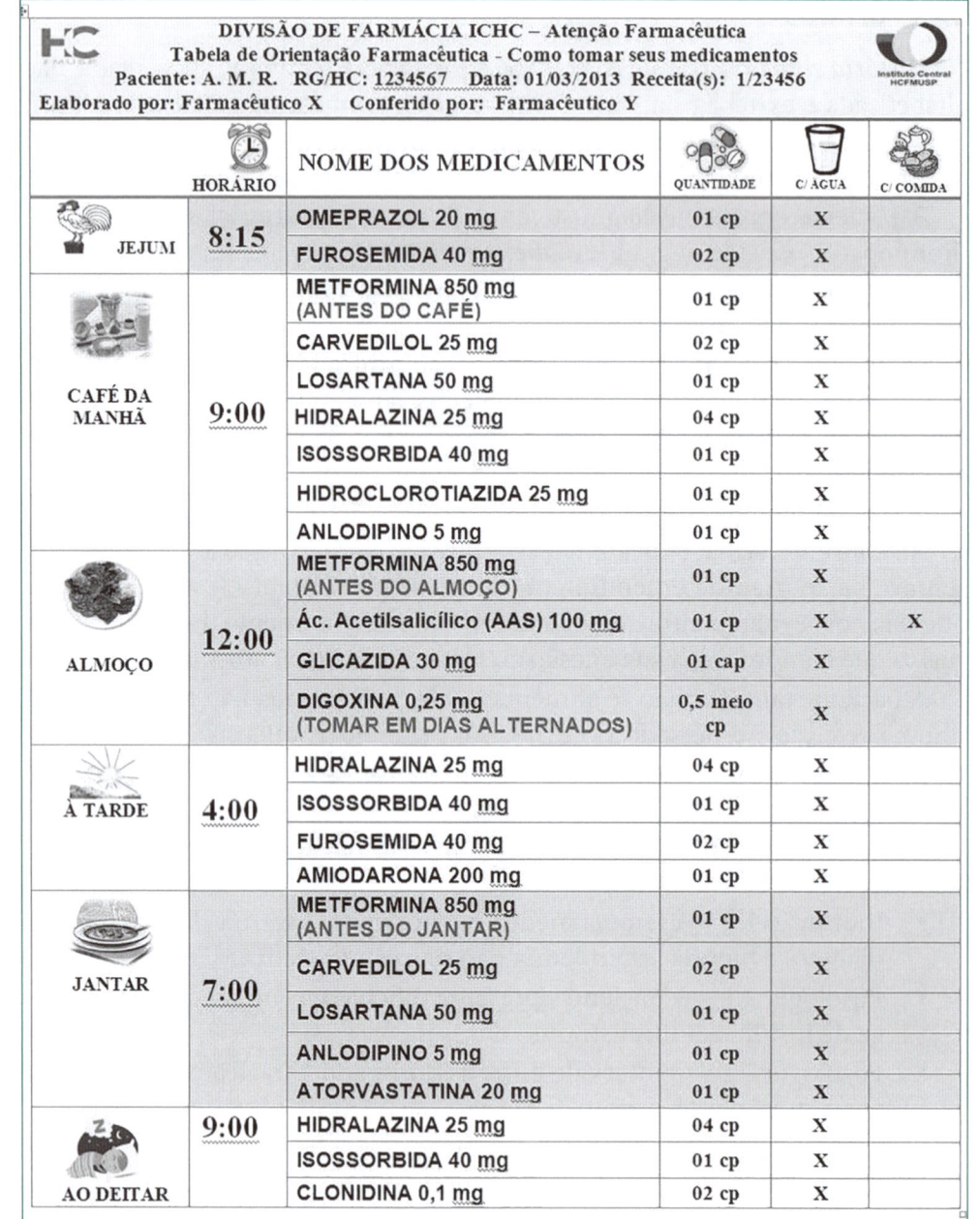

DIVISÃO DE FARMÁCIA ICHC – Atenção Farmacêutica
Tabela de Orientação Farmacêutica - Como tomar seus medicamentos
Paciente: A. M. R. RG/HC: 1234567 Data: 01/03/2013 Receita(s): 1/23456
Elaborado por: Farmacêutico X Conferido por: Farmacêutico Y

HORÁRIO		NOME DOS MEDICAMENTOS	QUANTIDADE	C/ ÁGUA	C/ COMIDA
JEJUM	8:15	OMEPRAZOL 20 mg	01 cp	X	
		FUROSEMIDA 40 mg	02 cp	X	
CAFÉ DA MANHÃ	9:00	METFORMINA 850 mg (ANTES DO CAFÉ)	01 cp	X	
		CARVEDILOL 25 mg	02 cp	X	
		LOSARTANA 50 mg	01 cp	X	
		HIDRALAZINA 25 mg	04 cp	X	
		ISOSSORBIDA 40 mg	01 cp	X	
		HIDROCLOROTIAZIDA 25 mg	01 cp	X	
		ANLODIPINO 5 mg	01 cp	X	
ALMOÇO	12:00	METFORMINA 850 mg (ANTES DO ALMOÇO)	01 cp	X	
		Ác. Acetilsalicílico (AAS) 100 mg	01 cp	X	X
		GLICAZIDA 30 mg	01 cap	X	
		DIGOXINA 0,25 mg (TOMAR EM DIAS ALTERNADOS)	0,5 meio cp	X	
À TARDE	4:00	HIDRALAZINA 25 mg	04 cp	X	
		ISOSSORBIDA 40 mg	01 cp	X	
		FUROSEMIDA 40 mg	02 cp	X	
		AMIODARONA 200 mg	01 cp	X	
JANTAR	7:00	METFORMINA 850 mg (ANTES DO JANTAR)	01 cp	X	
		CARVEDILOL 25 mg	02 cp	X	
		LOSARTANA 50 mg	01 cp	X	
		ANLODIPINO 5 mg	01 cp	X	
		ATORVASTATINA 20 mg	01 cp	X	
AO DEITAR	9:00	HIDRALAZINA 25 mg	04 cp	X	
		ISOSSORBIDA 40 mg	01 cp	X	
		CLONIDINA 0,1 mg	02 cp	X	

APLICAR VIA SUBCUTÂNEA
INSULINA ISOFANA HUMANA NPH 100UI/ML:
30 UI antes do café da manhã, 20 UI antes do almoço e 20 UI antes do jantar.

Esta tabela de orientação é valida até a data do retorno médico. Caso haja qualquer alteração na receita médica, ou tenha dúvidas, compareça à Farmácia Clínica.

Figura 4.2. Tabela de orientação inicial.

Figura 4.3. Tabela de intervenção.

T A B E L A   D E   I N T E R V E N Ç Ã O   F A R M A C Ê U T I C A

Paciente	Problema de Saúde / Queixa			Meta	Data
A.M.R, 66 anos	Falta de controle da hipertensão, diabetes e hipercolesterolemia. Queixas: cansaço excessivo, confusão sobre a tomada dos medicamentos, falta de informação sobre o tratamento e mal estar noturno.			Melhora dos parâmetros laboratoriais e clínicos em níveis desejáveis, da compreensão sobre o processo de utilização dos medicamentos e da satisfação da paciente com seu tratamento e com o serviço de saúde em 12 meses.	01/03/13
Classificação de intervenção	**Identificação**	**S**	**N**	**Descrição**	
1. Indicação	1.1 A terapia é necessária?	X		1.2 A terapia medicamentosa para controle da hipertensão, diabetes e hipercolesterolemia não estão sendo efetivas, conforme exames e dados clínicos recentes.	
	1.2 Está sendo efetiva?		X		
	1.3 Existe indicação não tratada?		X		
	1.4 Existe relação da indicação com protocolos clínicos?	X			
	1.5 É o fármaco mais custo efetivo?	X			
	1.6 Existe duplicidade de fármacos?		X		
2. Posologia	2.1 A dose está correta?		X	2.1 A paciente apresenta dificuldade em manusear a seringa de insulina, administrando doses incorretas.	
	2.2 O intervalo entre as doses está correto?		X	2.2 O intervalo entre as doses adotado aleatoriamente pela paciente não está correto.	
	2.3 A dose está ajustada a idade?	X		2.7: A posologia dos diversos medicamentos prescritos interfere nas atividades da paciente que refere confusão na tomada dos medicamentos.	
	2.4 A dose está ajustada a função renal?	X			
	2.5 A dose está ajustada a função hepática?	X			
	2.6 A duração do tratamento está correto?	X			
	2.7 A posologia interfere nas atividades do paciente?	X			
3. Via de administração	3.1 A via de administração é a mais correta?	X			
	3.2 Existe a possibilidade de terapia seqüencial?		X		
	3.3 A forma farmacêutica é a mais adequada?		X		
4. Interações	4.1 Interação fármaco- fármaco		X		
	4.2 Interação fármaco- alimento		X		
	4.3 Interação fármaco- exames laboratoriais		X		
5. Efeitos adversos	5.1 Este fármaco é o mais seguro (alergia, efeitos adversos)?		X		
	5.2 O paciente relata efeito adversos?		X		
	5.3 O paciente relata alergia?		X		
6. Medicamentos padronizados	6.1 O fármaco está incluso no Guia?	X			
	6.2 É necessário o uso de medicamento não padrão?		X		
	6.3 É possível substituir por medicamento padrão?	X			
7. Grau de entendimento	7.1 O paciente entende por que toma o medicamento?		X	7.1 e 7.2: paciente não entende o porquê toma e como deve tomar os medicamentos prescritos.	
	7.2 O paciente entende como tomar o medicamento?		X		
8. Adesão	8.1 O paciente cumpre o tratamento prescrito?		X	8.1: a paciente não apresenta adesão ao tratamento, pois não sabe identificar os medicamentos prescritos, além de se confundir com os horários de tomada.	
9. Satisfação	9.1 O paciente está satisfeito com o tratamento?		X	9.1: A paciente refere insatisfação com o tratamento e serviço de saúde.	

A meta proposta farmacêutica foi o alcance de parâmetros laboratoriais e clínicos satisfatórios e a melhora da compreensão sobre o processo de utilização dos medicamentos e da satisfação da paciente com seu tratamento e com o serviço de saúde em 12 meses.

O plano de acompanhamento farmacoterapêutico, com foco na adesão ao tratamento farmacológico para alcance de melhor controle do diabetes e da hipertensão, consistiu nas seguintes intervenções farmacêuticas:

- Elaboração de caixas organizadoras para armazenamento dos medicamentos, conforme os horários de tomada estabelecidos, com a finalidade de aumentar a conveniência e a adesão ao tratamento. A identificação dos horários de tomada foi viabilizada por meio de ilustrações. A quantidade de doses a serem tomadas foi sinalizada nas cartelas dos medicamentos dispensados por meio de etiquetas adesivas coloridas (Figuras 4.4 a 4.7).
- Elaboração de tabela de orientação farmacêutica para facilitar os horários de tomada dos medicamentos, distribuindo-os por quantidade de comprimidos a serem administrados ao longo do dia, simplificando, assim, o regime posológico (Figuras 4.2 e 4.8).
- Apresentação de aulas didáticas sobre hipertensão, diabetes, insulinoterapia e hipercolesterolemia, suas complicações e tratamento.
- Orientação quanto ao uso correto e à aplicação das doses de insulina, utilizando uma seringa para demonstração da administração por via subcutânea.
- Aconselhamento farmacêutico sobre a importância da mudança de hábitos de vida, com base na prática de atividades físicas e em uma alimentação adequada e saudável.
- Aconselhamento sobre a importância do automonitoramento, com provisão de diário para registro dos valores diários de glicemia e PA.
- Acompanhamento da adesão ao tratamento por meio de contagem mensal de comprimidos nas consultas farmacêuticas.
- Abordagem pessoal com o médico prescritor para solicitação de avaliação da terapia anti-hipertensiva, devido aos episódios de hipotensão arterial referidos pela paciente e constados pelos valores de PA no consultório de 90/60 mmHg.

Desfechos e resultados alcançados em 12 meses de acompanhamento farmacêutico:

- Melhora da compreensão sobre o processo de utilização dos medicamentos prescritos, apresentando grau de entendimento moderado sobre o tratamento (escore de 3,75).

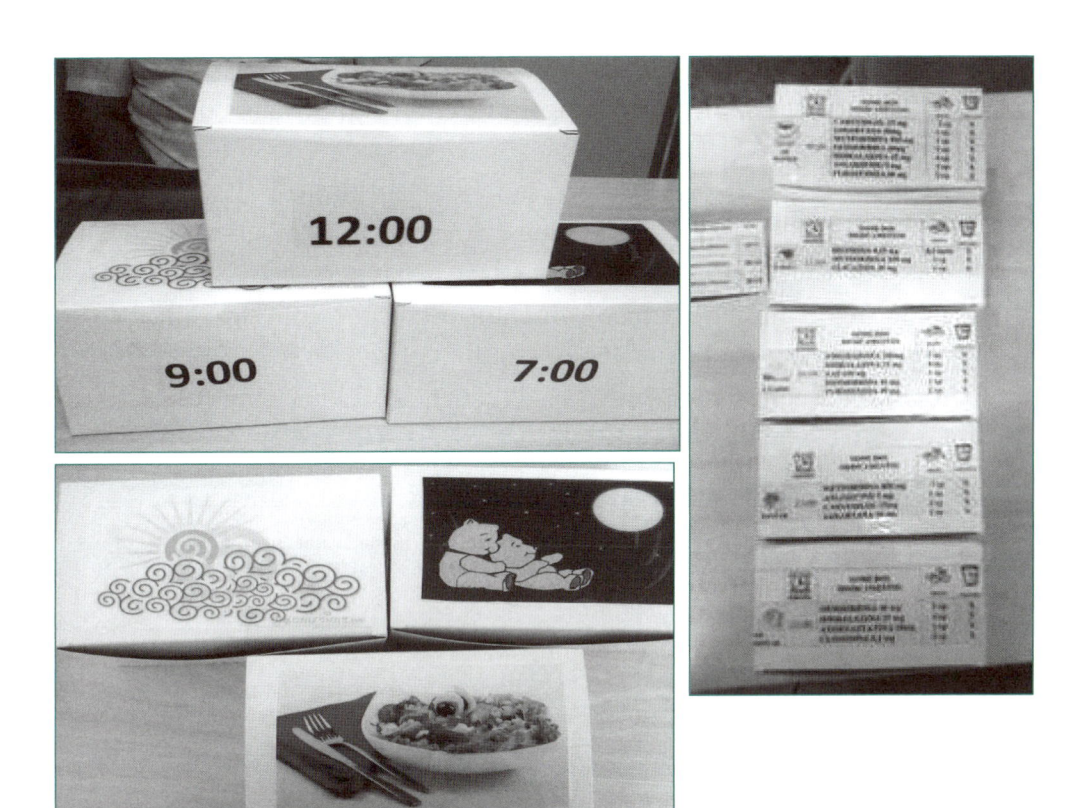

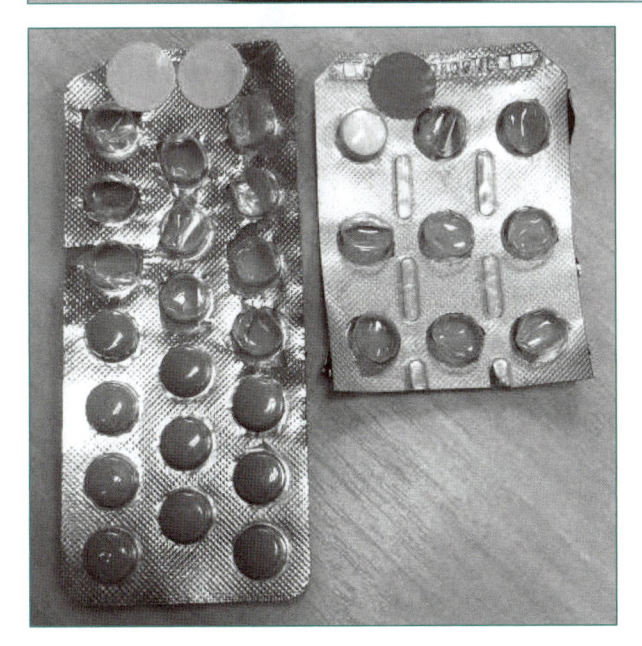

Figuras 4.4, 4.5, 4.6 e 4.7. Caixas organizadoras e identificação das doses nas cartelas de medicamentos.

- Melhora da adesão ao tratamento medicamentoso, apresentando taxa de 80% a 90%, conforme contagem de comprimidos nas consultas farmacêuticas.

- Melhora de alguns parâmetros laboratoriais clínicos: PA no consultório: 110/70 mmHg; triglicérides: 169 mg/dl, hemoglobina glicada: 6,9%; LDL: 78 mg/dl, peso: 75 kg e IMC: 26,6.

- Redução do número de medicamentos prescritos, com simplificação da tomada diária, conforme demonstrado na Figura 4.8.

- Melhora do mal-estar noturno e da satisfação da paciente com seu tratamento e com o serviço de saúde.

DIVISÃO DE FARMÁCIA ICHC – Atenção Farmacêutica
Tabela de Orientação Farmacêutica - Como tomar seus medicamentos
Paciente: A. M. R.   RG/HC: 1234567   Data: 20/03/2014   Receita(s): 2/23456
Elaborado por: Farmacêutico X   Conferido por: Farmacêutico Y

HORÁRIO		NOME DOS MEDICAMENTOS	QUANTIDADE	C/ÁGUA	C/ COMIDA
JEJUM	8:15	OMEPRAZOL 20 mg	02 cp	X	
CAFÉ DA MANHÃ	9:00	FUROSEMIDA 40 mg	02 cp	X	
		METFORMINA 850 mg (ANTES DO CAFÉ)	01 cp	X	
		CARVEDILOL 25 mg	02 cp	X	
		ANLODIPINO 5 mg	01 cp	X	
		ESPIRONOLACTONA 25 mg	01 cp	X	
ALMOÇO	12:00	METFORMINA 850 mg (ANTES DO ALMOÇO)	01 cp	X	
		GLICAZIDA 30 mg	01 cap	X	
JANTAR	7:00	METFORMINA 850 mg (ANTES DO JANTAR)	01 cp	X	
		CARVEDILOL 25 mg	02 cp	X	
		LISINOPRIL 20 mg	01 cp	X	
		ANLODIPINO 5 mg	01 cp	X	
		FUROSEMIDA 40 mg	02 cp	X	

APLICAR VIA SUBCUTÂNEA
INSULINA ISOFANA HUMANA NPH 100UI/ML:
30 UI antes do café da manhã, 20 UI antes do almoço e 20 UI antes do jantar.

Esta tabela de orientação é válida até a data do retorno médico. Caso haja qualquer alteração na receita médica, ou tenha dúvidas, compareça à Farmácia Clínica.

Figura 4.8. Tabela de orientação final.

As estratégias adotadas no atendimento farmacêutico em conjunto com a equipe de saúde auxiliaram na simplificação do regime posológico prescrito e melhoraram a conveniência e a adesão ao tratamento.

Resultados como esse reafirmam a necessidade de desenvolvimento e incentivo à prática clínica farmacêutica centrada no paciente, a fim de garantir máxima efetividade e segurança no uso dos medicamentos prescritos.

Uma vez que a contrarreferência dessa paciente de alta complexidade não é indicada, o desafio remanescente nesse caso é desenvolver estratégias efetivas para tornar a paciente independente das caixas organizadoras de medicamentos e etiquetas adesivas, contribuindo assim com sua autonomia no processo de utilização dos medicamentos.

REFERÊNCIAS BIBLIOGRÁFICAS

1. ANDRADE, M.A.; SILVA, M.V.S.; FREITAS O. **Assistência Farmacêutica como Estratégia para o uso racional de medicamentos em idosos.** Semina; Ciências Biológicas e da saúde, 2004.

2. JACOB FILHO, W.; GORZONI, M.L. **Geriatria e Gerontologia – O que todos devem saber.** Editora Roca, São Paulo, 2008.

3. ORGANIZAÇÃO PAN-AMERICANA DA SAÚDE. **Envelhecimento Ativo: uma política de saúde.** Traduzido por GONTIJO, S., 2005.

4. JACOB FILHO, W.; KIKUCHI, E.L. **Geriatria e Gerontologia Básicas.** Editora Elsevier, Rio de Janeiro, 2012.

5. BUENO, C.S.; BANDEIRA, V.A.C.; OLIVEIRA, K.R.; COLER, C.F. Perfil de uso de medicamentos por idosos assistidos pelo Programa de Atenção ao Idoso (P.A.I.) da UNIJUÍ. **Revista Brasileira de Geriatria e Gerontologia**. v. 15, n. 1, p. 51-61, 2012.

6. MURAD, J.E.; CASALI, T.A.A. **Aspectos Farmacológicos no Idoso. In: Clínica Cirúrgica Geriátrica.** São Paulo: Editora Atheneu, p. 92-96, 2003.

7. CHAIMOWICZ, F. et al. **Saúde do Idoso.** 2ª Edição. Belo Horizonte: Nescon UFMG, 2013.

8. FERREIRA, O.G.L.; MACIEL, S.C.; COSTA, S.M.G.; SILVA, A.O.; MOREIRA, A.S.P. Envelhecimento ativo e sua relação com a independência funcional. **Texto Contexto Enferm**, v. 21, n. 3, p. 513-518, 2012.

9. ARAUJO, R.C. Aconselhamento ao paciente sobre medicamentos: ênfase nas populações geriátrica e pediátrica. **Farmacoterapêutica**, Brasília, v. 4, n. 6, p. 1-3, 1999.

10. RAMOS, L.R.; CENDOROGLO, M.S. **Guias de Medicina Ambulatorial e Hospitalar da UNIFESP-EPM**: Geriatria e Gerontologia. 2.ed. Barueri, SP: Editora Manole, 2011.

11. SECOLI, S.R. Polifarmácia: interações e reações adversas no uso de medicamentos por idosos. **Revista Brasileira de Enfermagem**, São Paulo, 2010.

12. GORZONI, M.L., et al. Medicamentos potencialmente inapropriados para idosos. **Revista da Associação Médica Brasileira**, v. 58, n. 4, p. 442-446, 2012.

13. CASSONI, T.C.J.; CORONA, L.P.; ROMANO-LIEBER, N.S.; SECOLI, S.R.; DUARTE, Y.A.O.; LEBRÃO, M.L. Uso de medicamentos potencialmente inapropriados por idosos do Município de São Paulo, Brasil: Estudo SABE. **Caderno de Saúde Pública**, v. 30, n. 8, p. 1708-1720, 2014.

14. JOHNSON, J.; BOOTMAN, J.L. Drug-related morbidity and mortality and the economic impact of pharmaceutical care. **American Journal of Health-System Pharmacy**, v. 54, p. 554-558, 1997.

15. PINTO, I.L.V.; CASTRO, A.S.; REIS, A.M.M. Descrição da atuação do farmacêutico em equipe multiprofissional com ênfase no cuidado ao idoso hospitalizado. **Revista Brasileira de Geriatria e Gerontologia**, v. 16, n. 4, p. 747-758, 2013.

16. TAMAI, S.A.B. **Avaliação de um programa de promoção à saúde na qualidade de vida e no estado de bem-estar em idosos**. [Tese de doutorado]. São Paulo: Universidade de São Paulo, 2010.

17. BIBLIOTECA VIRTUAL EM SAÚDE. **Carta de Ottawa.** Disponível em: http://bvsms. saude.gov.br/bvs/publicacoes/carta_ottawapdf. Acesso em: 28/09/2015.

18. ROCHA, PA; MARTINS, M.C. et al. **Discovery place: the Pharmaceutical Care on assistance, research and quality teaching** [Anais III Simpósio Internacional de Atenção Farmacêutica]. Alfenas, 2013.

19. MORISKY, D.E.; GREEN, L.W.; LEVINE, D.M. Concurrent and predictive validity of a self-reported measure of medication adherence. **Med Care**. v. 24, n. 1, p. 67-74, 1986.

20. LYRA JUNIOR, D.; AMARAL, R.T.; ABRIATA, J.P.; PELÁ, I.R. Satisfacción como resultado de un programa de atención farmacéutica para pacientes ancianos en Ribeirão Preto – São Paulo (Brasil). **Seguimiento Farmacoterapéutico**, v. 3, n. 1, p. 30-42, 2005.

21. FLORES, V.B.; BENVEGNÚ, L.A. Perfil de utilização de medicamentos em idosos da zona urbana de Santa Rosa, Rio Grande do Sul, Brasil. **Caderno de Saúde Pública**, v. 24, n. 6, p. 1439-1446, 2008.

22. VIANA, S.S.C.; SÁ, K.R.; ALMEIDA, V.L.; GUIMARÃES, L.S.; ANTONIALLI, M.M.S. **Estudo do perfil farmacoterapêutico de idosos atendidos na Clínica de Fisioterapia da Universidade São Judas Tadeu** [Trabalho de Conclusão de Curso]. São Paulo: Universidade São Judas Tadeu, 2013.

ATENÇÃO FARMACÊUTICA EM ASMA E DPOC: 10 ANOS DE APRENDIZADO

Maria Cleusa Martins
Priscilla Alves Rocha
Letícia Zambelli Simões
Vanusa Barbosa Pinto

EPIDEMIOLOGIA DA ASMA E DPOC

Estima-se que a asma afete cerca de 300 milhões de pessoas e seja responsável por 250 mil mortes em todo o mundo[1]. No Brasil, considerando uma prevalência global de 10%, existem aproximadamente 20 milhões de asmáticos. Em 2011, foram registradas pelo Departamento de Informática do Sistema Único de Saúde (Datasus) 160 mil hospitalizações em todas as idades, dado que colocou a asma como a quarta causa de internações no Sistema Único de Saúde (SUS)[2].

No caso da doença pulmonar obstrutiva crônica (DPOC), de acordo com a Organização Mundial da Saúde (OMS), em 2004, 64 milhões de pessoas em todo o mundo foram diagnosticadas com DPOC. Em 2005, mais de 3 milhões de pessoas morreram devido a DPOC, o que corresponde aos 5% do total de mortes do mundo.

De acordo com o estudo PLATINO, realizado na cidade de São Paulo pela Associação Latino-Americana de Tórax (ALAT), a prevalência da DPOC varia de 6% a 15,8% entre a população com idade superior ou igual a 40 anos[3].

COMO E POR QUE TUDO COMEÇOU – UM BREVE HISTÓRICO

O Ambulatório de Pneumologia do Hospital das Clínicas da Faculdade de Medicina da Universidade de São Paulo (HCFMUSP) atende cerca de 1.200 pacientes com asma grave e em torno de 1.200 com DPOC e praticamente todos esses pacientes fazem uso de algum tipo de dispositivo inalatório.

Nessa população de pacientes, a escolaridade média é ensino fundamental incompleto, mas há também pacientes totalmente analfabetos, e aqueles com curso superior, mestrado e/ou doutorado. Nessa população heterogênea, os médicos responsáveis pelo cuidado percebiam que alguns, a partir do acesso aos dispositivos inalatórios, obtinham o controle da DPOC, enquanto outros, embora se beneficiando do mesmo arsenal terapêutico, permaneciam com episódios recorrentes da doença.

Nesse contexto se estabeleceu, entre o final do ano de 2002 e início de 2003, uma parceria entre a Divisão de Farmácia ICHC e o Ambulatório de Pneumologia para o desenvolvimento de um programa educacional para pacientes portadores de asma, que era ao mesmo tempo um programa educacional para os pacientes e para os farmacêuticos, alunos do Curso de Especialização em Farmácia Hospitalar – Introdução à Farmácia Clínica, que a Divisão de Farmácia mantém há cerca de 30 anos.

Essa parceria se baseia, até os dias de hoje, em formar o farmacêutico para orientar o paciente a ser ele próprio o gestor de sua doença, para controle de sintomas, aderência ao tratamento de manutenção do controle da asma, DPOC e consequente obtenção de melhoria da qualidade de vida.

Com o passar dos anos e a estruturação da seção de Farmácia Clínica e Atenção Farmacêutica na Divisão de Farmácia, o programa educacional de asma também foi sendo reestruturado para alinhar-se ao Modelo de Atenção Farmacêutica desenvolvido na Divisão de Farmácia do Instituto Central do Hospital das Clínicas (ICHC).

CONSTRUÇÃO DO APRENDIZADO DO TRABALHO EM EQUIPE E DO APRENDIZADO

Todas as etapas deste processo foram construídas por meio de orientações de monografias de conclusão de Curso para um ou dois dos alunos do Curso de Especialização, um trabalho paciencioso e nem sempre com a velocidade que correspondesse aos anseios da equipe. Um aprendizado importante dessa vivência é que, com constância de propósitos, os ganhos podem não ser rápidos, entretanto acontecem e o benefício para a equipe e para os pacientes vai surgindo e justificando a continuidade.

O primeiro trabalho, no ano de 2003, teve início com uma aluna que não deu continuidade ao curso, então o trabalho "Padronização do processo de atenção farmacêutica" foi concluído apenas no final de 2004, quando se registrou a atenção farmacêutica a 18 pacientes em duas consultas farmacêuticas que tinham como foco orientar os pacientes utilizando um instrumento de avaliação desenvolvido como mestrado de um pneumologista. O método de trabalho consistia em pesquisa bibliográfica sobre os medicamentos padronizados no hospital para elaborar um programa de cuidado e documentar a atenção efetuada ao paciente. Como critério de inclusão, o paciente deveria assinar o Termo de Consentimento Livre e Esclarecido e utilizar pelo menos um dispositivo inalatório para tratamento de asma.

Em 2005, outro trabalho verificou a aderência do paciente ao tratamento e concluiu que os pacientes eram aderentes ao tratamento embora alguns não tivessem obtido o controle da doença. Em 2006, foi verificado se o paciente que já havia utilizado tipos diferentes de dispositivos inalatórios tinha preferência entre estes e concluiu-se que ele, depois de sanadas as dificuldades com o uso do dispositivo, gostaria de permanecer com aquele modelo cuja utilização fazia parte de seu saber.

A necessidade de compreender se os instrumentos de avaliação dos pacientes eram de fato efetivos no seu propósito gerou, nos dois anos seguintes, trabalhos para validação de dois instrumentos para identificação das principais dificuldades do paciente asmático quanto ao uso de dispositivos inalatórios, que deu origem aos instrumentos que são utilizados até os dias de hoje.

Posteriormente, a pneumologia elaborou vídeos educativos, disponíveis no *site* do Instituto do Coração. E, no ano de 2009, o estudo realizado avaliou a utilização dos vídeos, para que estes fossem integrados ao Programa de Atenção Farmacêutica em Asma da Divisão de Farmácia do ICHC.

Em 2010, dois trabalhos foram elaborados: um sobre a sistematização da atenção farmacêutica ao paciente asmático e outro sobre o perfil farmacoterapêutico e a respectiva avaliação econômica dos medicamentos dispensados aos pacientes deste ambulatório.

A partir do ano de 2010, foram sendo realizados dois trabalhos monográficos que abordam algum aspecto econômico da Atenção Farmacêutica em Asma e que tratam da Atenção Farmacêutica propriamente dita.

Ao longo destes anos, o conhecimento dos pacientes sobre o uso de dispositivos inalatórios foi avaliado por meio dos trabalhos a seguir:

Ano	Trabalho monográfico	Casuística	Aluno	Orientadores
2004	1. Padronização do processo de atenção farmacêutica ao paciente asmático, matriculado na Disciplina de Pneumologia/Núcleo de Assistência e Pesquisa em Asma e atendido nos consultórios de atenção farmacêutica da Divisão de Farmácia do ICHC	18 pacientes	Helga Priscila Giugno Bischoff	Maria Cleusa Martins Rafael Stelmach
2005	2. Avaliação da intervenção farmacêutica, processo de educação do paciente asmático	60 pacientes divididos em caso e controle	Daiane de Oliveira Santos	
2006	3. Avaliação da aceitabilidade e preferência dos pacientes por dispositivos inalatórios de pó seco utilizados para o tratamento de asma e DPOC no Ambulatório de Pneumologia do HCFMUSP		Melissa Ferreira Rafaela Mácola	Andréa Cássia Pereira Sforsin Rafael Stelmach Alberto Cukier
2007	4. Validação de instrumentos para avaliação do grau de entendimento de pacientes portadores de asma quanto à utilização de dispositivos inalatórios	16 pacientes	Juliana Carneiro da Caunha Possari	Maria Cleusa Martins Rafael Stelmach
2008	5. Validação de instrumentos para identificações das maiores dificuldades do paciente asmático no uso de dispositivos inalatórios	72	Greice Borges Innocêncio	
2009	6. Perfil farmacoepidemiológico e avaliação econômica de medicamentos dispensados a pacientes tratados em um ambulatório de asma	13.190 receitas pertencentes a 1.733 pacientes	Rafael Tadeu de Andrade	
	7. Sistematização da atenção farmacêutica ao paciente asmático	10	Juliana Soprani	
2010	8. Atenção farmacêutica com foco na avaliação do paciente asmático não aderente a consultas médicas	13	Letícia Zambelli Simões	
2011	9. Estudo de custo de oportunidade do tratamento de pacientes asmáticos não aderentes à consulta médica, por meio da estratégia do *Brown bag test*	150	Gabriel Guittis	
2011	10. Estudo de custo de oportunidade do tratamento de pacientes com asma e DPOC não aderentes à consulta médica, por meio da estratégia do *Brown bag test*	50	Keila Regina Dias	

Ano	Trabalho monográfico	Casuística	Aluno	Orientadores
2012	11. Atenção farmacêutica com foco na avaliação do paciente asmático não aderente a consultas médicas	17	Vedilaine Aparecida Bueno da Silva	Maria Cleusa Martins Regina Maria de Carvalho Pinto
2013	12. Estudo de custo de oportunidade do tratamento de pacientes com asma e DPOC não aderentes à consulta médica, por meio da estratégia do *Brown bag test*	125	Cleide Gonçalves de Jesus Bergamim	Maria Cleusa Martins Rafael Stelmach
2013	13. Atenção farmacêutica com foco na avaliação do paciente asmático não aderente a consultas médicas	46	Synara Marquezini	Maria Cleusa Martins Regina Maria de Carvalho Pinto

A partir de 2011, os trabalhos vêm sendo elaborados segundo o mesmo desenho, com a finalidade de obter uma casuística maior, de acordo com o mesmo modelo de trabalho.

Com o decorrer do tempo, a equipe médica observou que havia pacientes que faltavam na consulta médica e solicitavam ao médico apenas a emissão da receita, para que lhe fosse mantida a gratuidade dos medicamentos na farmácia ambulatorial do hospital, sem a ocorrência do acompanhamento médico.

Sendo todos os pacientes matriculados neste ambulatório portadores de DPOC ou asma graves, acreditou-se que a falta de aderência à consulta médica deveria levar a consequente falta de aderência ao tratamento e, dessa forma, a falta de controle sobre a doença.

Como forma de verificar se de fato isso ocorre, decidiu-se trabalhar com a estratégia do *Brown bag test* ou da revisão dos medicamentos que o paciente possui em casa. Deve-se solicitar que ele traga à farmácia *todos* os seus medicamentos. Para isso, ele recebe uma sacola identificada para que se lembre de trazer os medicamentos na próxima consulta, a fim de que possam ser avaliados. Com isso, analisa-se a relação entre a quantidade de medicamentos de manutenção do controle da asma devolvidos *versus* a quantidade de medicamento de resgate devolvidos.

Os pacientes são avaliados e inseridos no programa de atenção farmacêutica para uso correto do medicamento, se detectada essa necessidade.

MODELO ATUAL DE ATENÇÃO FARMACÊUTICA

Atualmente o modelo de Atenção Farmacêutica em Asma e DPOC segue o modelo Divisão de Farmácia com as devidas adaptações para as especificidades das duas doenças. Inicia com duas consultas para verificar o conhecimento e a aderência do paciente ao tratamento, e esta primeira etapa do programa é denominada Programa *Brown Bag Test* ou Revisão de Medicamentos.

PROGRAMA *BROWN BAG TEST* OU REVISÃO DE MEDICAMENTOS

Os pacientes que faltaram à consulta médica são encaminhados pelo médico da Disciplina de Pneumologia para a Atenção Farmacêutica, sendo essa **primeira consulta denominada *Recrutamento***.

No recrutamento o paciente é entrevistado para identificar se possui dificuldades para chegar ao hospital e à consulta com o médico, e a razão de seu absenteísmo. O programa é apresentado e, então, é feito o convite para participar. Caso o paciente aceite participar do programa, solicita-se que ele assine o Termo de Consentimento Livre e Esclarecido e, independente de sua aceitação, ele é novamente encaminhado para o Ambulatório de Pneumologia, onde será feita nova receita e marcada a próxima consulta.

De volta ao consultório farmacêutico, o paciente receberá seu medicamento, orientações de uso e é fornecida uma sacola para que ele traga os medicamentos que possui em casa. É marcada a segunda e última consulta de *Brown Bag Test*.

Na **segunda consulta de *Brown Bag test*** os medicamentos que o paciente traz são analisados segundo os critérios:

- **Classe terapêutica e forma farmacêutica** – Verifica-se se os medicamentos foram prescritos pelo Ambulatório de Pneumologia ou outro;
- **Posologia** – Verifica-se se o paciente está utilizando o medicamento de acordo com a prescrição médica;
- **Prazo de validade** – É oferecido o descarte de todos os medicamentos com validade vencida, mesmo que não tenham sido retirados na Farmácia Ambulatorial do hospital;
- **Quantidade de medicamento que o paciente possui** – Toma-se como base a data de seu retorno à farmácia e, dessa forma, também pode ser feita a devolução dos medicamentos em quantidade maior que o necessário, se o paciente quiser.

Esses dados são avaliados por meio de um banco de dados em Excell.

É também solicitado que o paciente demonstre o uso dos dispositivos inalatórios, sem, contudo, utilizá-los. Nesse momento são utilizados os escores de avaliação de conhecimento do uso de seus dispositivos. Se for evidenciado por essa demonstração que o paciente não sabe utilizar os medicamentos, ele é convidado a participar do Programa de Atenção Farmacêutica, que será agendado na próxima consulta.

PROGRAMA DE ATENÇÃO FARMACÊUTICA EM ASMA E DPOC

Para participar do programa, o farmacêutico clínico passa por um treinamento de cerca de 7 horas, em que se estuda o perfil farmacoterapêutico dos pacientes tomando por base a monografia nº 7 do quadro apresentado anteriormente e também as monografias nº 5 e nº 6 que estudaram os instrumentos de avaliação do conhecimento sobre o uso de dispositivos inalatórios, além do treinamento específico da Atenção Farmacêutica Modelo Divisão de Farmácia para utilização da anamnese farmacêutica, grau de entendimento, escore do grau de entendimento, intervenção farmacêutica, plano de seguimento, indicadores, avaliação e alta do paciente no programa.

Primeira consulta

- Apresentação do programa;
- Assinatura do Termo de Consentimento Livre e Esclarecido pelo paciente;
- Anamnese farmacêutica;
- Grau de entendimento;
- Demonstração da técnica de utilização do dispositivo inalatório prescrito ao paciente;
- Orientação sobre o uso correto do dispositivo;
- Apresentação do vídeo, chamando a atenção do paciente para as etapas em que houve erro na utilização do dispositivo;
- Orientação global sobre toda a prescrição e, se necessário, contato com o médico prescritor.

Fase de estudo: seguimento farmacoterapêutico

Realizada no intervalo entre as consultas, quando é feita a atualização do perfil farmacoterapêutico e são traçadas as metas para obtenção de resultados com o paciente. Essas metas incluem a obtenção de um escore = 7 para os dispositivos de aerossol e 5,0 para os dispositivos de aspiração, e diminuição da utilização dos medicamentos de resgate, quando for o caso.

Segunda consulta

- Reavaliação dos escores da técnica de utilização de dispositivos inalatórios. Reforço sobre o uso correto.

- Questionário sobre a necessidade de utilização do medicamento de resgate no último mês e sobre quaisquer outras intercorrências relacionadas ao uso de medicamentos.

Terceira consulta

- Como na segunda consulta, é feita uma reavaliação do paciente mediante a utilização dos escores da técnica de utilização dos dispositivos inalatórios e outras intercorrências relacionadas ao uso de medicamentos.
- Se o paciente demonstrar-se apto para utilização de seus medicamentos e para dar continuidade ao tratamento, recebe alta da Atenção Farmacêutica.

Consulta telefônica

Um mês após a última consulta presencial é realizada uma consulta telefônica ao paciente para verificar se compareceu à consulta médica, se houve recorrência de exacerbações e necessidade de procurar o pronto atendimento.

Ainda nesta consulta é aplicado um questionário de satisfação do paciente com relação ao atendimento farmacêutico e com o programa de Atenção Farmacêutica.

Conteúdos abordados

Perfil farmacoepidemiológico

A primeira vez que este perfil foi estabelecido com a finalidade do Programa de Atenção Farmacêutica, efetuou-se por meio do estudo nº 6, do quadro 1, de Rafael Tadeu de Andrade. Um dos objetivos específicos deste estudo era compreender o perfil das prescrições que o Ambulatório de Pneumologia efetuava para os pacientes com asma, o que foi denominado como Prescrição Padrão.

A validação dos instrumentos de avaliação do uso de dispositivos inalatórios foi efetuada pelos trabalhos dos itens 4 e 5, do quadro 1. Este trabalho foi efetuado em duas etapas, duas monografias, em anos subsequentes, e permitiu que os instrumentos de avaliação fossem modificados pelas sugestões de 5 juízes, com experiência no cuidado do paciente asmático, residentes em regiões distintas do Brasil. Os instrumentos de avaliação após a validação adotaram as seguintes configurações:

Escore da Técnica do Aerossol: instrumento validado para pontuar o conhecimento do paciente acerca do uso do dispositivo inalatório de aerossol, o nebulímetro, seja com ou sem uso do espaçador (dispositivo plástico acoplado ao nebulímetro para facilitar o uso).

Escore da Técnica do Aerossol

Nome do paciente _____RGHC_____ Data _____

- Coloque a mão no tórax do paciente
- Solicite que ele faça uma inspiração e depois uma expiração profunda
- Use esta observação na avaliação do critério profundidade

Critérios			Pontos
Agitação (duas ou mais vezes)	Não		0
	Sim		1
	Erros	Não agitar	-4
		Retirar tambor/canister do aplicador	-1
Posições	Errada		0
	Certa		1
	Erros	Retirar o espaçador	-4
Expiração (antes: inspirar profundamente e depois expirar profundamente)	Sim		1
	Não		0
	Erro	Expirar dentro do espaçador	-2
Modo de uso	Dentro da boca, sem o espaçador		0
	Fora da boca, sem o espaçador		1
	Dentro da boca, com espaçador		1
	Fora da boca, com espaçador		0
	Erro	Usar espaçador irregularmente	-2
		Boca aberta, no modo dentro	-2
Movimento (inspiração rápida)	Antes do spray		0
	Junto ou logo depois do acionamento		1
	Erro	Respiração nasal	-8
		Completar a inspiração antes do acionamento	-4
		Acionamento direto na boca e não inspirar	-4
		Inspirar muito depois do acionamento	-4
		Inspirar irregularmente/entrecortada	-2
		Respirar superficialmente no espaçador	-1
Velocidade		Rápida ou < 3s	0
		Lenta ou ≥ 3s	1
Profundidade		Insuficiente	0
		Suficiente	1
Manutenção da CPT		< 10s	0
		10s ou mais	1
Intervalo (entre os acionamentos)	2x	< 60s	0
		60 s ou mais	1
		Dar dois jatos ou mais	- 4
Total			

CPT: capacidade pulmonar total.

Aplicação do escore

É solicitado que o paciente demonstre como utiliza o dispositivo e cada etapa da utilização é pontuada e registrada na última coluna da direita. A maior pontuação que o paciente pode obter é 9 porque, em geral, não utiliza o espaçador e, conforme forem cometendo erros, vão sendo retirados pontos. Por exemplo, se ele agitar o dispositivo duas ou mais vezes ganha um ponto, se ele não agitar perde 4 pontos e assim por diante. Se o paciente obtiver uma pontuação inferior a 7 pontos, é considerado não apto e deve participar do programa.

Escore da Técnica do Dispositivo para Aspiração: instrumento validado para pontuar o conhecimento do paciente acerca do uso do dispositivo inalatório de aspiração de todos os tipos existentes no mercado (Handihaler, Aerolizer, Turbuhaler e Diskus).

Escore da Técnica do Dispositivo para Aspiração

Nome do paciente _____RGHC_____ Data _____
- Coloque a mão no tórax do paciente
- Solicite que ele faça uma inspiração e depois uma expiração profunda
- Use esta observação na avaliação do critério profundidade

Critérios			Pontos
Preparo da dose (acionamento do dispositivo)	Errado		0
	Certo		1
Expiração (antes: inspirar profundamente e depois expirar profundamente)	Não		0
	Sim		1
	Erros*	Respiração nasal	-4
		Expirar dentro do dispositivo	-2
Velocidade	Rápida OU < 3 S		1
	Lenta ou ≥ 3s		0
	Erros*	Inspirar irregularmente	-2
		Aspirar levemente	-1
Profundidade	Não completamente		0
	Adequadamente		1
Manutenção da CPT	< 10 s		0
	10 s ou +		1
Posição da cabeça	Ângulo > 90°		0
	Ângulo < 90°		1
Total			

CPT: capacidade pulmonar total.

Aplicação do escore

É solicitado que o paciente demonstre como utiliza o dispositivo e cada etapa da utilização é pontuada e registrada na última coluna da direita. A maior pontuação que o paciente pode obter é 7 e, conforme for cometendo erros, vão sendo retirados pontos. Por exemplo, se ele acertar o preparo da dose, recebe 1 ponto, se fizer respiração nasal, perde 4 pontos. Se obtiver escore inferior a 5, deve ser selecionado para participar da segunda etapa do programa.

Como esses escores são aplicados durante as três consultas, é possível comparar o desempenho do paciente com ele próprio, no decorrer do período, e verificar seu desempenho ao longo do tempo, como também é possível comparar o desempenho dos pacientes entre si.

Embora os escores não sejam autoexplicativos, eles possibilitam verificar quais as principais dificuldades do paciente e estas podem ser sanadas pela explicação do farmacêutico e pelo reforço que a utilização dos vídeos possibilita. Vale ressaltar que os vídeos estão disponíveis na internet, para profissionais da saúde e pacientes, e orienta-se que sejam acessados em casa.

A NÃO ADERÊNCIA AO TRATAMENTO

Estudar a não aderência ao tratamento vem sendo a preocupação de todos os profissionais da saúde que lidam diretamente com o paciente. A razão pela qual o paciente não adere à consulta médica, ao tratamento e reluta para comparecer à consulta farmacêutica, mesmo esta sendo reforçada por telefone um dia antes da data, ainda pode permanecer uma interrogação. Talvez pelo menos enquanto a doença significar uma mudança na qualidade de vida e o paciente, em vez de se lembrar duas ou três vezes por dia que é doente para tomar o medicamento, prefira esquecer e, junto com esse esquecimento, ocorrer o esquecimento dos demais deveres relativos à doença.

RESULTADOS OBTIDOS

Não é escopo deste texto apresentar os resultados obtidos com cada uma das monografias, mas discutir os resultados globais obtidos pela equipe. E trabalhar em equipe merece destaque como um dos importantes ganhos no decorrer desse tempo, uma vez que, quando este trabalho começou, também se iniciou o trabalho de reconhecimento das possibilidades entre as equipes médica e farmacêutica.

A partir dessa construção do trabalho várias turmas do curso de especialização foram formadas e farmacêuticos especialistas em farmácia hospitalar e clínica foram sendo desenvolvidos e integrados ao mercado de trabalho como farmacêuticos clínicos, professores e profissionais capacitados para orientar os pacientes quanto ao uso correto de seus medicamentos, incluindo o uso dos dispositivos inalatórios.

Essa parceria também foi o embrião para o início de um Programa de Residência em Área Profissional da Saúde, que hoje é realidade em parceria com as Equipes da Pneumologia e Gastroenterologia.

De modo geral, a principal intervenção farmacêutica com um paciente portador de asma ou DPOC é sobre a técnica de uso dos dispositivos inalatórios e sobre a dedicação que todos os pacientes necessitam ter com seu cuidado pessoal ao lidar com alguma doença crônica.

Um aprendizado importante também é o fato de que, embora muitas vezes não seja possível detectar as causas da não aderência do paciente à consulta médica, ao tratamento e à consulta farmacêutica, nunca se desiste do paciente e da busca de melhorar sua qualidade de vida e capacidade para compreender os desafios que a doença lhe impõe.

Entre os trabalhos desenvolvidos em monografias, a equipe escolheu um para apresentar integralmente neste livro: "Perfil farmacoepidemiológico e avaliação econômica dos medicamentos dispensados a pacientes tratados em um ambulatório de asma no ano 2009".

REFERÊNCIAS BIBLIOGRÁFICAS

1. World Health Organization. Global surveillance, prevention and control of chronic respiratory diseases: a comprehensive approach. Geneva: World Health Organization, 2007.

2. Ministério da Saúde do Brasil. Departamento de Informática do SUS [homepage on the Internet]. Brasília: DATASUS [cited 2014 Jan 25]. Morbidade hospitalar do SUS – por local de internação – Brasil. Disponível em: http://tabnet.datasus.gov.br/cgi/tabcgi.exe?sih/cnv/miuf.def.

3. Associação Latino-Americana de Tórax. Projeto Latino-Americano de Investigação em Obstrução Pulmonar, 2013.

ATENÇÃO FARMACÊUTICA EM ASMA

Letícia Zambelli Simões
Regina Maria de Carvalho Pinto
Vanusa Barbosa Pinto
Maria Cleusa Martins
Rafael Stelmach

INTRODUÇÃO

A asma é uma doença inflamatória crônica, caracterizada por hiper-responsividade das vias aéreas inferiores e por limitação variável ao fluxo aéreo, reversível espontaneamente ou com tratamento, manifestando-se clinicamente por episódios recorrentes de sibilância, dispneia, aperto no peito e tosse, particularmente à noite e pela manhã ao despertar. Resulta de uma interação entre genética, exposição ambiental a alérgenos e irritantes, e outros fatores específicos que levam ao desenvolvimento e à manutenção dos sintomas[1,2]. É uma das doenças respiratórias mais comuns no mundo, afetando adultos e crianças[3,4]. Estima-se que 300 milhões de pessoas sejam afetadas por ela[2].

TRATAMENTO DA ASMA

O tratamento farmacológico baseia-se na utilização de medicamentos de manutenção para prevenir os sintomas, principalmente pelo seu efeito anti-

-inflamatório, e medicamentos de alívio, que são usados para reverter a broncoconstrição oriunda das exacerbações da doença[5,6]. Além disso, os pacientes asmáticos também utilizam medicamentos de suporte para o tratamento das comorbidades. Rinite, sinusite e doença do refluxo gastroesofágico são as comorbidades mais comuns[7,8].

A via inalatória é a mais utilizada para o tratamento da asma porque permite que os medicamentos tenham um alcance seletivo dos pulmões, elevando a concentração do fármaco nas vias aéreas e reduzindo os efeitos adversos sistêmicos[9]. Os corticosteroides inalados, os agonistas β_2 de ação prolongada, os antagonistas de receptores de leucotrienos e o omalizumabe fazem parte da terapia de manutenção da doença[10,11].

Já os broncodilatadores β_2-agonistas adrenérgicos de curta duração, os corticosteroides orais e os anticolinérgicos são fármacos utilizados na terapia de alívio das crises de asma. Esses medicamentos são os maiores contribuintes nos custos diretos da terapêutica ambulatorial de pacientes asmáticos[12,13], e o tratamento de comorbidades encarece o acompanhamento ambulatorial desses pacientes[14].

USO DE SISTEMAS INFORMATIZADOS NA DISPENSAÇÃO DE MEDICAMENTOS

Os medicamentos para tratamento da asma estão inseridos na Política Nacional de Assistência Farmacêutica e fazem parte do Componente Especializado da Assistência Farmacêutica (CEAF) que foi publicado pela Portaria GM/MS nº 2.981 de 30 de novembro de 2009. O CEAF é uma estratégia de acesso aos medicamentos voltados à atenção de média e alta complexidade, no âmbito do Sistema Único de Saúde (SUS), que busca garantir a integralidade do tratamento medicamentoso, em nível ambulatorial[15].

Entretanto, a dispensação dos medicamentos prevista pela CEAF apresenta alguns obstáculos, tais como: falta de estrutura física e de profissionais capacitados para realização dessa dispensação e, também, ausência da interação entre o médico prescritor e o farmacêutico dispensador[15].

O uso de sistemas informatizados possibilita a melhora dessas condições por promover a interação entre o prescritor e o dispensador, permitindo a melhor regularização e qualidade no cumprimento da CEAF e, com isso, o seguimento das diretrizes propostas para o tratamento da asma.

Em nossa instituição, os sistemas informatizados permitem que o médico prescreva apenas os medicamentos que estão definidos nos protocolos clínicos. No caso da asma, o protocolo clínico foi elaborado com base na *Global Strategy for Asthma Management and Prevention* (GINA)[2].

Ao se utilizar o sistema informatizado, consegue-se maior controle dos medicamentos prescritos e do tratamento fornecido aos pacientes e contabilizar o número de receitas ambulatórias que são dispensadas, no nosso caso em média 5.000 receitas/dia, o que auxilia na programação de compra de medicamentos. Pelo fato de a demanda de medicamentos ser alta, a compra é realizada em larga escala e, por isso, tem o preço reduzido em relação ao mercado.

Esse sistema de banco de dados ainda permite identificar quais são os medicamentos mais prescritos/dispensados, a prescrição padrão dos pacientes asmáticos e também quais são os medicamentos mais onerosos para o sistema de saúde.

DESENHO DO ESTUDO

Utilizando os sistemas informatizados disponíveis em nossa instituição, realizou-se um estudo com o objetivo de: a) identificar os medicamentos mais utilizados no tratamento de pacientes portadores de asma e comorbidades associadas; b) identificar a prescrição padrão; c) calcular o gasto médio mensal na terapêutica farmacológica ambulatorial, e d) comparar o valor gasto dessa prescrição com o valor de mercado.

Para isso foram avaliadas as prescrições de pacientes asmáticos, pertencentes ao ambulatório de asma durante o ano de 2009, por meio do Sistema de Informação e Gestão Hospitalar (SIGH). O SIGH é um sistema que permite identificar quantitativa e qualitativamente a utilização de medicamentos por meio da prescrição eletrônica disponível para a farmácia ambulatorial.

Foram extraídos do SIGH relatórios mensais que continham informações a respeito dos medicamentos prescritos (total de usuários atendidos e média de itens por receita) e dos medicamentos dispensados: descrição de cada especialidade farmacêutica dispensada e sua respectiva forma farmacêutica, quantidade de receitas em que o medicamento estava contido e quantidade dispensada.

O cálculo dos gastos do preço médio unitário de cada medicamento foi realizado utilizando o Sistema de Administração de Materiais (SAM), o qual permite o gerenciamento logístico dos medicamentos e insumos farmacêuticos em nossa instituição.

O valor total gasto com cada medicamento foi obtido a partir da multiplicação do preço unitário pela quantidade de unidades dispensadas.

O preço total da prescrição padrão foi obtido multiplicando o número de unidades de cada medicamento pelo seu respectivo valor unitário obtido do SAM. Visando à comparação com o mercado, obteve-se o valor da prescrição padrão pelos preços máximos ao consumidor contidos na lista da Câmara de Regulação do Mercado de Medicamentos (CMED) publicada em 11 de maio de 2009[16]. Foram adotadas as especialidades farmacêuticas com menor preço, já que cada fármaco pode possuir várias marcas disponíveis no mercado.

RESULTADOS

Foram analisadas 13.190 receitas pertencentes a 1.733 pacientes, atendidos no ambulatório de asma no ano de 2009. Foram prescritos 197 medicamentos diferentes. Destes, apenas 15 foram destinados diretamente ao alívio e ao controle da asma.

Na tabela 6.1 estão apresentados os 10 medicamentos mais prescritos a pacientes, assim como suas respectivas frequências de prescrição e indicação terapêutica para alívio, manutenção e suporte (comorbidades).

Tabela 6.1. Lista dos 10 medicamentos mais prescritos a pacientes asmáticos, frequência e classificação de acordo com a indicação de terapia

Medicamento	Frequência de prescrição	Terapia
Salbutamol 100 µg/dose	11.048	A
Formoterol + budesonida (12 µg + 400 µg)	8.322	M
Omeprazol 20 mg cápsula	8.186	S
Budesonida 32 µg *spray* nasal/fluticasona 50 µg *spray* nasal	6.772	S
Montelucaste 10 mg comprimido	3.416	M
Formoterol + budesonida (6 µg + 200 µg)	3.037	M
Ipratrópio 0,025% solução	2.994	A
Fenoterol 0,5% solução	2.884	A
Bromoprida 4 mg/ml solução oral	2.361	S
Bromoprida 10 mg comprimido/domperidona 10 mg comprimido	2.322	S

A: terapia de alívio; **M:** terapia de manutenção; **S:** terapia de suporte.

O salbutamol 100 µg/dose foi o medicamento mais prescrito. Como este é utilizado na terapia de alívio das exacerbações asmáticas agudas, esse resultado pode indicar que a doença, em geral, não está totalmente controlada. Esse dado pode ser explicado pelo perfil dos pacientes atendidos em nossa instituição que são, em sua maior parte, pacientes com asma grave. Estudos apontam que quanto maior a gravidade da asma, maior será o consumo de medicamentos[17-19].

O medicamento montelucaste, que se encontra em quinto lugar na lista de medicamentos mais prescritos, foi responsável por 35,3% do gasto total com prescritos aos asmáticos. Esse medicamento é uma exceção em relação aos demais da prescrição padrão, pois até recentemente não possuía similares ou genéricos, o que dificulta o mecanismo da custo-efetividade da compra em larga escala.

O gasto público (SUS) total com medicamentos prescritos e dispensados a pacientes com asma atendidos no ambulatório de asma e na farmácia ambulatorial foi de R$ 851.558,40. Os 10 medicamentos mais custosos estão descritos na tabela 6.2. Entre eles, cinco são utilizados no alívio ou no controle da asma e os outros cinco, no tratamento de comorbidades.

Tabela 6.2. Medicamentos responsáveis pela maior parte dos gastos da instituição no tratamento de portadores de asma

Medicamento	Gastos (R$)
Montelucaste 10 mg comprimido	300.791,40
Formoterol + Budesonida (12 µg + 400 µg)	158.923,00
Formoterol + Budesonida (6 µg + 200 µg)	82.180,70
Fluticasona 50 µg *spray* nasal	74.231,40
Triancinolona 55 µg *spray* nasal	42.389,80
Budesonida 200 µg	24.538,80
Salbutamol 100 µg/dose	22.698,20
Omeprazol 20 mg cápsula	19.419,30
Domperidona 10 mg comprimido	14.869, 20
Salmeterol + Fluticasona (25 µg + 125 µg)	11.841,30
TOTAL	751.883,00

Dentre os 10 medicamentos responsáveis pela maior parte dos gastos, seis são utilizados no tratamento específico da asma e quatro, no tratamento de comorbidades. Destes, dois (fluticasona 50 µg e triancinolona 55 µg) são utilizados no controle de rinite[20,21], e dois (omeprazol 20 mg e domperidona 10 mg), na doença do refluxo gastroesofágico[8]. A prescrição de medicamentos utilizados para o tratamento de comorbidades em asmáticos é mais comum em pacientes em estágios mais graves da doença[7]. Para esses indivíduos, o controle da asma é dependente do controle das comorbidades[22].

Nas prescrições avaliadas, o número médio de medicamentos por receita foi de 5,4 por paciente. Portanto, a prescrição padrão desses pacientes é composta de cinco medicamentos, sendo eles e suas respectivas quantidades médias assim distribuídos: salbutamol 100 µg/dose (1 *kit* com 200 doses), formoterol 12 µg + budesonida 400 µg (1 *kit* com 60 doses), omeprazol 20 mg (79 cápsulas), fluticasona 50 µg (2 frascos) e montelucaste 10 mg (32 comprimidos). O *kit* é uma apresentação composta pelo medicamento mais o dispositivo para inalação.

O preço da prescrição padrão, de acordo com o valor de aquisição (SUS) de medicamentos pela instituição no ano de estudo, foi de R$ 118,50. O preço de cada medicamento contido nessa prescrição está apresentado na figura 6.1. Note-se que uma especialidade farmacêutica (montelucaste) foi responsável por 73% do preço da prescrição. Se os pacientes tivessem que comprar todos os medicamentos contidos nessa prescrição padrão em drogarias privadas na época do estudo, teriam um dispêndio mínimo de R$ 409,50[16].

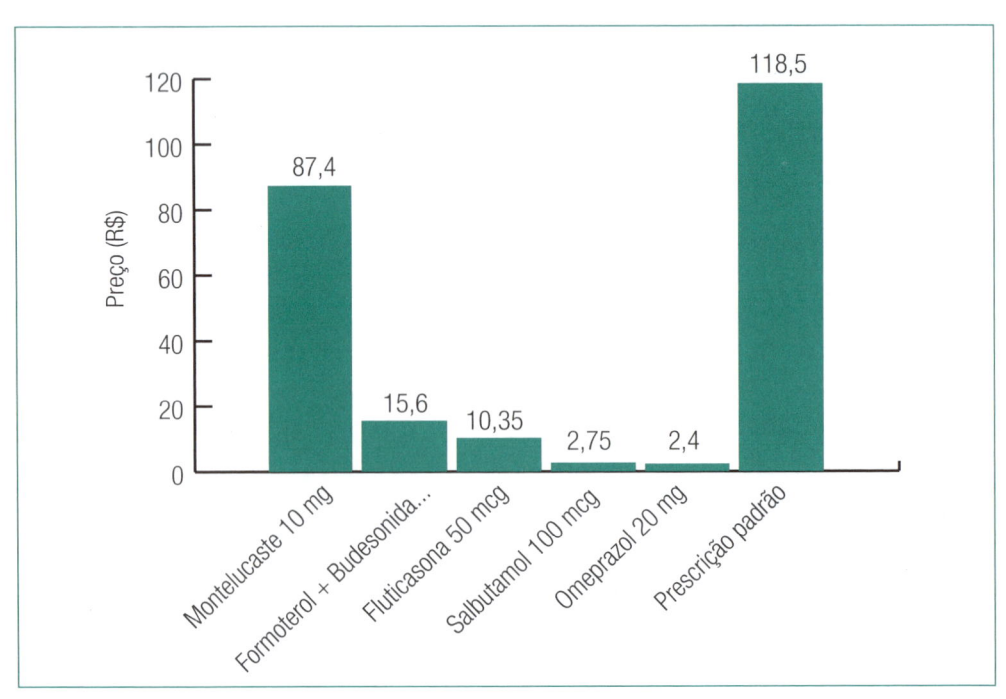

Figura 6.1. Preço total e de cada componente da prescrição padrão do paciente, de acordo com o valor de aquisição de medicamentos pelo hospital.

CONSIDERAÇÕES FINAIS

Por meio dos resultados obtidos pode-se demonstrar, em nossa instituição, que, ao se utilizar um sistema informatizado, obtiveram-se informações relevantes que refletem em particular a gestão de um programa de dispensação de medicamentos para pacientes asmáticos. Os sistemas informatizados permitiram a obtenção de informações específicas, como a correta prescrição de medicamentos para portadores de asma persistente de acordo com as diretrizes nacionais e internacionais[2,10] e o conhecimento do gasto público nacional com eles, possibilitando não só a comparação com o setor privado como também com outros países.

Doenças crônicas, como a asma, requerem seguimento contínuo, com tratamento ininterrupto e facilidade do acesso aos medicamentos, o que não era disponível à maioria da população brasileira até recentemente[23,24]. No ambulatório de asma do nosso hospital, o paciente asmático dispõe de acompanhamento por intermédio de equipe multidisciplinar e dispensação gratuita de medicamentos. O conhecimento do perfil dessa prescrição e seu custo servem como exemplo para programas públicos de atenção aos asmáticos no SUS.

A falta de acesso dos pacientes asmáticos ao tratamento medicamentoso desencadeia exacerbações da doença, gerando aumento no número de hospitalizações e diminuição de dias trabalhados, acarretando também aumento nos custos diretos e indiretos para o sistema de saúde[23]. A utilização desses bancos de dados permite maior controle da regularidade do acesso da população aos medicamentos para asma, reduzindo, assim, as prováveis exacerbações da doença por eventuais faltas destes.

O sistema de saúde arca com um dispêndio financeiro menor na compra de medicamentos quando comparado com o gasto gerado na aquisição destes pelos pacientes em drogarias. Isso se deve ao fato de o setor público ser desonerado quanto a impostos, diminuindo o preço dos medicamentos. Além disso, na nossa instituição, a alta demanda na dispensação de medicamentos ambulatoriais também contribui para a queda do preço dos medicamentos, já que as compras são feitas em larga escala por intermédio de pregão.

O acompanhamento ambulatorial de pacientes asmáticos, assim como a facilitação do acesso aos medicamentos para controle da doença, é uma medida essencial que diminui a morbidade e a mortalidade por conta da doença, assim como os demais custos diretos e indiretos[5]. O SUS desempenha um papel fundamental para garantir o acesso do paciente portador de asma ao medicamento para tratar a doença, uma vez que a aquisição de sua prescrição em drogarias comprometeria 45% de sua renda mensal, levando em consideração que a renda média mensal do trabalhador no estado de São Paulo em 2009 foi de R$ 942,29[25]. A implementação de sistemas informatizados que liguem a ação de prescrição médica à efetiva dispensação pelo farmacêutico poderia ser uma medida generalizada para aumentar a relação custo-efetividade no SUS.

REFERÊNCIAS BIBLIOGRÁFICAS

1. KUMAR, V.; ABBAS, A.K.; FAUSTO, N. **Robbins e Cotran. Patologia: bases patológicas das doenças**. 7. ed. Rio de Janeiro: Elsevier, 2005. p. 760-763.

2. GINA. Global Strategy for Asthma Management and Prevention, 2009. Disponível em: <http://ginasthma.org/>. Acessado em: 5 out. 2010.

3. KILGORE, D.; NAJM, W. Common respiratory diseases. **Primary Care: clinics in Office Practice**, v. 37, n. 2, p. 297-324, 2010.

4. PADMAJA, S.; PIUSH, J.M.; MALCOLM, R.S. Asthma: epidemiology, etiology and risk factors. **Canadian Medical Association or its licensors**, v. 181, n. 9, p. 181-190, 2009.

5. GONÇALVEZ, A.F.S. Aderência ao tratamento da asma. Revista Portuguesa de Pneumologia, v. 16, n. 1, p. 117-131, 2010.

6. Sociedade Brasileira de Pneumologia e Tisologia. III Consenso Brasileiro no Manejo da Asma. **Revista AMRIGS**, v. 46, n. 3,4, p. 151-172, 2002.

7. BISACCIONI, C.; AUN, M.V.; CAJUELA, E.; KALIL, J; AGONDI, R.C.; GIAVINA-BIANCHI P. Comorbidities in severe asthma: frequency of rhinitis, nasal polyposis, gastroesophageal reflux disease, vocal cord dysfunction and bronchiectasis. **Clinics**, v. 64, n. 8, p. 769-773, 2009.

8. SHARMA, B.; SHARMA, M.; DAGA, M.K.; SACHDEV, G.K.; BONDI, E. Effect of omeprazole and domperidone on adult asthmatics with gastroesophageal reflux. **World J Gastroenterol**, v. 13, n. 11, p. 1706-1710, 2007.

9. SANTOS, D.O.; MARTINS, M.C.; CIPRIANO, S.L.; PINTO, R.M.C.; CUKIER, A.; STELMACH, R. Atenção farmacêutica ao portador de asma persistente: avaliação da aderência ao tratamento e da técnica de utilização dos medicamentos inalatórios. **Jornal Brasileiro de Pneumologia**, v. 36, n. 1, p. 14-22, 2010.

10. Sociedade Brasileira de Pneumologia e Tisologia. IV Diretrizes Brasileiras para o Manejo da Asma. **Jornal Brasileiro de Pneumologia**, v. 32, n. 7, p. 447-474, 2006.

11. LEMANSKE, R.F. Asthma therapies revisited: what have we learned? **Proceedings of the American Thoracic Society**, v. 6, n. 3, p. 312-315, 2009.

12. RODRÍGUEZ, E.C.; FIDALGO, G.L. Utilizacíon de medicamentos para La EPOC y el asma en atencíon primaria em la comunidade de Madrid (1996-2002). **Archivos de Bronconeumologia**, v. 43, n. 2, p. 73-80, 2007.

13. BAHADORI, K.; DOYLE-WATERS, M.M.; MARRA, C.; LYND, L.; ALASALY, K.; SWISTON, J. et al. Economic burden of asthma: a systematic review. **BMC Pulmonary Medicine**, v. 9, n. 24, p. 1-16, 2009.

14. PESSÔA, C.L.C.; PESSÔA, R.S. Asma brônquica e refluxo gastresofagiano. **Revista Pulmão RJ**, v. 1, p. 51-56, 2008.

15. LIMA-DELLAMORA, E.C.; CAETANO, R.; CASTRO, C.G.S. O. Dispensação de medicamentos do componente especializado em polos no Estado do Rio de Janeiro. **Ciência & Saúde Coletiva**, v. 17, n. 9, p. 2387-2396, 2012.

16. BRASIL. Agência Nacional de Vigilância Sanitária. Secretaria Executiva. Câmara de Regulação do Mercado de Medicamentos. Lista de preços de medicamentos – Preços fábrica e máximos ao consumidor. 2009 [acesso 2011 30 mar.]; Disponível em: <http://www.anvisa.gov.br/monitora/cmed/legis/comunicados/lista_conformidade.pdf>.

17. MARTÍNEZ-MORAGÓN, E.; SERRA-BATLLÉS, J; DE DIEGO, A.; PALOP, M.; CASAN, P.; RUBIO-TERRÉS, C. et al. Coste económico del paciente asmático en España (estudio AsmaCost). **Archivos de Bronconeumologia**, v. 45, n. 10, p. 481-486, 2009.

18. SANTOS, L.A.; OLIVEIRA, M.A.; FARESIN, S.M.; SANTORO. I.L.; FERNANDES, A.L. Direct costs of asthma in Brazil: a comparison between controlled and uncontrolled asthmatic patients. **Brazilian Journal of Medical and Biological Research**, v. 40, n. 7, p. 943-948, 2007.

19. ANTONICELLI, L.; BUCCA, C.; NERI, M.; DE BENEDETTO, F.; SABBATANI, P.; BONIFAZI, F. et al. Asthma severity and medical resource utilisation. **European Respiratory Journal**. v. 23, n. 5, p. 723-729, 2004.

20. BRANDI, V.; STAHL, E.G. Equivalencia clínica entre el rociador nasal de propionato de fluticasona genérico y comercial en pacientes con rinitis alérgica. **Revista Peruana de Medicina Experimental y Salud Publica**. v. 26, n. 4, p. 432-440, 2009.

21. AGUIAR, F.A.B.; CAMPOS. C.R.P. Estudo prospectivo comparativo e controlado por placebo dos efeitos da mometasona e da triancinolona intranasais no tratamento de pacientes com rinite alérgica. **Revista Brasileira de Medicina**. v. 63, n. 5, p. 211-214, 2006.

22. PINTO, P.L.M.; SEEMUNGAL, T.A. Comorbid disease in asthma: the importance of diagnosis. **Expert Review of Respiratory Medicine**. v. 4, n. 3, p. 271-274, 2010.

23. JARDIM, J.R. A farmacoeconomia e o tratamento da asma. **Jornal Brasileiro de Pneumologia**. v. 33, n. 1, p. IV-VI, 2007.

24. SARINHO, E.; QUEIROZ, G.R.S.; DIAS, M.L.C.M.; SILVA, A.J.Q. A hospitalização por asma e a carência de acompanhamento ambulatorial. **Jornal Brasileiro de Pneumologia**. v. 33, n. 4, p. 365-371, 2007.

25. Fundação Sistema Estadual de Análise de Dados. **População e estatísticas vitais**. 2010 [acesso em: 10 de fev de 2011]. Disponível em: <http://www.seade.gov.br/produtos/perfil_estado/>.

ATENÇÃO FARMACÊUTICA EM DPOC

Letícia Zambelli Simões
Daiane Santos Filgueiras
Regina Maria de Carvalho Pinto
Vanusa Barbosa Pinto
Maria Cleusa Martins
Rafael Stelmach

INTRODUÇÃO

Doenças pulmonares obstrutivas são doenças comuns das vias aéreas e parênquima pulmonar, com prevalência mundial elevada[1], sendo responsáveis por um enorme impacto nos pacientes, sistemas de saúde e recursos sociais[2]. Processos inflamatórios dos pulmões são observados em pacientes portadores de doença pulmonar obstrutiva crônica (DPOC) e podem levar a uma mudança estrutural grave das vias aéreas e alvéolos, com perda irreversível da função pulmonar[3].

TRATAMENTO DA DPOC

O uso de medicamentos inalatórios é uma parte fundamental do tratamento clínico de pacientes com doenças pulmonares[4]. A eficácia da droga depende da capacidade do paciente em realizar adequadamente a técnica inalatória[4]. A percepção de como o paciente realiza corretamente a técnica e a consciência do quanto essa técnica pode influenciar os resultados da terapia são essenciais[5]. Isso representa uma das maiores limitações dos medicamentos inalados e um problema significativo para o manejo da DPOC[6]. Erros nas manobras de inalação são frequentes e podem influenciar a adesão ao tratamento[5].

A não aderência é um fator comum em doenças crônicas como a DPOC[5]. Isso resulta em aumento das taxas de morbidade e mortalidade[6,7], dos custos de saúde, internações, ajustes de drogas desnecessárias para a terapia de manutenção, e redução da QVRS[5,8]. Os pacientes são mais propensos a aderir ao tratamento, quando eles acreditam que a melhor adesão irá melhorar o controle de sua doença, evitando exacerbações relacionadas com a falha de adesão[9].

USO DE QUESTIONÁRIOS NO CONTROLE CLÍNICO DOS PACIENTES

Medidas objetivas para avaliar o controle clínico da DPOC permitem uma melhor avaliação do impacto das intervenções terapêuticas. Foram observadas mudanças positivas em resposta à terapia medicamentosa ao se utilizar o Questionário Clínico de DPOC (CCQ)[10] em pacientes após a reabilitação pulmonar e/ou tratamento com medicamentos específicos.

A objetividade dessas medidas permite comparações mais precisas entre as diferentes modalidades de tratamento. Entretanto, poucos estudos até o presente usaram tais ferramentas para avaliar os resultados de programas educacionais como, por exemplo, a atenção farmacêutica para pacientes portadores de DPOC. O uso do CCQ pode gerar dados de melhor qualidade e menores dúvidas sobre os objetivos alcançados com essa atenção.

DESENHO DO ESTUDO

O objetivo deste estudo foi avaliar o impacto da atenção farmacêutica na QVRS e no uso adequado dos dispositivos inalatórios em pacientes com DPOC por meio de questionários previamente validados para intervenções terapêuticas.

Neste estudo exploratório prospectivo, foram incluídos pacientes pertencentes ao ambulatório de DPOC da nossa instituição que tiveram um tratamento regular de manutenção com corticosteroides inalatórios e broncodilatadores durante pelo menos um ano, sem apresentar exacerbações no mês anterior ao início. Os critérios de exclusão foram: participação em programas educacionais anteriores sobre como utilizar dispositivo inalatório; analfabetismo ou distúrbio cognitivo, graves comorbidades não pulmonares, incapacidade de utilizar a associação fluticasona/salmeterol com o inalador aerossol *spray*.

O comitê de ética local aprovou este estudo, e todos os pacientes assinaram o termo de consentimento. Após a consulta médica, os pacientes eram convidados a participar do programa de atenção farmacêutica composto de três consultas farmacêuticas.

Os pacientes foram avaliados em 30 (visita 2-V2) e 60 (visita 3-V3) dias após a inclusão (visita 1-V1). Em V1, todos os pacientes receberam salmeterol/fluticasona aerossol *spray* (25/125 mg, 2 jatos 2x/dia) com um contador decrescente, substituindo o seu tratamento de manutenção anterior.

As consultas farmacêuticas incluíam o uso de questionários autoaplicados de avaliação de QVRS, verificação sobre a utilização do dispositivo inalado de maneira correta e avaliação da adesão ao tratamento. As visitas foram realizadas pelo mesmo profissional, que destacou a importância do cumprimento adequado no uso dos medicamentos (tempo de uso, dose e frequência), de acordo com a prescrição médica.

A pontuação do CCQ varia de 0 a 6, e quanto maior a pontuação, pior o estado clínico[11]. O instrumento analisa os sintomas e o estado funcional e mental dos pacientes. A mudança na pontuação total $\geq$ 0,4 pontos entre as intervenções é considerada uma diferença mínima clinicamente importante.

A QVRS foi medida usando o Questionário Respiratório St. George (SGRQ)[12] na primeira e última visita de estudo. O escore total do questionário pode variar de 0 a 100 e, quanto maior a pontuação, pior a qualidade de vida. Uma variação de $\geq$ 4 pontos indica um impacto significativo na qualidade de vida.

A técnica de inalação foi verificada pelo Escore da Técnica do Aerossol (*vide* página 195), que é composto de nove perguntas e permite uma pontuação para cada paciente, após análise dos acertos e erros cometidos durante o uso do dispositivo inalado. A pontuação máxima é de 9,0 (para pacientes que não usam espaçadores), em que 7,0 é o valor mínimo para que os pacientes sejam considerados adequados aptos no uso dos dispositivos.

A aderência indireta ao tratamento foi verificada por meio da contagem do número de doses utilizadas inaladas pelo paciente[13]. A percentagem de doses registradas no contador do aerossol em relação ao total de doses prescritas (num dado período) indicou a taxa de aderência[11]. De acordo com a literatura, uma variação de $\pm$ 20% é aceita como um erro-padrão: pacientes que usavam menos de 80% (doses mais baixas) ou mais de 120% (doses mais elevadas) foram classificados como não aderentes[13,14].

O cálculo do tamanho da amostra foi baseado em dados já publicados[13], em que a intervenção do farmacêutico promoveu um aumento de 20% na pontuação do escore do aerossol. O poder do estudo foi estabelecido como 0,95 com um erro alfa de 0,05. O tamanho da amostra previsto foi de 15 pacientes com DPOC.

ANÁLISE ESTATÍSTICA

Os resultados foram analisados por ANOVA de medidas repetidas e teste *t* pareado para os valores dos dados avaliados antes e após a intervenção. O nível de significância foi definido como $p \leq 0,05$. A análise estatística foi realizada utilizando o programa SPSS (*Statistical Package for Social Sciences*) versão 16.0 e Sigma (*Systat Software Inc.*) versão 3.5 (Jadel Corporation).

RESULTADOS

Quinze pacientes com DPOC participaram de todo o estudo. A demografia desses pacientes está apresentada na Tabela 7.1.

Tabela 7.1. Características demográficas dos pacientes

Parâmetro		DPOC (n = 15)
Sexo	Feminino n (%)	6 (40)
	Masculino n (%)	9 (60)
Idade (anos)	Média ± DP	66 ± 9[a]
Escolaridade (anos)	Média ± DP	4,1 ± 4,5
IMC	Média ± DP	24 ± 04

DP: desvio-padrão; IMC: índice de massa corpórea.
[a] $p < 0,001$.

A pontuação de CCQ (média ± DP) diminuiu de 3,2 ± 1,5 em V1 para 2,0 ± 1,4 na V3 ($p < 0,001$) (Figura 7.1). Dos pacientes, 86,7% atingiram alterações superiores a 0,4 ponto entre o início e o fim da intervenção, indicando uma diferença clinicamente significativa. Dois pacientes que não alcançaram melhorias significativas foram classificados como não aderentes e também tinham uma técnica inalatória inadequada.

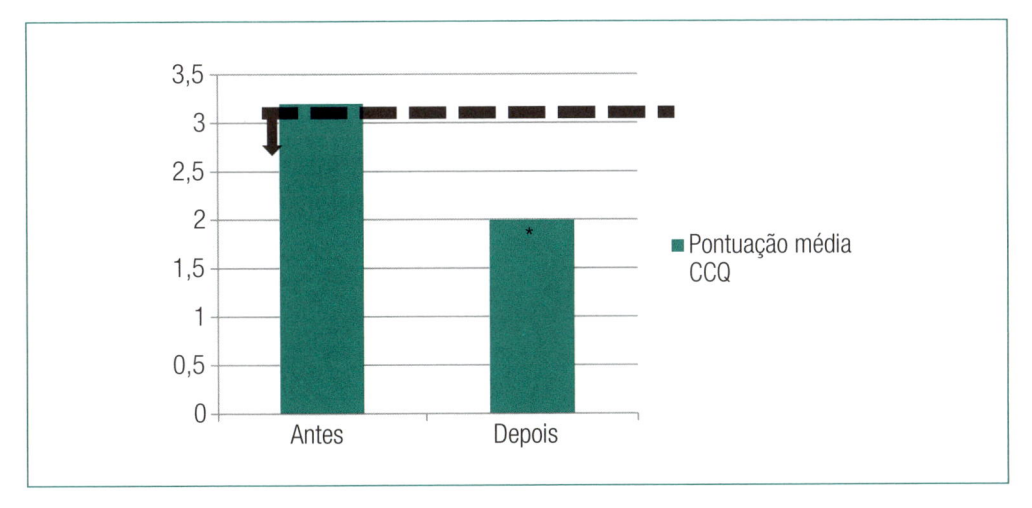

Figura 7.1. Variação (média de pontos) dos escores controle de CCQ (DPOC), antes e após a atenção farmacêutica. * p < 0,001. Seta representa variação clinicamente significativa.

Existem poucos estudos na literatura realizados por farmacêuticos com pacientes portadores de DPOC[15,16], o que torna a comparação difícil. Em um estudo, o impacto clínico foi avaliado pelo número de hospitalizações ou visitas no departamento de emergência[15]. Outro foi um estudo observacional em que CCQ foi aplicada em uma única avaliação[16]. Neste estudo, o CCQ fornece medidas objetivas para determinar o impacto da intervenção de um farmacêutico.

A pontuação média (± DP) obtida no SGRQ pelos pacientes com DPOC variou de 64,1 ± 20,1 para 56,2 ± 22,6 (p < 0,05) em V1 e V3, respectivamente (Figura 7.2). A diferença mínima clinicamente significativa na QV foi conseguida em 66,7% dos pacientes com DPOC.

Outros estudos que avaliaram o impacto de intervenções educativas e farmacêutica também mostraram melhora na QVRS em pacientes com DPOC[17]. No entanto, apenas um estudo utilizou o SGRQ e igualmente mostrou mudanças[18].

A técnica inalatória melhorou durante o acompanhamento dos portadores de DPOC. A pontuação dos pacientes do estudo aumentou de 3 em V1 a 9 na V3 (p < 0,05), conforme descrito na figura 7.3.

Na literatura pacientes com DPOC apresentam resultados da pontuação da técnica inalatória com grandes variações[16]. Mas é senso comum que a melhoria significativa da técnica inalatória ocorrerá após intervenções educativas[16]. Nosso estudo mostrou que essas intervenções educativas, quando comandadas por farmacêuticos, gera uma melhora clínica nesses pacientes. No entanto, a avaliação da técnica inalatória deve ser repetida regularmente, porque os pacientes esquecem a técnica inalatória adequada e introduzem novos erros[19]. Variações da pontuação na técnica ocorreram ao longo do tempo neste estudo, mas não interferiram no final dos 60 dias de estudo.

A proporção de pacientes com DPOC aderentes foi de apenas 33% (em V2), aumentando a 93,3% na visita final (p < 0,05) conforme descrito na figura 7.4.

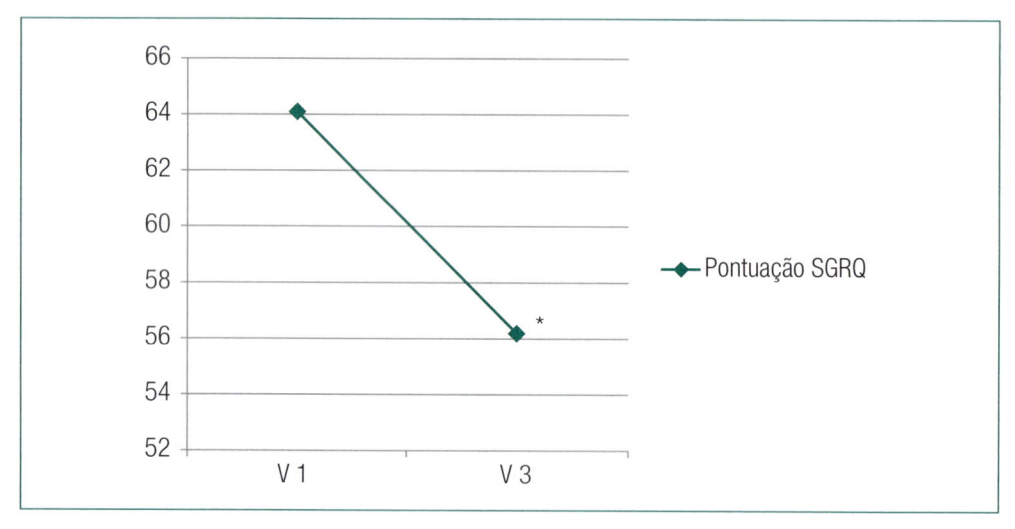

Figura 7.2. Variação da pontuação média do SGRQ obtida pelos pacientes durante as consultas farmacêuticas. * p < 0,05.

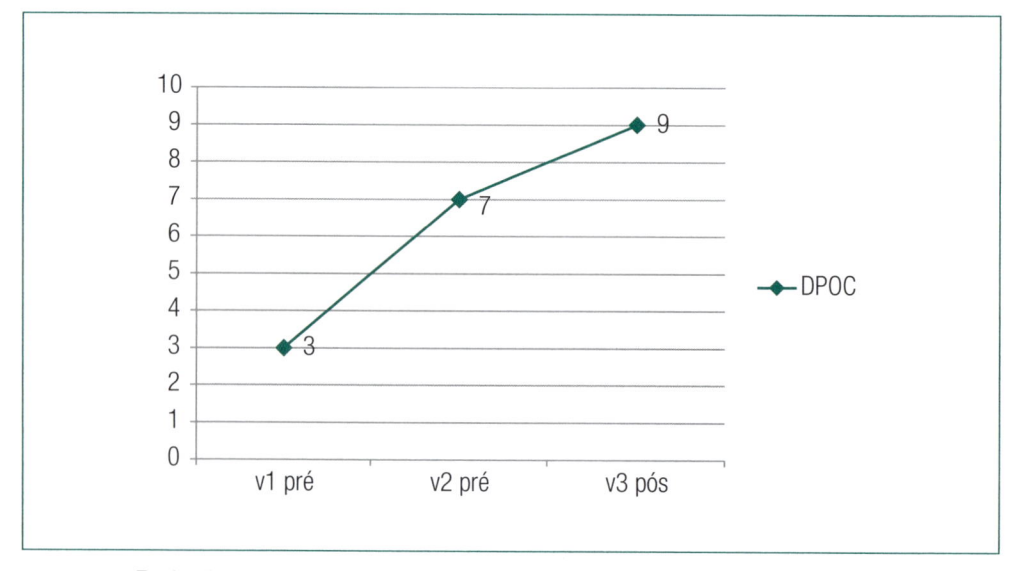

Figura 7.3. Evolução da pontuação da técnica do dispositivo inalatório dos pacientes com DPOC.

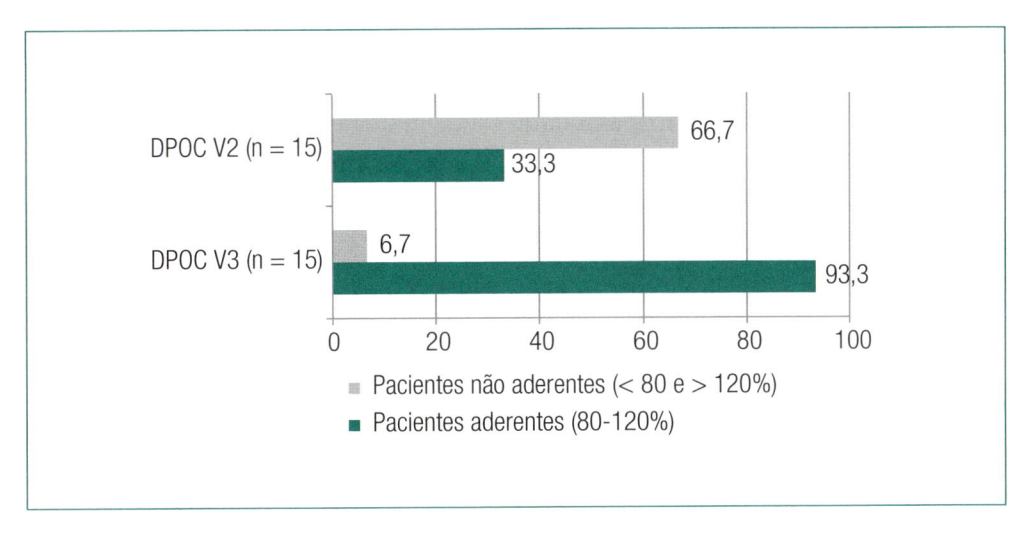

Figura 7.4. Proporção de pacientes não aderentes e aderentes ao tratamento com medicamentos antes e depois das consultas farmacêuticas.

De acordo com a literatura, verifica-se na primeira consulta de programas educacionais que geralmente metade dos pacientes utiliza seus medicamentos regularmente[5,16]. No presente estudo, a proporção inicial de pacientes com DPOC aderentes ao tratamento foi abaixo desses valores, e a atenção farmacêutica gerou uma significativa melhora.

CONSIDERAÇÕES FINAIS

O presente estudo exploratório mostrou que a atenção farmacêutica proporcionou impacto clinicamente significativo em pacientes com DPOC, com melhora significativa na QVRS. A intervenção também melhorou a técnica inalatória, aumentou a proporção de pacientes com DPOC aderentes e identificou a baixa adesão e/ou uso incorreto dos dispositivos inalatórios como causas para explicar por que alguns pacientes não alcançavam a melhora clínica.

Acredita-se que o paciente que está disposto a seguir ao tratamento de acordo com as instruções recebidas provavelmente será aderente a ele, independentemente da via de administração. Os métodos diretos (sanguíneos na sua maioria) dificilmente podem ser utilizados em estudos de "vida real": alto custo e as dificuldades na análise dos métodos podem impedir a sua aplicação em larga escala. Infelizmente, a facilidade de aplicação de um método indireto pode trazer resultados que superestimem a aderência: paciente pode acionar o dispositivo sem inalar o conteúdo. Dispositivos com fácil visualização do contador de doses são fundamentais para o controle do paciente porque divergências entre alta adesão e pobre controle clínico são difíceis de explicar. O sucesso do tratamento da droga inalada está além das especificidades da droga ativa, sendo diretamente relacionado com a técnica inalatória.

O farmacêutico é o profissional de saúde ideal para detectar e reduzir os problemas de não adesão ao tratamento prescrito. Acredita-se que os pacientes são os únicos responsáveis por seguir seu próprio tratamento. Na maioria das vezes, isso reflete uma incompreensão de como outros fatores afetam o comportamento das pessoas e sua capacidade de aderir ao tratamento. A adesão é um fenômeno multidimensional[9].

Em conclusão, este estudo demonstra que a intervenção farmacêutica suplementar é uma estratégia eficaz para melhorar o controle clínico e a qualidade de vida relacionada à saúde em pacientes com DPOC. A identificação e a sensibilização dos sintomas, documentando o uso adequado de um inalador e garantindo aderência, são ações que justificam o recurso da atenção farmacêutica lado a lado com a assistência médica. Infelizmente, a participação do farmacêutico no atendimento ao paciente ainda é mínima, em muitos países, incluindo o nosso. Esse é um desafio que deve ser perseguido.

REFERÊNCIAS BIBLIOGRÁFICAS

1. BROCKLEBANK, D.; RAM, F.; WRIGHT, J.; BARRY, P.; CATES, C.; DAVIES, L. et al. Comparison of the effectiveness of inhaler devices in asthma and chronic obstructive airways disease: a systematic review of the literature. **Health Technology Assessment**, v. 5, n. 26, p. 1-149, 2001.

2. SKREPNEK, G.H.; SKREPNEK, S.V. Epidemiology, clinical and economic burden, and natural history of chronic obstructive pulmonary disease and asthma. **American Journal of Managed Care**, v. 10, n. 5, p. 129-138, 2004.

3. JEFFERY, P.K. Remodeling in asthma and chronic obstructive lung disease. **American Journal of Respiratory Critical Care Medicine**. v. 164, n. 10, p. 28-38, 2001.

4. DOLOVICH, M.B.; AHRENS, R.C.; HESS, D.R.; ANDERSON, P.; DHAND, R.; RAU, J.L. et al. Device selection and outcomes of aerosol therapy: Evidence-based guidelines: American College of Chest Physicians/American College of Asthma, Allergy, and Immunology. **Chest Journal**, v. 127, n. 1, p. 335-371, 2005.

5. BOURBEAU, J.; BARTLETT, S.J. Patient adherence in COPD. **Thorax**, v. 63, n. 9, p. 831-838, 2008.

6. LAVORINI, F.; MAGNAN. A.; DUBUS, J.C.; VOSHAAR, T.; CORBETTA, L.; BROEDERS, M. et al. Effect of incorrect use of dry powder inhalers on management of patients with asthma and COPD. **Respiratory Medicine**, v. 102, n. 4, p. 593-604, 2008.

7. BOSLEY, C.M.; FOSBURY, J.A.; COCHRANE, G.M. The psychological factors associated with poor compliance with treatment in asthma. **European Respiratory Journal**. v. 8, n. 6, p. 899-904, 1995.

8. NATHAN, R.A. Management of patients with allergic rhinitis and asthma: literature review. **Southern Medicine Journal**. v. 102, n. 9, p. 935-941, 2009.

9. World Health Organization (WHO). **Adherence to Long-Terms Therapies – Evidence for Action**. 2003. Disponível em: <http://www.who.int/chp/knowledge/publications/adherence_full_report.pdf>. Acessado em: 15 fevereiro de 2012.

10. VAN DER MOLEN, T.; WILLEMSE, B.W.; SCHOKKER, S.; TEN HACKEN, N.H.; POSTMA, D.S.; JUNIPER, E.F. Development, validity and responsiveness of the Clinical COPD Questionnaire. **Health Qual Life Outcomes**. v. 1, n. 1, p. 1-10, 2003.

11. KOCKS, J.W.; TUINENGA, M.G.; UIL, S.M.; VAN DEN BERG, J.W.; STÅHL, E.; VAN DER MOLEN, T. Health status measurement in COPD: the minimal clinically important difference of the clinical COPD questionnaire. **Respiratory Research**. v. 7, n. 1, p. 62, 2006.

12. CAMELIER, A.; ROSA, F.W.; SALIM, C.; NASCIMENTO, O.A.; CARDOSO, F.; JARDIM, J.R. Using the Saint George's Respiratory Questionnaire to evaluate quality of life in patients with chronic obstructive pulmonary disease: validating a new version for use in Brazil. **Jornal Brasileiro de Pneumologia**, v. 32, n. 2, p. 114-122, 2006.

13. SANTOS, D.O.; MARTINS, M.C.; CIPRIANO, S.L.; CARVALHO-PINTO, R.M.; CUKIER, A.; STELMACH, R. Pharmaceutical care for patients with persistent asthma: assessment of treatment compliance and use of inhaled medications. **Jornal Brasileiro de Pneumologia**, v. 36, n. 1, p. 14-22, 2010.

14. BENAVIDES, S.; RODRIGUEZ, J.C.; MANISCALCO-FEICHTL, M. Pharmacist involvement in improving asthma outcomes in various healthcare settings: 1997 to present. **The Annal of Pharmacotherapy**. v. 43, n. 1, p. 85-97, 2009.

15. WEINBERGER, M.; MURRAY, M.D.; MARRERO, D.G.; BREWER, N.; LYKENS, M.; HARRIS, L.E.; et al. Effectiveness of pharmacist care for patients with reactive airways disease: a randomized controlled trial. **JAMA**. v. 288, n. 13, p. 1594-1602, 2002.

16. MEHUYS, E.; BOUSSERY, K.; ADRIAENS, E.; VAN BORTEL, L.; DE BOLLE, L.; VAN TONGELEN, I. et al. COPD management in primary care: an observational, community pharmacy-based study. **The Annal of Pharmacotherapy**. v. 44, n. 2, p. 257-266, 2010.

17. EFFING, T.; MONNINKHOF, EEM.; VANDER VALK, P.P.; ZIELHUIS, G.G.A.; WALTERS, E.H.; van der Palen, J.J. Self-management education for patients with chronic obstructive pulmonary disease (Review) [abstract]. **Cochrane Library**; 4: CD002990. Review, 2009.

18. MESZAROS, A.; OROSZ, M.; MAGYAR, P.; MESKO, A.; VINCZE, Z. Evaluation of asthma knowledge and quality of life in Hungarian asthmatics. **Allergy**. v. 58, n. 7, p. 624-628, 2003.

19. BROEDERS, M.E.A.C.; SANCHIS, J.; LEVY, M.L.; CROMPTON, G.K.; DEKHUIJZEN, P.N.R.; ADMIT working group. The ADMIT series--issues in inhalation therapy. 2. Improving technique and clinical effectiveness. **Primary Care Respiratory Journal**. v. 18, n. 2, p. 76-82, 2009.

ATENÇÃO FARMACÊUTICA EM SÍNDROME DO INTESTINO CURTO

Maria de Fatima Silva Miyamoto

A síndrome do intestino curto (SIC), atualmente mais conhecida como insuficiência/falência intestinal, é uma condição crônica, decorrente de ressecções intestinais cirúrgicas extensas ou da incapacidade funcional do intestino, por causas anatômicas ou funcionais.

O intestino delgado mede, em média, 620 cm. As ressecções intestinais, quando medidas pela borda mesentérica, podem ser classificadas em pequena (intestino remanescente de 100 a 150 cm), grande (restam entre 40 e 100 cm de intestino delgado) e maciça (menos de 40 cm de intestino delgado permanece). A absorção de água e nutrientes fica ainda mais prejudicada, se houver a ressecção simultânea do intestino grosso[1].

Os profissionais envolvidos com a SIC precisam conhecer e entender que as consequências das ressecções intestinais diferem entre si, dependendo da função e extensão do segmento removido, como, por exemplo, a ressecção do íleo e da válvula ileocecal é mais prejudicial do que a ressecção do jejuno. Após a ressecção do jejuno, o íleo é capaz de assumir a maioria das funções absortivas do jejuno.

A preservação da válvula ileocecal é favorável, pois diminui o trânsito intestinal, previne a colonização do intestino delgado, aumenta a absorção de líquidos e eletrólitos e a capacidade absortiva do intestino delgado[1].

A falência intestinal caracteriza-se por um estado de má absorção intestinal, que leva à incapacidade de manutenção do estado nutricional adequado, gerando quadros graves de deficiências nutricionais (incapacidade de manter o balanço proteico e eletrolítico e as necessidades de macro e micronutrientes), mudanças severas no cotidiano dos pacientes e o uso contínuo de medicamentos diversos, para minimização dos sintomas e prevenção de comorbidades associadas[1].

Parâmetros clínicos, tais como o aspecto das fezes e o número de vezes que o sono é interrompido devido às diarreias ou à necessidade de troca das bolsas de estomas, também devem ser levados em consideração para o tratamento do paciente com SIC.

A prevalência da doença ainda não é bem conhecida e estima-se que seja baixa. No entanto, trata-se de um importante problema clínico, uma vez que envolve elevada taxa de complicações, custos (altos custos da nutrição parenteral e a necessidade de reinternações hospitalares) e riscos relacionados aos cuidados, além de prejudicar a qualidade de vida e a integração social, como a incapacidade de trabalhar, dos indivíduos acometidos.

Como todas as doenças crônicas, a falência intestinal envolve um período de tratamento prolongado e terapias complexas. Os pacientes com SIC têm associados dois esquemas terapêuticos, o medicamentoso e o nutricional. Ambos podem corroborar com a não aderência do paciente ao tratamento, o que fatalmente impede o alcance dos resultados pretendidos.

Os procedimentos envolvidos na abordagem do paciente com SIC exigem o comprometimento e a capacitação de uma equipe multiprofissional, uma vez que existe a possibilidade de ocorrência de complicações e riscos em todas as etapas da terapia nutricional (TN) e medicamentosa, evitando-se, assim, erros e acidentes, mediante a atenta vigilância.

O transplante de intestino delgado está disponível, embora principiante. Por várias razões não é recomendado para pacientes que estejam bem adaptados à terapia nutricional domiciliar (TND).

No Hospital das Clínicas da Faculdade de Medicina da Universidade de São Paulo (HCFMUSP), hospital universitário e de nível terciário, temos o Ambulatório Multidisciplinar da Síndrome do Intestino Curto (AMULSIC), que possui atendimento ambulatorial específico para pacientes com SIC, os quais têm direito aos medicamentos essenciais e de uso excepcional. Neste ambulatório, uma equipe multiprofissional composta por médicos, nutricionista, farmacêutico, enfermeiro e assistente social dá assistência integral aos pacientes com a síndrome e que dependem da terapia nutricional, seja ela exclusivamente parenteral, parenteral associada a enteral, em domicílio, ou seja, a principal *expertise* da equipe é a TND.

Quadro clínico do paciente com SIC:

- Estado nutricional prejudicado (desnutrição);
- Perda de peso;
- Desidratação;
- Distúrbios hidroeletrolíticos;
- Má absorção de micro e macronutrientes, vitaminas, líquidos, eletrólitos e oligoelementos;
- Hipovolemia;
- Hipoalbuminemia;
- Diarreia crônica;
- Hipersecreção ácida gástrica;
- Supercrescimento bacteriano;
- Desenvolvimento de cálculos renais de oxalato;
- Desenvolvimento de cálculos biliares;
- Esteatorreia;
- Hipocalemia;
- Acidose metabólica;
- Anemia megaloblástica.

As comorbidades mais frequentes apresentadas pelos pacientes com SIC são a osteoporose, anemia, urolitíase, trombofilia, hipotiroidismo, esplenomegalia, osteopenia e úlcera crônica.

ETIOLOGIA

A SIC ocorre em crianças e adultos. Atualmente a causa mais comum em pacientes pediátricos é a enterocolite necrosante em prematuros.

No adulto, as causas mais comuns são a doença vascular mesentérica, doença de Crohn, complicações de procedimentos cirúrgicos abdominais, dentre elas, intervenções cirúrgicas bariátricas, neoplasias malignas, distúrbios da motilidade do aparelho digestivo, traumas abdominais, volvos e outros tipos de estrangulamento do intestino delgado, enterite actínica, e fístulas intestinais múltiplas[1].

TERAPIA NUTRICIONAL NO PACIENTE COM SIC

A TN visa suprir às necessidades de macronutrientes (carboidratos, lipídeos e proteínas) e dos micronutrientes (água, eletrólitos, vitaminas e minerais) de um indivíduo com a SIC.

A ordem de escolha da TN é, hoje, indiscutivelmente a oral, enteral e parenteral. Estudos atuais demonstram os melhores métodos e evidências para obtenção de acessos venosos, gástricos e jejunais.

O estado clínico do paciente com SIC torna inevitável o uso de terapia nutricional parenteral (TNP). Em alguns casos, torna-se necessário inclusive o uso de TNP a longo prazo, para a manutenção do equilíbrio nutricional e consequentemente manutenção da saúde do paciente. O autor norte-americanos Stanley Dudrick e colaboradores demonstraram, no final dos anos 1960, a eficácia da TNP, que nutre unicamente por via venosa pacientes com falências ou insuficiências intestinais, garantindo a sobrevivência destes[2].

Por outro lado, assim que possível as nutrições oral e enteral devem ser introduzidas e a nutrição parenteral reduzida tanto quanto possível, devido aos riscos e custos associados a ela. A nutrição enteral tem papel importante na adaptação estrutural e funcional do intestino delgado remanescente dos pacientes com SIC.

O estado clínico e metabólico do paciente com SIC irá depender da extensão e local da ressecção, presença ou ausência da válvula ileocecal, função e saúde do intestino delgado remanescente, estômago, pâncreas e fígado. A abordagem assertiva no processo adaptativo do intestino remanescente, a idade do paciente e a presença ou ausência do cólon são fatores de grande relevância nesses casos.

A TN dispõe de diretrizes clínicas que orientam a sua prática, as quais são mundialmente conhecidas, utilizadas e embasadas em evidências científicas, servindo como referências confiáveis para a criação de protocolos oficiais. Dentre as principais temos as internacionais como as da *American Society of Parenteral and Enteral Nutrition* (ASPEN) e as da *European Society for Clinical Metabolism and Nutrition* (ESPEN).

A *Federación Latino Americana de Terapia Nutricional, Nutrición Clínica y Metabolismo* (FELANPE), é também reconhecida e dispõe de publicações como revistas e artigos comentados, além de cursos e promoção de congressos, para a integração e atualização dos profissionais envolvidos com a prática da TN.

No Brasil, a Agência Nacional de Vigilância Sanitária do Ministério da Saúde (Anvisa) publicou a portaria da 272/98 de 08 de abril de 1998 – Regulamento técnico para a terapia de nutrição parenteral e a portaria 337/99 de 14 de abril de 1999 – Regulamento técnico para a terapia de nutrição enteral, que direcionou os procedimentos de Boas Práticas de Administração da Nutrição Enteral. A portaria 337 foi revogada e substituída pela Resolução da Diretoria Colegiada – RDC nº 63, publicada em 6 de junho de 2000, com o objetivo de aprovar o Regulamento Técnico para fixar os requisitos mínimos exigidos para a terapia de nutrição enteral (TNE).

A partir da implementação da Portaria 272 instituiu-se o conceito de equipe multiprofissional na prática clínica de TN no Brasil. A Portaria sugere a formação de um grupo formal e obrigatoriamente constituído de, pelo menos, um profissional médico, farmacêutico, enfermeiro e nutricionista habilitados e com treinamento específico para a prática da TN.

Em 1975 foi fundada a Sociedade Brasileira de Nutrição Parenteral e Enteral (SBNPE), a qual vem lançando periodicamente as diretrizes brasileiras em TN, o DITEN. A Sociedade promove, ao longo de sua história, cursos, congressos, boletins, sociedades regionais, programas de capacitação e atualização, título de especialista, comissões de especialidade e bolsas, de forma a incentivar a atualização dos profissionais envolvidos com a prática clínica da TN.

No projeto diretrizes em TN (DITEN) foi definido o conceito de TND, que é a assistência nutricional e clínica ao paciente em seu domicílio, objetivando recuperar ou manter a saúde, funcionalidade e comodidade do paciente e está diretamente relacionada à redução de custos assistenciais. A TND pode ser introduzida em regime oral, enteral ou parenteral e deve ser parte do acompanhamento clínico de pacientes de média e alta complexidade. É considerada segura e tem relação custo-benefício satisfatória, quando bem indicada, planejada e monitorada pela equipe especializada.

Vale também citar os consensos de nutrição em cirurgia do Colégio Brasileiro de Cirurgia e o de Nutrição em Câncer do Instituto Nacional de Câncer (Inca).

TERAPIA MEDICAMENTOSA

A terapia medicamentosa do paciente com SIC está dividida em três períodos: o pós-operatório imediato, o de adaptação intestinal e o de tratamento a longo prazo.

São grandes aliados a terapia antiácida, antissecretória e antimotilidade, a reposição de líquidos e eletrólitos e a nutrição parenteral.

As terapias antiácidas reduzem a tendência à ulceração péptica e evitam o aumento do peristaltismo e do débito intestinal. Antiácidos como o sucralfato podem ser administrados por sondas nasogástricas ou por via oral. Para o controle da hipergastrinemia e da hipersecreção gástrica ácida, podemos lançar mão de um inibidor de bomba de prótons, mais efetivo de administração endovenosa do que administração enteral.

A terapia antimotilidade, que inclui a loperamida, tintura de ópio, beladona, codeína e a somatostatina ou octreotida, ajuda a tratar a diarreia e a melhorar a absorção de nutrientes. É utilizada também para os casos de pacientes portadores de ileostomias e colostomias, com excessiva perda de água e micronutrientes. A colestiramina é dada para se ligar aos sais biliares, prevenindo sua presença no cólon, que provoca diarreia.

Nas formas graves de SIC a nutrição parenteral e a terapia antissecretora precisam ser mantidas indefinidamente, prevenindo a desnutrição progressiva, a depleção hidreletrolítica e até mesmo a morte.

A nutrição parenteral, hospitalar ou domiciliar, está associada a complicações graves como sepse do cateter e trombose da veia cateterizada.

Pacientes acometidos por tromboses fazem uso de anticoagulantes como heparina, varfarina e enoxaparina. A heparina é também utilizada para a lavagem da via de cateteres.

Pacientes que apresentam as doenças inflamatórias intestinais, sendo as mais comuns a doença de Crohn (lesões que podem acometer qualquer segmento do trato digestivo, da boca ao ânus, porém com forte predileção pelo delgado e cólon) e a retocolite ulcerativa (processo inflamatório grave que compromete o colón e o reto), fazem uso de aminossalicilatos (sulfassalazina, mesalazina, glicocorticoides (prednisona), imunossupressores (azatioprina, infliximabe) e anticorpos monoclonais. A hiperproliferação bacteriana, comum nestes pacientes, é tratada com antimicrobianos (ciprofloxacino, cefalosporinas de última geração e metronidazol).

A secreção pancreática, quando é insuficiente, leva à necessidade de uso das enzimas pancreáticas: lipase que hidrolisa as gorduras, amilase que hidrolisa carboidratos e protease que hidrolisa as proteínas.

As vitaminas, os minerais e os oligoelementos devem ser monitorados com cuidado e suplementados por via oral ou parenteral, quando necessário. As vitaminas A (acetato de retinol) e D (colecalciferol) são prescritas quando ocorrem ressecções de jejuno, local de absorção das vitaminas lipossolúveis. Quando o íleo terminal estiver ausente, pode ocorrer a deficiência das vitaminas E e B12. O controle dos níveis de vitamina B12 é quantificado laboratorialmente. Os pacientes que necessitarem devem receber injeções mensais de vitamina B12. Polivitamínicos são também frequentemente utilizados para profilaxia e tratamento de demais deficiências vitamínicas.

A falta de vitamina D associada com as perdas e não absorção de cálcio causa hipocalcemia e osteomalácia.

O sulfato ferroso está indicado para tratamento e profilaxia das anemias ferroprivas.

Para o tratamento das carências de vitaminas do complexo B, cujas manifestações são convalescenças e estados de desnutrição, está indicado o complexo B.

O alendronato de sódio e o carbonato de cálcio + lactogliconato de cálcio são prescritos para o tratamento da osteoporose.

As deficiências de micronutrientes (zinco, ferro, manganês e vitaminas lipossolúveis) são mais frequentes do que as de macronutrientes e podem ocasionar diversos distúrbios importantes, como depressão, irritabilidade, fraqueza muscular, convulsões, prejuízo do desenvolvimento do sistema nervoso central, acrodermatite nasolabial e perianal, alopecia, intolerância à glicose, entre outros.

Em deficiências de zinco, que podem ser quantificadas laboratorialmente e que devem ser consideradas as perdas por ostomias e diarreia, indica-se o uso de sulfato de zinco.

Manifestações psicológicas, como depressão e desilusões, podem ser observadas nos pacientes com SIC. Acredita-se que elas sejam derivadas do uso prolongado da TNP, ingestão oral restritiva e modificação da imagem corpórea. O fármaco de primeira escolha é a amitriptilina, que, para os casos de diarreia crônica, apresenta ainda a vantagem de possuir propriedades constipadoras.

Prática da atenção farmacêutica em pacientes com SIC

A prática da atenção farmacêutica em pacientes com SIC é particularmente pertinente, garantindo a efetividade máxima e a segurança do tratamento farmacológico e nutricional. A falta de conhecimento e/ou entendimento, em relação ao seu próprio tratamento, prejudica o paciente no alcance de resultados clínicos positivos. Nesse contexto, o farmacêutico torna-se fundamental na avaliação crítica da farmacoterapia e pode também contribuir, em muito, na avaliação e tomada de decisões na TN.

COMO FAZEMOS

As consultas médicas dos pacientes com SIC ocorrem semanalmente, no AMULSIC do Instituto Central do Hospital das Clínicas da Faculdade de Medicina da USP, as quais são acompanhadas por um profissional farmacêutico que desencadeia uma série de intervenções tanto junto ao paciente quanto junto à equipe multiprofissional, o que comprova a necessidade da integração entre os diferentes profissionais envolvidos, com o intuito de resolver os problemas de saúde do paciente.

Ao farmacêutico que presta o serviço de atenção farmacêutica ao paciente com SIC são indispensáveis conhecimentos e atitudes que permitam a ele integrar-se à equipe de saúde e interagir com o paciente, otimizando a farmacoterapia e promovendo o uso seguro e racional de medicamentos.

Atualmente o paciente tem sido cada vez mais identificado como peça essencial do seu próprio tratamento, com o objetivo de garantir a sua própria segurança. Dentre as vantagens de envolver o paciente temos o aumento na adesão terapêutica, maior suporte ao autocuidado e aumento das chances de manutenção de resultados terapêuticos positivos a longo prazo. Nesta linha de perspectivas, estamos desenvolvendo no serviço uma cartilha de orientação específica para pacientes com SIC, com foco na promoção do autocuidado, por meio de um instrumento educativo.

A metodologia utilizada para atendimento dos pacientes com SIC na atenção farmacêutica, que pertence ao Setor de Farmácia Clínica da Divisão de Farmácia do HCFMUSP, consiste em consultas farmacêuticas de forma individual e pré-agendadas.

Ferramentas como a Tabela de orientação – Como tomar seus medicamentos (quadro de horários), caixas devidamente identificadas com horários e divisões, *softwares* de informática (por exemplo, PowerPoint®) que nos auxilia na difusão de informações e educação sobre a doença e os medicamentos utilizados pelo paciente e programas de interação medicamentosa (MICROMEDEX®), nos dão o suporte necessário para a realização das intervenções com o paciente e com a equipe de saúde.

Para a análise da adesão utilizamos os testes de Morisky-Green e o grau de entendimento do modelo de atenção farmacêutica (seção II). Pacientes identificados como pouco aderentes são encaminhados para o seguimento farmacoterapêutico.

De acordo com o levantamento de trabalhos realizados na Divisão de Farmácia em parceria com a clínica, concluímos que as intervenções mais aceitas pela equipe de saúde representam aquelas relacionadas à posologia, à via de administração, a medicamentos padronizados, às interações medicamentosas, aos efeitos adversos, à satisfação em relação ao serviço prestado e outras (diluição, compatibilidade, tempo de infusão e administração de medicamentos via sonda).

As intervenções aceitas pelos pacientes demonstram que elas estão relacionadas à via de administração, às interações medicamentosas, aos efeitos adversos, ao grau de entendimento, à adesão e à satisfação.

Das intervenções não aceitas, no que diz respeito aos pacientes, as mais frequentes foram as relacionadas à adesão e, em relação à equipe de saúde, predominou a não aceitação das intervenções quanto à indicação.

Realizadas as intervenções, estas são registradas na planilha Painel Indicadores da Atenção Farmacêutica, impresso padronizado e validado do Programa de Atenção Farmacêutica da instituição, que permite a otimização do processo de análise e do registro dos resultados pelo profissional. Os resultados compõem o indicador Taxa de Intervenções Farmacêuticas Aceitas, cuja fórmula é o número de intervenções farmacêuticas aceitas/total de intervenções realizadas multiplicado por 100.

A participação do farmacêutico e a consequente realização de intervenções englobam o processo de atendimento ao paciente desde a elaboração da prescrição médica e permanecem acompanhando a continuidade de todo o tratamento.

Ficou evidenciado, por meio dos registros nos prontuários dos pacientes, que, após as consultas farmacêuticas, houve maior aderência ao tratamento farmacológico e maior conhecimento dos pacientes em relação à doença e ao tratamento ao qual são submetidos e à melhora de sinais e sintomas.

CASO CLÍNICO

Breve descrição e histórico da doença atual

J.B.S., 65 anos, pardo, sexo masculino, inativo pela doença (era operador de tratamento de água), mora com a esposa, possui ensino fundamental incompleto (4º ano primário), sabe ler e escrever.

Paciente portador da síndrome do intestino curto (desde 1997), causada por trombose mesentérica, devido a perfuração de apendicite, com necessidade de ressecção de alças, restando 70 cm do jejuno, sem válvula ileocecal e íleo (duas cirurgias em 1997).

Também foi realizada anastomose jejunocecal. Em 1997, recebia dieta pela gastrostomia, à noite.

Vinculado ao ambulatório A2CG (AMULSIC) desde outubro/2008. Com acompanhante na consulta (filha).

Diagnóstico de nefrolitíase em outubro de 2013. Suspeita de insuficiência renal crônica a confirmar.

Osteopenia em coluna lombar L1/L4 e fêmur, em abril de 2009.

Trombose venosa profunda (TVP) em março de 2011.

Na última consulta, em novembro de 2013, foi encaminhado pela equipe médica do AMULSIC para o Serviço de Hematologia para acompanhamento do INR = 4,14 (Referência INR: 0,95 a 1,20) para que o médico especialista ajustasse a dose de varfarina, como necessário, com a finalidade de manter o nível desejado de anticoagulação.

A conduta com a varfarina 5 mg foi modificada pelo serviço de Hematologia do HCFMUSP para **0,5 comprimido ao dia, exceto às quartas, sábados e domingos**.

Foi também encaminhado para a nefrologia para acompanhamento da função renal e para o Serviço de Atenção Farmacêutica da Divisão de Farmácia do Instituto Central do Hospital das Clínicas (ICHC).

Razões para encaminhamento para a consulta farmacêutica

- Terapia polimedicamentosa (12 medicamentos).
- Confuso, com muitas dúvidas sobre os medicamentos que fazia uso, principalmente em relação à varfarina.
- Histórico de vários quadros de hemorragia.

Condutas do farmacêutico após consulta farmacêutica

1) Análise do perfil farmacoterapêutico do paciente.
2) Revisão dos sistemas nervoso, digestivo, respiratório e extremidades do corpo.
3) Levantamento dos problemas atuais.
4) Consulta dos exames laboratoriais atuais.
5) Levantamento das interações entre medicamentos e entre medicamentos e alimentos.

6) Aplicação das ferramentas Teste de adesão e Grau de entendimento.
7) Determinação dos pontos de intervenção.
8) Elaboração do plano de acompanhamento/Seguimento.
9) Estabelecimento de metas:
   – Aumento do grau de entendimento;
   – Aumento do grau de adesão.

Quadro 8.1 Exemplo de intervenções feitas junto ao paciente

Categoria	Ponto de intervenção	Descrição	Intervenção	Tipo
Grau de entendimento	O paciente entende por que toma o medicamento? O paciente entende como tomar o medicamento?	O paciente utiliza incorretamente os medicamentos e não entende a função de seus medicamentos. Guarda incorretamente os medicamentos e retira todos do blister juntos e deixa em cima da bandeja para não se esquecer de tomá-los	Preparar 3 aulas para serem dadas em 3 consultas farmacêuticas, abordando 4 medicamentos por vez	Intervenção junto ao paciente
Adesão	O paciente cumpre o tratamento prescrito?	Não toma os medicamentos quando sai de casa	Preparar 3 aulas para serem dadas em 3 consultas farmacêuticas, abordando 4 medicamentos por vez. E explicar e entregar a tabela de orientação	Intervenção junto ao paciente
Interações entre medicamentos	Interações	O paciente utiliza incorretamente seus medicamentos, pois desconhece as interações	Organizar na tabela de orientação os medicamentos de forma a racionalizar a terapia, evitando interações fármaco-fármaco	Intervenção junto ao paciente

Continua >>>

>>> *Continuação*

Categoria	Ponto de intervenção	Descrição	Intervenção	Tipo
Interações entre medicamentos × alimentos	Interações	O paciente desconhece que existem interações entre medicamentos e alimentos	Orientar o paciente sobre quais alimentos evitar próximo dos horários de refeição e registrar os cuidados na tabela de orientação	Intervenção junto ao paciente

Quadro 8.2 Exemplo de intervenções feitas junto à equipe médica

Categoria	Ponto de intervenção	Descrição	Intervenção	Tipo
Indicação	Existe relação da indicação com protocolos clínicos?	O uso do medicamento vitamina A e D gotas é contraindicado, em bula, para pacientes com problemas de má absorção	Sugerir substituição do medicamento com as duas vitaminas associadas por vitamina D e vitamina A (ambas por via intramuscular)	Intervenção junto à equipe
Interação medicamentosa	Interação medicamentosa entre omeprazol e varfarina (gravidade moderada)	O uso concomitante de varfarina e omeprazol pode resultar em elevações do INR e potencializar o efeito anticoagulante da varfarina	Informar a equipe médica da interação	Intervenção junto à equipe
Interação medicamentosa	Interação medicamentosa entre a colestiramina e varfarina (gravidade moderada)	O uso concomitante de anticoagulantes e colestiramina pode diminuir o efeito da varfarina, aumentando o risco de trombose	Informar a equipe médica da interação	Intervenção junto à equipe

Continua >>>

>>> *Continuação*

Categoria	Ponto de intervenção	Descrição	Intervenção	Tipo
Interação medicamentosa	Interação medicamentosa entre a vitamina A e varfarina (gravidade moderada)	O uso concomitante de vitamina A e varfarina pode resultar em risco acrescido de hemorragia	Informar a equipe médica da interação	Intervenção junto à equipe

INR: razão normalizada internacional.

Metas alcançadas

Aumento do grau de adesão e de entendimento.

O conhecimento do paciente aumentou em relação a sua doença e às terapias medicamentosa e nutricional.

Aumento da satisfação do paciente em relação ao serviço de saúde.

Aumento da conscientização sobre a importância do uso do medicamento varfarina, conhecimento da gravidade de não usar o medicamento corretamente e a importância de conhecer, monitorar e saber como proceder quando os valores do INR não estiverem de acordo com o permitido.

O nível de INR normalizou-se e mantém-se controlado.

REFERÊNCIAS BIBLIOGRÁFICAS

1. ALVES, C.C.; WAITZBERG, D.L. Síndrome do Intestino Curto. In: WAITZBERG, D. L. **Nutrição Oral, Enteral e Parenteral na Prática Clínica**. 4ª Ed. São Paulo: Atheneu; 2009.

2   **Projeto Diretrizes**, volume IX / [Coordenação do Projeto Fabio Biscegli Jatene, Wanderley Marques Bernardo]. São Paulo: Associação Médica Brasileira; Brasília, DF: Conselho Federal de Medicina, 2011.

3. WAITZBERG, D.L.; DIAS, M.C.G.; ISOSAKI, M. **Manual de Boas Práticas em Terapia Nutricional Enteral e Parenteral do HCFMUSP**. São Paulo: Atheneu; 2014.

ATENÇÃO FARMACÊUTICA EM HEPATITE B

Rodrigo Martins Abreu
Flair José Carrilho
Suzane Kioko Ono

INTRODUÇÃO

O vírus da hepatite B (HBV), descoberto em 1965 por Baruch Blumberg, é um DNA vírus pertencente à família *Hepadnaviridae*, apresentando no seu genoma um DNA circular e parcialmente duplicado de aproximadamente 3.200 pares de bases[1-4].

A infecção crônica pelo HBV é um dos mais importantes problemas de saúde pública[5-7]. Estima-se que em torno de um terço da população mundial apresenta evidências sorológicas para o HBV, 400 milhões de pessoas estejam infectadas e que um milhão morra anualmente pela doença. Apesar de existir vacina segura e eficaz contra o vírus da hepatite B desde o início da década de 1980, a hepatite crônica causada por esse agente está longe de ser eliminada[2,7-10].

No Brasil, os exames de triagem realizados em bancos de sangue são responsáveis pela maioria dos dados obtidos. De acordo com dados do Ministério da Saúde do Brasil (2012), estima-se que a cada ano 14.000 novos casos de infecção por HBV são notificados e 500 pessoas morram devido à doença, o que representa 120.343 casos acumulados no país entre 1999 e 2011. Ainda, o número de casos aumenta em pessoas com mais de 24 anos e a região Sul tem a maior incidência, seguida pela região Norte[11].

Transmissão

A hepatite B, historicamente conhecida como a doença transmitida por sangue contaminado, tinha no doador de sangue importante fonte de infecção. Com o aperfeiçoamento dos métodos de detecção do AgHBs, foi possível selecionar os doadores de forma mais rigorosa, diminuindo-se assim a probabilidade de um indivíduo contrair infecção por transfusão sanguínea[7].

O período de incubação do HBV varia de 42 a 180 dias, e o AgHBs aparece inicialmente de seis a oito semanas após a infecção. O HBV é aproximadamente 100 vezes mais infeccioso que o vírus da imunodeficiência humana (HIV) e 10 vezes mais que o vírus da hepatite C (VHC)[12,13].

O HBV é transmitido principalmente por exposição percutânea ou de mucosas aos fluidos corpóreos ou por sangue contaminado, sendo de grande importância pelo seu potencial de provocar hepatite crônica. As maiores concentrações de vírus são verificadas no sangue e em secreções serosas, diminuindo consideravelmente no sêmen, no fluido vaginal e na saliva. Sabe-se que o HBV é estável no meio ambiente e pode permanecer viável por cerca de sete dias, sem perder sua infectividade. De modo geral, o vírus se dissemina por meio de contato com sangue ou outros fluidos orgânicos contaminados, assumindo padrões de transmissão bastante variáveis[2,14,15].

Por outro lado, a saliva pode ser veículo de transmissão em caso de mordidas, porém não foram documentados casos de transmissão por beijo ou outros tipos de exposição à saliva. Além disso, o risco de infecção é baixo por outros fluidos corporais, incluindo lágrimas, suor, urina, fezes, leite materno, liquor e líquido sinovial, e, apesar de poder apresentar o AgHBs, a ausência do vírion intacto é a razão pela qual a transmissão da doença não tem sido associada[15,16].

As principais formas de contágio são transmissão perinatal, relações sexuais, transfusão de sangue ou derivados, uso de drogas intravenosas, transplante de órgãos ou tecidos, e lesões de pele ou acidentes com agulhas, principalmente entre profissionais da área da saúde. Situações mais raras caracterizadas por exposição percutânea, tais como tatuagens, *piercing*, acupuntura e acidentes com outros objetos cortantes, também são documentadas como fatores de risco para a transmissão[7,15,17,18].

Em áreas de alta endemicidade, a transmissão vertical é a grande responsável pela disseminação da doença. Porém, nos países de baixa e média prevalência de infecção pelo HBV, o contato sexual é a causa principal de infecção[19-21]. No Brasil, de acordo com dados recentes de notificações, a principal forma de infecção é a via sexual[11].

Estudos demonstraram a forte influência racial na transmissão do HBV em regiões de baixa endemicidade, sendo a infecção por HBV superior entre crianças de origem asiática quando comparada com as de origem ocidental, o que sugere forte transmissão vertical em orientais e caracteriza os membros dessas famílias como um grupo de alto risco, tornando necessária imunoprofilaxia[22,23].

Diagnóstico

A hepatite B crônica é a doença necroinflamatória do fígado, causada por infecção persistente do HBV, sendo caracterizada pelo antígeno s do vírus da hepatite B (AgHBs) positivo por mais de 6 meses. Ainda, pode ocorrer a elevação persistente da concentração sérica da alanina aminotransferase (ALT), carga viral do DNA do HBV maior do que 2.000 UI/mL (AgHBe negativo) e maior do que 20.000 UI/mL (AgHBe positivo), e doença hepática ativa evidenciada em biópsia[24,25].

Tratamento

Atualmente, sete agentes terapêuticos encontram-se aprovados para uso na hepatite B crônica na maioria dos países do mundo: adefovir, entecavir, lamivudina, telbivudina, tenofovir, interferon-alfa e interferon peguilado. Todos esses agentes são capazes de suprimir a replicação do HBV, porém a resposta sustentada não é frequente, ocorrendo em menos de 20% dos pacientes tratados. A maioria irá depender de tratamento por tempo indefinido, permanecendo com a carga viral do HBV suprimido apenas na vigência do medicamento antiviral[9,26-28].

No Brasil, em 2010, o Ministério da Saúde divulgou o "Protocolo clínico e diretrizes terapêuticas para o tratamento da hepatite viral crônica B e coinfecções", com o intuito de regulamentar o uso de antivirais e atualizar o arsenal terapêutico de acordo com as diretrizes internacionais. Nesse protocolo, a lamivudina e alfainterferona foram mantidas e incluíram-se os seguintes fármacos: adefovir, entecavir, tenofovir e interferona peguilada; para o tratamento da hepatite viral crônica B e as coinfecções desta com o vírus Delta, o HIV e o VHC[29].

Os objetivos principais do tratamento são reduzir a progressão da lesão hepática e erradicar o HBV, com o intuito de minimizar os riscos de evolução para cirrose com necessidades de transplante e desenvolvimento do carcinoma hepatocelular. Como o HBV replica pela transcrição reversa, o uso de inibidores da enzima transcriptase reversa, como a lamivudina, passou a ser uma ótima opção. Porém, o desenvolvimento de resistência antiviral tornou-se um obstáculo, sendo necessário o desenvolvimento de estratégias (como terapia combinada) para melhorar a resposta ao tratamento[30].

Existem inúmeras evidências de que esse objetivo possa ser alcançado por meio da supressão da carga viral do HBV, a qual deve ser mantida o mais baixo possível, idealmente abaixo do limite de detecção da técnica de PCR (*Polymerase Chain Reaction* ou Reação em Cadeia da Polimerase) (50 a 400 cópias/mL). Pacientes com carga viral plasmática de HBV indetectável costumam apresentar melhora clínica, normalização das aminotransferases (ALT, AST) e regressão da fibrose hepática.

O desenvolvimento da vacina e o tratamento antiviral têm gerado esperança para a eliminação e erradicação da infecção por HBV. A vacinação mostrou-se eficaz, desde o início, para evitar a infecção, além de ser uma maneira eficiente de controlar a propagação do vírus em crianças nascidas de mães portadoras. Dessa forma, a vacinação infantil universal será a chave para a erradicação da hepatite B, e essa ação requer o compromisso de todos os países[31].

ADESÃO AO TRATAMENTO

A baixa adesão ao tratamento de doenças crônicas é um problema mundial. Estima-se que cerca de 50% dos pacientes portadores de doenças crônicas, nos países desenvolvidos, não seguem seus tratamentos da maneira recomendada, com resultados ainda piores nos países em desenvolvimento[32]. Estudos recentes sugerem que a melhora da adesão diminui a mortalidade, as consultas de emergência e as internações, reduz os custos médicos e promove o bem-estar dos pacientes[33,34].

O termo *compliance*, do inglês, proposto por Haynes (1979), remete a responsabilidade por tomar os medicamentos, resultante de uma relação médico-paciente não dialogada, de um único sentido. Dessa forma, o poder se encontra com o médico, que deve assumir a responsabilidade de ditar o tratamento, cabendo ao paciente apenas cumprir a recomendação proposta[35].

A Organização Mundial da Saúde (OMS) critica esse tratamento autoritário na relação médico-paciente, argumentando que, nas sociedades modernas, o paciente assume progressivamente um papel mais ativo no seu tratamento, pautado no questionamento às ordens médicas e postura dialogada por parte do profissional de saúde[32].

Dessa forma, a OMS recomenda o uso do termo *adherence*, que define o quanto o comportamento de um paciente na tomada de medicamentos corresponde com as recomendações médicas. Assim, o termo *adherence* diferencia-se de *compliance* ao colocar o paciente como parte do processo de cuidar de sua saúde, isto é, estar de acordo com as propostas terapêuticas dos profissionais de saúde[32,36].

O termo *adherence*, do inglês, tem sido traduzido na língua portuguesa para aderência ou adesão. Porém, o termo aderência parece mais adequado quando se trata de qualificar a condição do indivíduo como agente passivo ao processo, ao passo que o termo adesão traduz o sentido como postura ativa, que coloca o paciente como corresponsável ao seu tratamento. Nesse sentido, o termo adesão está mais próximo do conceito proposto pela OMS[37].

Diversos métodos podem ser utilizados para estimar a adesão dos pacientes a medicamentos. Esses métodos podem ser utilizados separadamente ou em associação e incluem revisão de prontuários médicos, autorrelato dos pacientes, relato dos familiares, contagem de comprimidos residuais, análises de dispensação de medicamentos, marcadores biológicos no soro ou na urina, ensaios para quantificar os medicamentos ou seus metabólitos e resultados terapêuticos[32].

Esses métodos são classificados como diretos ou indiretos, sendo os diretos a observação da tomada de medicamentos e o monitoramento biológico do medicamento ou seus metabólitos. Os indiretos compreendem relato do profissional (impressão médica), registros farmacêuticos, contagem manual de comprimidos, monitoramento eletrônico de doses, desfecho clínico favorável e métodos de relato dos pacientes mediante questionários estruturados e escalas visuais[35].

Vários métodos têm sido estudados para medir a adesão, mas nenhum pode ser considerado o padrão-ouro para todos os tipos de pesquisa em adesão[38].

Com relação aos métodos diretos, observa-se que, além do custo elevado, o monitoramento biológico do medicamento ou seus metabólitos apresenta disponibilidade restrita, o que dificulta o emprego em estudos ambulatoriais com grandes amostras e múltiplas drogas[35].

Dessa forma, os questionários estruturados, obtidos por entrevista ou autopreenchimento, são as opções mais usadas por sua facilidade operacional e baixo custo. Assim, os questionários que estimam comportamento ou impressões do paciente perante o tratamento classificam os pacientes quanto à adesão ou não[39].

Diversos instrumentos de avaliação da adesão estão disponíveis, sendo alguns gerais para várias doenças, como o Teste de Morisky e a Questão de Haynes[39,40].

A adesão ao tratamento na hepatite B crônica

O desenvolvimento de resistência a qualquer uma das drogas hoje utilizadas no tratamento da hepatite B crônica pode ser detectado por meio da elevação dos níveis séricos da carga viral de HBV, acompanhado de elevação da ALT, perda da melhora histológica inicial e, em alguns casos, de quadro clínico grave de icterícia e descompensação hepática[41-43].

Dentre os fatores que levam à resistência, podemos citar as mutações, a baixa barreira genética de algumas drogas e a perda de adesão ao tratamento farmacológico. A presença de mutações na polimerase do HBV origina a resistência genotípica, que pode ser comprovada pelo sequenciamento direto dos produtos da reação do PCR[41-45].

Vários autores já apontam a adesão à terapia antiviral como a chave para o sucesso terapêutico, diminuindo a resistência às drogas, a carga viral plasmática de HBV e, com isso, os custos com o tratamento[45-49].

Como a maioria dos pacientes não alcança a resposta sustentada, o tratamento deve ser mantido por muitos anos, havendo risco de seleção de cepas virais resistentes a uma ou mais drogas, reduzindo as opções terapêuticas. Para prevenir esse desfecho, a melhor maneira é empregar antivirais com alta potência e elevada barreira genética, além de seguir algumas regras como evitar tratamentos desnecessários, trocar o esquema terapêutico sempre que não houver resposta virológica inicial, evitar drogas com perfil de resistência cruzada e, principalmente, evitar a monoterapia sequencial, pois tem grande risco de provocar resistência[29,48].

Além disso, o paciente deve assumir responsabilidade como parte do processo de cuidar de sua saúde, por meio da adesão ao tratamento farmacológico proposto pelo médico, uma vez que a não adesão pode contribuir como causa do desenvolvimento de resistência antiviral e, consequentemente, aumento da carga viral de HBV[32,46,48].

Em 2011, começaram a surgir os primeiros trabalhos de avaliação da adesão para esse grupo de pacientes. Chotiyaputta *et al.* (2012) estudaram a adesão ao tratamento com análogos de núcleos(t)ídeos em pacientes portadores de hepatite B crônica. Eles evidenciaram 74,1% de pacientes com adesão de 100% nos 30 dias anteriores à pesquisa. Constataram também que a adesão foi maior nos homens idosos com maior renda mensal[49].

Um estudo francês incluiu pacientes que realizavam tratamento para hepatite B crônica durante pelo menos três meses e estudaram a adesão por meio da análise de autorrelatos. Com isso, foram observados 61%, 32% e 7% dos pacientes classificados em com adesão, adesão moderada e não adesão, respectivamente. Sendo assim, Sogni *et al.* (2012) demonstraram que a educação terapêutica e uma avaliação sistemática da adesão usando autorrelatos devem ser promovidas para garantir a eficácia do tratamento a longo prazo, na prática clínica[50].

Por outro lado, não é uma tarefa fácil o paciente apresentar-se com adesão ao tratamento medicamentoso, uma vez que a falta de informação sobre a doença e/ou medicamento, esquema terapêutico, baixa escolaridade e surgimento de reações adversas comprometem o sucesso da terapêutica nas mais variadas doenças, como hipertensão arterial, diabetes, hepatites virais crônicas, HIV, entre outras[32].

Porém, quando estudamos a não adesão em pacientes diabéticos e hipertensos, por exemplo, a falha terapêutica é manifestada mais rapidamente, por meio de alterações da glicemia e pressão arterial, respectivamente. Com isso, torna-se mais fácil estabilizar o paciente, uma vez que os medicamentos não induzem resistência, além de apresentar um arsenal terapêutico bastante complexo[32,51].

Quando nos reportamos a doenças crônicas tratadas com antivirais, como as hepatites virais crônicas e o HIV, devemos enfatizar a importância da adesão ao tratamento para que os fármacos atuem de forma eficaz. Por outro lado, a não adesão é muitas vezes detectada tardiamente, quando o paciente já apresenta resistência antiviral, o que se torna um grave problema devido ao número de drogas disponíveis ser limitado. Ainda, a não adesão ao antiviral não acarreta uma repercussão clínica imediata, o que dificulta o entendimento do paciente sobre a importância da tomada do medicamento. Dessa forma, a adesão é um dos fatores cruciais para evitar o desenvolvimento de resistência e garantir sucesso terapêutico por maior tempo[47,52].

Validação do CEAT-HBV

Dentre os questionários disponíveis para avaliação de adesão de pacientes portadores de hepatite B crônica, o "Questionário para avaliação da adesão ao tratamento antiviral em pacientes portadores de hepatite B crônica" – CEAT-HBV (Anexo A) é um questionário validado a pacientes adultos que vivem com hepatite B crônica, sendo uma ferramenta rápida, simples de administrar e fácil para o paciente responder. Além disso, tem caráter multidimensional, pois engloba os principais fatores que podem modular o comportamento de adesão ao tratamento[53].

O CEAT-HBV compreende 20 perguntas. A quantificação das respostas é realizada mediante a escala Likert de cinco pontos, exceto nos itens 5, 19 e 20 do questionário, e maior pontuação indica maior grau de adesão ao tratamento. Na questão 5, a pontuação varia de zero a dois pontos, sendo caracterizada de zero quem não sabe o nome e dose do antiviral utilizado no momento, um ponto quando o paciente sabe apenas uma das informações e dois pontos quando a resposta é completa. Nas questões 19 e 20, a pontuação varia de zero a um ponto por pergunta, sendo que respostas negativas na questão 19 e afirmativas na questão 20 recebem pontuações. O escore mínimo é de 17 e o máximo, 89 pontos.

As evidências de validade relacionadas a um critério e ao construto do tipo convergente do CEAT-HBV foram testadas pelas correlações das medidas obtidas e os resultados do Teste de Morisky e do nível de carga viral plasmática de HBV.

Na capacidade discriminativa do questionário, os pacientes foram estratificados em função do desfecho clínico (carga viral de HBV detectável ou indetectável). Dessa forma, foram comparados os valores das medianas dos escores do questionário (completo e seus domínios) de acordo com a estratificação, que demonstrou diferença estatisticamente significativa entre os desfechos clínicos ($p < 0{,}001$). Podemos verificar que não ocorre interseção entre os intervalos interquartis do escore do CEAT-HBV, além de apresentar diferença estatisticamente significativa entre os grupos estratificados ($p < 0{,}001$).

Assim, estabelecemos como ponto de corte do questionário valores de escore menores que 80 pontos para identificar pacientes em não adesão ao tratamento antiviral. Por outro lado, escores maiores ou iguais a 80 detectam adesão ao tratamento, necessário para a predição de uma carga viral de HBV indetectável.

A curva ROC foi obtida classificando os pacientes conforme a carga viral qualitativa de HBV (detectável ou indetectável), e foi possível identificar a sensibilidade (proporção de verdadeiros-positivo) e a especificidade (proporção de falsos-positivo) do instrumento. O ponto de corte ótimo sugerido pela análise é o menor ou igual a 80,50. A essa pontuação se associa uma sensibilidade de 81,43% e especificidade de 67,26%.

Assim, o CEAT-HBV mostrou-se uma ferramenta diagnóstica simples, de fácil aplicação e útil, devendo ser difundida em nosso meio.

Por meio da curva ROC, foi possível calcular a sensibilidade e a especificidade do CEAT-HBV. Como vimos na capacidade discriminativa do questionário, que escores maiores ou iguais a 80 detectam nível de adesão ao tratamento ótimo, necessário para a predição de uma carga viral de HBV indetectável, fixamos como ponto de corte da curva ROC o valor 80,50. Assim, encontramos um valor de sensibilidade de 81,43% e especificidade de 67,26%.

Ainda, é o primeiro instrumento específico para avaliar o grau de adesão ao tratamento antiviral em portadores de infecção crônica pelo HBV. Até o presente momento, a literatura não possui nenhum outro instrumento específico de avaliação da adesão ao tratamento, validado para esse grupo de pacientes. Sendo assim, torna-se também uma ferramenta interessante para o clínico utilizar na rotina ambulatorial de pacientes não respondedores ao tratamento antiviral, assim como uma cartilha de orientação (Anexo B), uma vez que inúmeras evidências mostram que a adesão é um fator crucial para o sucesso terapêutico.

REFERÊNCIAS BIBLIOGRÁFICAS

1. PURCELL, R. H. The discovery of the hepatitis viruses. **Gastroenterology**, v. 104, n. 4, p. 955-963, 1993.

2. LEE, W. M. Hepatitis B virus infection. **The New England Journal of Medicine**, v. 337, n. 24, p. 1733-1745, 1997.

3. SENIOR, J. R.; LONDON, W. T.; SUTNICK, A. I. The Australia antigen and role of the late Philadelphia General Hospital in reducing post-transfusion hepatitis and sequelae. **Hepatology**, v. 54, n. 3, p. 753-756, 2011.

4. BLUMBERG, B. S.; ALTER, H. J.; VISNICH, S. A "new" antigen in leukemia sera. **Journal of the American Medical Association**, v. 191, p. 541-546, 1965.

5. LACEY, L. Review of economic benefits of treating chronic hepatitis B with lamivudine. **Journal of Gastroenterology and Hepatology**, v. 19, Supplement, p. S10-S12, 2004.

6. KANE, M. Global programme for control of hepatitis B infection. **Vaccine**, v. 13, Supplement 1, p. S47-S49, 1995.

7. FERREIRA, M. S. [Diagnosis and treatment of hepatitis B]. **Revista da Sociedade Brasileira de Medicina Tropical**, v. 33, n. 4, p. 389-400, 2000.

8. CHANG, M. H.; CHEN, C. J.; LAI, M. S. et al. Universal hepatitis B vaccination in Taiwan and the incidence of hepatocellular carcinoma in children. Taiwan Childhood Hepatoma Study Group. **The New England Journal of Medicine**, v. 336, n. 26, p. 1855-1859, 1997.

9. CASTELO, A.; PESSÔA, M. G.; BARRETO, T. C. et al. [Cost estimates of chronic hepatitis B virus for the Brazilian unified health system in 2005]. **Revista da Associação Médica Brasileira**, v. 53, n. 6, p. 486-491, 2007.

10. SHEPARD, C. W.; SIMARD, E. P.; FINELLI, L. et al. Hepatitis B virus infection: epidemiology and vaccination. **Epidemiologic Reviews**, v. 28, p. 112-125, 2006.

11. BRASIL. Ministério da Saúde. Hepatites virais no Brasil. Brasília: Ministério da Saúde, 2012.

12. SILVA, L. **Hepatites agudas e crônicas**. 2. ed. São Paulo: Sarvier, 1995.

13. ZATERKA, S.; EISIG, J. N. **Tratado de gastroenterologia**: da graduação à pós-graduação. São Paulo: Atheneu, 2011.

14. ARAÚJO, E. S.; BARONE, A. A.; JUNIOR, F. L. et al.; BRAZILIAN SOCIETY OF INFECTIOUS DISEASES HEPATITIS COMMITTEE CONSENSUS GROUP. I consensus for the management and treatment of hepatitis B carried out by the Brazilian society of infectious diseases. **The Brazilian Journal of Infectious Disease**, v. 11, n. 1, p. 2-5, 2007.

15. FOCACCIA, R. **Tratado de hepatites virais**. 2. ed. Rio de Janeiro: Atheneu, 2007.

16. GUIRAO, A.; YUSTE, S.; REGUEIRO, B. [Epidemiology and clinical manifestations of viral hepatitis]. **Enfermedades Infecciosas y Microbiología Clínica**, v. 24, n. 4, p. 264-276, 2006.

17. VERONESI, R. **Doenças infecciosas e parasitárias**. 8. ed. Rio de Janeiro: Guanabara Koogan, 1991.

18. GOLDSTEIN, S. T.; ALTER, M. J.; WILLIAMS, I. T. et al. Incidence and risk factors for acute hepatitis B in the United States, 1982-1998: implications for vaccination programs. **The Journal of Infectious Diseases**, v. 185, n. 6, p. 713-719, 2002.

19. ALTER, M. J.; MARGOLIS, H. S. The emergence of hepatitis B as a sexually transmitted disease. **The Medical Clinics of North America**, v. 74, n. 6, p. 1529-1541, 1990.

20. OKADA, K.; KAMIYAMA, I.; INOMATA, M. et al. E antigen and anti-e in the serum of asymptomatic carrier mothers as indicators of positive and negative transmission of hepatitis B virus to their infants. **The New England Journal of Medicine**, v. 294, n. 14, p. 746-749, 1976.

21. KWON, S. Y.; LEE, C. H. Epidemiology and prevention of hepatitis B virus infection. **The Korean Journal of Hepatology**, v. 17, n. 2, p. 87-95, 2011.

22. CARRILHO, F. J.; ONO-NITA, S. K.; CARDOSO, R. A. et al. A prospective study of hepatitis B virus markers in patients with chronic HBV infection from Brazilian families of Western and Asian origin. **Brazilian Journal of Medical and Biological Research**, v. 38, n. 9, p. 1399-1408, 2005.

23. ONO-NITA, S. K.; CARRILHO, F. J.; CARDOSO, R. A. et al. Searching for chronic hepatitis B patients in a low prevalence area – role of racial origin. **BMC Family Practice**, v. 5, p. 7, 2004.

24. LOK, A. S.; MCMAHON, B. J. Chronic hepatitis B: update 2009. **Hepatology**, v. 50, n. 3, p. 661-662, 2009.

25. MCMAHON, B. J. The natural history of chronic hepatitis B virus infection. **Seminars in Liver Disease**, v. 24, Supplement 1, p. 17-21, 2004.

26. PERRONNE, C. Antiviral hepatitis and antiretroviral drug interactions. **Journal of Hepatology**, v. 44, n. 1, Supplement, p. S119-S125, 2006.

27. REIJNDERS, J. G.; PAS, S. D.; SCHUTTEN, M.; et al. Entecavir shows limited efficacy in HBeAg-positive hepatitis B patients with a partial virologic response to adefovir therapy. **Journal of Hepatology**, v. 50, n. 4, p. 674-683, 2009.

28. TATULLI, I.; FRANCAVILLA, R.; RIZZO, G. L. et al. Lamivudine and alpha-interferon in combination long term for precore mutant chronic hepatitis B. **Journal of Hepatology**, v. 35, n. 6, p. 805-810, 2001.

29. BRASIL. Ministério da Saúde. Protocolo clínico e diretrizes terapêuticas para o tratamento da hepatite viral crônica B e coinfecções. Brasília: Ministério da Saúde, 2010.

30. MARTINS, M. A.; CARRILHO, F. J.; ALVES, V. A. F. et al. **Clínica médica**: doenças do aparelho digestivo, nutrição e doenças nutricionais. Barueri: Manole, 2009.

31. BEUTELS, P. Economic evaluations of hepatitis B immunization: a global review of recent studies (1994-2000). **Health Economics**, v. 10, n. 8, p. 751-774, 2001.

32. WHO. Adherence to long-term therapies: evidence for action. Geneva: World Health Organization, 2003.

33. HEPKE, K. L.; MARTUS, M. T.; SHARE, D. A. Costs and utilization associated with pharmaceutical adherence in a diabetic population. **The American Journal of Managed Care**, v. 10, n. 2, pt 2, p. 144-151, 2004.

34. SIMPSON, S. H.; EURICH, D. T.; MAJUMDAR, S. R. et al. A meta-analysis of the association between adherence to drug therapy and mortality. **British Medical Journal**, v. 333, n. 7557, p. 15, 2006.

35. HAYNES, R. B.; TAYLOR, D. W.; SACKETT, D. L. **Compliance in health care**. Baltimore: The Johns Hopkins University Press, 1979.

36. ROBINER, W. N. Enhancing adherence in clinical research. **Contemporary Clinical Trials**, v. 26, n. 1, p. 59-77, 2005.

37. SANTA-HELENA, E. T. **Adesão ao tratamento farmacológico de pacientes com hipertensão arterial em unidades de saúde da família em Blumenau, SC**. Tese (Doutorado) – Faculdade de Medicina da Universidade de São Paulo, São Paulo, 2007.

38. FARMER, K. C. Methods for measuring and monitoring medication regimen adherence in clinical trials and clinical practice. **Clinical Therapeutics**, v. 21, n. 6, p. 1074-1079, 1999.

39. MORISKY, D. E.; GREEN, L. W.; LEVINE, D. M. Concurrent and predictive validity of a self-reported measure of medication adherence. **Medical Care**, v. 24, n. 1, p. 67-74, 1986.

40. HAYNES, R. B.; TAYLOR, D. W.; SACKETT, D. L. et al. Can simple clinical measurements detect patient noncompliance? **Hypertension**, v. 2, n. 6, p. 757-764, 1980.

41. KEEFFE, E. B.; DIETERICH, D. T.; HAN, S. H. et al. A treatment algorithm for the management of chronic hepatitis B virus infection in the United States: an update. **Clinical Gastroenterology and Hepatology**, v. 4, n. 8, p. 936-962, 2006.

42. HOOFNAGLE, J. H. Hepatitis B – preventable and now treatable. **The New England Journal of Medicine**, v. 354, n. 10, p. 1074-1076, 2006.

43. LOCARNINI, S.; HATZAKIS, A.; HEATHCOTE, J. et al. Management of antiviral resistance in patients with chronic hepatitis B. **Antiviral Therapy**, v. 9, n. 5, p. 679-693, 2004.

44. AYOUB, W. S.; KEEFFE, E. B. Review article: current antiviral therapy of chronic hepatitis B. **Alimentary Pharmacology & Therapeutics**, v. 34, n. 10, p. 1145-1158, 2011.

45. HA, N. B.; HA, N. B.; GARCIA, R. T. et al. Medication nonadherence with long-term management of patients with hepatitis B e antigen-negative chronic hepatitis B. **Digestive Diseases and Sciences**, v. 56, n. 8, p. 2423-2431, 2011.

46. HILLERET, M. N.; LARRAT, S.; STANKE-LABESQUE, F. et al. Does adherence to hepatitis B antiviral treatment correlate with virological response and risk of breakthrough? **Journal of Hepatology**, v. 55, n. 6, p. 1468-1469, 2011.

47. ZOULIM, F. Hepatitis: treatment failure in chronic hepatitis B. **Nature Reviews. Gastroenterology & Hepatology**, v. 8, n. 7, p. 366-367, 2011.

48. CHOTIYAPUTTA, W.; PETERSON, C.; DITAH, F. A. et al. Persistence and adherence to nucleos(t)ide analogue treatment for chronic hepatitis B. **Journal of Hepatology**, v. 54, n. 1, p. 12-18, 2011.

49. CHOTIYAPUTTA, W.; HONGTHANAKORN, C.; OBERHELMAN, K. et al. Adherence to nucleos(t)ide analogues for chronic hepatitis B in clinical practice and correlation with virological breakthroughs. **Journal of Viral Hepatitis**, v. 19, n. 3, p. 205-212, 2012.

50. SOGNI, P.; CARRIERI, M. P.; FONTAINE, H. et al. The role of adherence in virological suppression in patients receiving anti-HBV analogues. **Antiviral Therapy**, v. 17, n. 2, p. 395-400, 2012.

51. SANTA HELENA, E. T.; NEMES, M. I.; ELUF-NETO, J. [Development and validation of a multidimensional questionnaire assessing non-adherence to medicines]. **Revista de Saúde Pública**, v. 42, n. 4, p. 764-767, 2008.

52. REMOR, E.; MILNER-MOSKOVICS, J.; PREUSSLER, G. [Brazilian adaptation of the Assessment of Adherence to Antiretroviral Therapy Questionnaire]. **Revista de Saúde Pública**, v. 41, n. 5, p. 685-694, 2007.

53. ABREU, R. M. **Validação de um questionário para a avaliação da adesão ao tratamento antiviral em pacientes portadores de hepatite B crônica**. Dissertação (Mestrado) – Faculdade de Medicina da Universidade de São Paulo, São Paulo, 2013. Disponível em: http://www.teses.usp.br/teses/disponiveis/5/5168/tde-08082013-091918/.

Anexo A – CEAT-HBV

Durante a última semana	Sempre	Mais da metade das vezes	Aproximadamente a metade das vezes	Alguma vez	Nenhuma vez
1. Deixou de tomar sua medicação alguma vez?					
2. Se alguma vez sentiu-se melhor, deixou de tomar sua medicação?					
3. Se alguma vez depois de tomar sua medicação sentiu-se pior, deixou de tomá-la?					
4. Se alguma vez se sentiu triste ou deprimido, deixou de tomar sua medicação?					

5. Lembra-se de quais remédios está tomando nesse momento?

_____(escrever os nomes)

6. Como é a relação que mantém com o seu médico?

Ruim	Um pouco ruim	Regular	Pode melhorar	Boa

	Nada	Pouco	Regular	Bastante	Muito
7. Quanto você se esforça para seguir com o tratamento?					
8. Quanta informação você tem sobre os medicamentos que toma para a *Hepatite B*?					
9. Quanto benefício pode lhe trazer o uso desses medicamentos?					
10. Considera que sua saúde melhorou desde que começou a tomar os medicamentos para a *Hepatite B*?					
11. Até que ponto sente-se capaz de seguir com o tratamento?					

	Não, nunca	Sim, alguma vez	Sim, aproximadamente a metade das vezes	Sim, muitas vezes	Sim, sempre
12. Normalmente está acostumado a tomar a medicação na hora certa?					
13. Quando os resultados dos exames são bons, seu médico costuma utilizá-los para lhe dar ânimo e motivação para seguir com o tratamento?					

14. Como se sente em geral com o tratamento desde que começou a tomar seus remédios?

Muito insatisfeito	Insatisfeito	Indiferente	Satisfeito	Muito satisfeito

15. Como avalia a intensidade dos efeitos colaterais relacionados com o uso dos medicamentos para a *Hepatite B*?

Muito intensos	Intensos	Medianamente intensos	Pouco intensos	Nada intensos

16. Quanto tempo acredita que perde ocupando-se em tomar seus remédios?

Muito tempo	Bastante tempo	Regular	Pouco tempo	Nada de tempo

17. Que avaliação tem de si mesmo com relação a tomada dos remédios para a *Hepatite B*?

Nada cumpridor	Pouco cumpridor	Regular	Bastante cumpridor	Muito cumpridor

18. Quanta dificuldade tem para tomar a medicação?

Muita dificuldade	Bastante dificuldade	Regular	Pouca dificuldade	Nenhuma dificuldade

	Sim	Não
19. Desde que está em tratamento, alguma vez deixou de tomar sua medicação um dia completo, ou mais de um? [Se responder afirmativamente, quantos dias aproximadamente?] _____		
20. Utiliza alguma estratégia para lembrar-se de tomar a medicação? Qual? _____		

O "Questionário para avaliação da adesão ao tratamento antiviral em pacientes portadores de hepatite B crônica" (CEAT-HBV) se trata de uma versão do CEAT-VIH para uso em pacientes portadores de hepatite B crônica. CEAT-VIH© está protegido por leis internacionais de *copyright*, com todos os direitos reservados a Eduardo Remor. Não use sem permissão. Para obter informações sobre, ou permissão para usar o CEAT-VIH©, ou qualquer de suas versões, por favor, entre em contato pelo e-mail (ceat.vih@gmail.com).

Anexo B – Cartilha de Orientação ao Tratamento da Hepatite B Crônica

Realização

MEDICINA USP

Apoio

Divisão de Farmácia – ICHC – FMUSP
Atenção Farmacêutica

Departamento de Gastroenterologia – ICHC – FMUSP
Hepatologia Clínica

Dados Internacionais de Catalogação na Publicação (CIP)
(Câmara Brasileira do Livro, SP, Brasil)

Juntos contra a Hepatite B : a cura também depende de você : aprenda mais sobre o seu tratamento. -- 1. ed. -- São Paulo : Hospital das Clínicas da FMUSP, 2013.

Vários autores.
Apoio: Divisão de Farmácia – ICHC - FMUSP.
Departamento de Gastroenterologia – ICHC - FMUSP.
Bibliografia

1. Hepatite 2. Hepatite B J. Hepatite - Diagnóstico e tratamento.

13-11351   CDD-616.362306
                                         NLM-WI 703

Índices para catálogo sistemático:

1. Hepatite B : Tratamento : Medicina   616.362306

2

Juntos contra a Hepatite B

A CURA TAMBÉM DEPENDE DE VOCÊ

Aprenda mais sobre o seu tratamento

Referências

Abreu RM. Validação de um questionário para a avaliação da adesão ao tratamento antiviral em pacientes portadores de hepatite B crônica [dissertação]. São Paulo: Faculdade de Medicina, USP; 2013.

Bula dos medicamentos: Baraclude®, Fumarato de Tenofovir Desoproxila, Hepsera®, Lamivudina.

Brasil, Ministério da Saúde. Protocolo clínico e diretrizes terapêuticas para o tratamento da hepatite viral crônica B e coinfecções. Brasília: 2010.

European Association for the Study of the Liver. EASL Clinical Practice Guidelines: Management of chronic hepatitis B virus infection. Journal of Hepatology. 2012;57:167-185.

World Gastroenterology Organisation (WGO). World Gastroenterology Organisation Practice Guideline: Hepatitis B. Milwaukee: 2008.

World Health Organization (WHO). Adherence to long-term therapies: evidence for action. Geneva: 2003.

23

Rodrigo Martins Abreu
Vanusa Barbosa Pinto
Andréa Cássia Pereira Sforsin
Priscilla Alves Rocha
Ariane Boccoli Minari

Patricia Cardoso Alarcon Hori
Mayara Araújo Dias
Luis Cláudio Alfaia Mendes
Flair José Carrilho
Suzane Kioko Ono

Juntos contra a Hepatite B
A cura também depende de você

1ª edição

Realização

MEDICINA USP

Apoio

Divisão de Farmácia – ICHC – FMUSP
Atenção Farmacêutica

Departamento de Gastroenterologia – ICHC – FMUSP
Hepatologia Clínica

22

São Paulo
2013

3

HEPATITE B

A Hepatite B é uma doença que ataca o fígado, um dos órgãos mais importantes do corpo humano.

É causada pelo vírus da Hepatite B. Pode se desenvolver de forma aguda (quando a infecção tem curta duração), ou crônica (quando a doença dura mais de seis meses).

A hepatite B crônica é uma doença que exige cuidados porque pode evoluir para cirrose hepática e câncer de fígado (carcinoma hepatocelular).

4

TABELA DE ORIENTAÇÃO FARMACÊUTICA

HORÁRIO	NOME DO MEDICAMENTO	QUANT	COM ÁGUA	COM COMIDA
JEJUM				
CAFÉ DA MANHÃ				
ALMOÇO				
TARDE				
JANTAR				
ANTES DE DEITAR				

21

TENOFOVIR

Quais são os males que este medicamento pode causar?

Efeitos colaterais mais comuns: erupções da pele, dor de cabeça, dor, diarréia, depressão, fraqueza e náuseas.

Efeitos colaterais menos comuns: vômitos, tontura e gases intestinais.

Outros efeitos colaterais relatados depois da comercialização: problemas renais, reações alérgicas, fôlego curto, dor de barriga, além de fraqueza muscular e enfraquecimento dos ossos.

Sempre informe seu médico ou farmacêutico sobre efeitos indesejáveis durante o tratamento.

20

SINTOMAS

Nem sempre a hepatite B apresenta sintomas, ou seja, ela é na maioria das vezes assintomática. O vírus pode se esconder dentro do corpo e a pessoa só saberá que está infectada se realizar um exame específico para detecção.

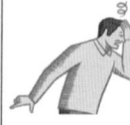

Os sintomas agudos mais comuns, quando presentes, lembram o da gripe: febre, perda de apetite, dor no abdômen e vômitos, podendo ocorrer também sinais de icterícia (olhos amarelados).

VOCÊ DEVE SEMPRE PROCURAR SEU MÉDICO PARA AVALIAÇÃO.

5

TRATAMENTO

Tratar a hepatite B é muito importante!

Se o corpo não eliminou sozinho a infecção, o tratamento é a única forma de controlar a hepatite B crônica, reduzindo a quantidade de vírus nas células e garantindo a diminuição da infecção e da lesão progressiva do fígado.

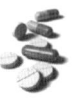

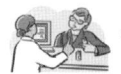

Sempre que necessário, consulte o seu médico ou farmacêutico.

6

TENOFOVIR

Como este medicamento funciona?

O tenofovir ajuda a bloquear as enzimas responsáveis pela multiplicação do vírus.

Como devo usar este medicamento?

Deve-se ingerir 1 comprimido de tenofovir 300 mg, uma vez ao dia, com um copo de água. Pode ser tomado com ou sem alimentos. Se você tem problemas renais, seu médico pode recomendar tomadas menos frequentes. Não interrompa o tratamento sem conhecimento do seu médico.

Onde e como devo guardar este medicamento?

Conserve o medicamento em temperatura ambiente (entre 15°C e 30°C), protegido da luz e umidade. Após aberto, conserve o frasco bem fechado na mesma condição.

19

LAMIVUDINA

Quais são os males que este medicamento pode causar?

Efeitos colaterais mais comuns: depressão, dor de cabeça, formigamento, dormência nas pernas, febre, cansaço, sensação de mal estar, manchas vermelhas na pele, queda de cabelo, dores nas juntas, distúrbios musculares, anemia, baixa contagem de glóbulos vermelhos e brancos no sangue, redução de plaquetas e mudança na distribuição de gordura corporal.

Sempre informe seu médico ou farmacêutico sobre efeitos indesejáveis durante o tratamento.

18

ADESÃO AO TRATAMENTO

Aderir ao tratamento significa utilizar corretamente os medicamentos prescritos ou outros procedimentos, observando horários, doses e o tempo necessário de terapia.

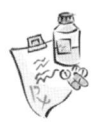

É extremamente importante seguir adequadamente o seu tratamento, pelo tempo que for necessário, para ter certeza que a infecção diminuiu e evitar que a doença piore com o tempo. Não pare seu tratamento sem o conhecimento do seu médico.

SE VOCÊ NÃO PODE COMPARECER NA CONSULTA, AVISE O SEU MÉDICO E REAGENDE-A O MAIS BREVE POSSÍVEL.

7

O QUE ACONTECE SE NÃO TIVER ADESÃO AO TRATAMENTO

Deixar de tomar seus medicamentos sem autorização médica é um dos fatores que levam à resistência aos medicamentos e à progressão da doença.

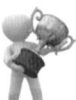

Por isso, tome seus antivirais de forma correta para garantir o sucesso do seu tratamento.

VOCÊ É O GRANDE RESPONSÁVEL PELA SUA SAÚDE!

8

LAMIVUDINA

Como este medicamento funciona?

A lamivudina ajuda a reduzir a quantidade de vírus no corpo, mantendo-os em níveis baixos.

Como devo usar este medicamento?

Deve-se ingerir 1 comprimido de lamivudina 150 mg, uma vez ao dia, com um copo de água. Pode ser tomado com ou sem alimentos, mas não pode ser partido ou mastigado. Se você tem problemas nos rins, sua dose pode ser alterada. Não interrompa o tratamento sem conhecimento do seu médico.

Onde e como devo guardar este medicamento?

Conserve o medicamento em temperatura ambiente (entre 15°C e 30°C), protegido da luz e umidade. Após aberto, conserve o frasco bem fechado na mesma condição.

17

ENTECAVIR

Quais são os males que este medicamento pode causar?

Efeitos colaterais comuns: dor de cabeça, fadiga, diarréia e dispepsia (dificuldade na digestão).

Outros efeitos colaterais relatados depois da comercialização : reação alérgica grave, acidose láctica (acidificação do sangue), aumento de enzimas do fígado, queda de cabelo e erupções da pele.

Sempre informe seu médico ou farmacêutico sobre efeitos indesejáveis durante o tratamento.

16

CUIDADOS COM SEU MEDICAMENTO

Os medicamentos devem ficar em locais frescos, longe do calor, da luz e da umidade. Por isso, eles não devem ser guardados no banheiro ou na cozinha.

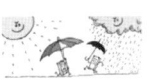

ATENÇÃO!

Sempre verifique na embalagem a data de validade! Nunca tome medicamentos vencidos.

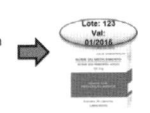

ABRA O FRASCO DE MEDICAMENTO COM CUIDADO PARA EVITAR ACIDENTES E DESPERDÍCIOS.

9

CUIDADOS COM SEU MEDICAMENTO

Nunca adquira medicamentos com lacre aberto, embalagem amassada, rasgada, sem rótulo ou que tenha alguma informação apagada, riscada ou raspada.

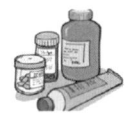

Sempre mantenha os medicamentos na embalagem original para garantir sua qualidade!

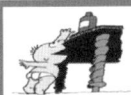

ATENÇÃO!
Nunca deixe os medicamentos ao alcance das crianças.

10

ENTECAVIR

Como este medicamento funciona?

O entecavir pode diminuir a quantidade de vírus da hepatite B no corpo, diminuindo a habilidade de multiplicação do vírus e infecção de novas células do fígado. Também pode melhorar a condição do fígado do paciente.

Como devo usar este medicamento?

Deve-se ingerir 1 comprimido de entecavir 0,5 mg, uma vez ao dia, com um copo de água, com estômago vazio (ou seja, pelo menos 2 horas após as refeições ou 2 horas antes da próxima refeição). Não interrompa o tratamento sem conhecimento do seu médico.

Onde e como devo guardar este medicamento?

Conserve o medicamento em temperatura ambiente (entre 15°C e 30°C), protegido da luz e umidade. Após aberto, conserve o frasco bem fechado na mesma condição.

15

ADEFOVIR

Quais são os males que este medicamento pode causar?

Efeitos colaterais mais comuns: cansaço, dor abdominal, náuseas, flatulência, diarréia, dispepsia (dificuldade na digestão) e dor de cabeça.

Sempre informe seu médico ou farmacêutico sobre efeitos indesejáveis durante o tratamento.

14

IMPORTANTE!

E se eu esquecer de tomar o medicamento?

No caso do seu tratamento para Hepatite B, que abrange uma dose ao dia, quando perceber que esqueceu de tomar o medicamento, tome logo que se lembrar.

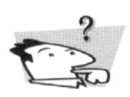

Procure manter sempre o mesmo horário da tomada do medicamento todos os dias!

NUNCA TOME DUAS DOSES DE UMA SÓ VEZ!

11

ANOTAÇÕES

_____
_____
_____
_____
_____
_____
_____
_____
_____
_____
_____
_____

12

ADEFOVIR

Como este medicamento funciona?

O adefovir reduz a replicação do vírus da Hepatite B, pois inibe enzimas fundamentais para a multiplicação do vírus.

Como devo usar este medicamento?

Deve-se ingerir 1 comprimido de adefovir 10 mg, uma vez ao dia, com um copo de água. Pode ser tomado com ou sem alimentos. Não interrompa o tratamento sem conhecimento do seu médico.

Onde e como devo guardar este medicamento?

Conserve o medicamento em temperatura ambiente (entre 15°C e 30°C), protegido da luz e umidade. Após aberto, conserve o frasco bem fechado na mesma condição.

13

ATENÇÃO FARMACÊUTICA A PACIENTES PORTADORES DE DIABETES MELITO TIPO 2

Catarina Cani
Márcia Queiroz
Márcia Nery

As doenças crônicas não transmissíveis (DCNT) são, atualmente, responsáveis por substancial morbimortalidade em todo o mundo e a maior parte desse ônus é atribuída às doenças cardiovasculares, aos cânceres, ao diabetes e às doenças crônicas pulmonares. Os países de baixa e média renda concentram 80% dos indivíduos afetados, e a rápida urbanização e a transição econômica, associadas ao envelhecimento populacional, influenciam um estilo de vida propício a fatores de risco para esses agravos, como tabagismo, alimentação não saudável, prática de atividade física insuficiente e uso exagerado de álcool, levando a alterações metabólicas/fisiológicas, como aumento da pressão arterial, sobrepeso/obesidade, hiperlipidemia e hiperglicemia[1].

O diabetes melito (DM) é uma doença caracterizada por distúrbios metabólicos que apresentam em comum a hiperglicemia, originada por defeitos na secreção, na ação da insulina, ou em ambas[2].

Estima-se que cerca de 8,3% da população mundial adulta – 382 milhões de pessoas – seja portadora de DM, com projeções para afetar perto de 600 milhões em menos de 25 anos. Dentre os 10 países com maior número de adultos (20 a 79 anos) com DM, o Brasil ocupa, atualmente, a quarta posição (com 11,9 milhões) e, em 2035, permanecerá na mesma posição, porém com um número estimado de 19,2 milhões, atrás apenas da China, da Índia e dos Estados Unidos, em ambas as situações[3].

Com base na etiologia, o DM é classificado em DM tipo 1 (DM1), DM tipo 2 (DM2), outros tipos específicos de DM e DM gestacional[2].

O DM2 é a forma presente em 90% a 95% dos casos e, geralmente, é diagnosticado a partir da quarta década de vida, mas a prevalência vem crescendo em crianças e adolescentes nas últimas décadas[2,3].

As alterações metabólicas que culminam com o aparecimento do DM2 passam por estágios de glicemia de jejum alterada e tolerância à glicose diminuída, que são decorrentes da combinação entre resistência insulínica e disfunção das células β. Esses estágios são reconhecidos como categorias de risco aumentado para DM[2] e podem evoluir ao longo do tempo até a manifestação clínica de sinais e sintomas, o que explica o fato de muitos pacientes, ao serem diagnosticados com DM, já apresentarem complicações da doença[3].

Em decorrência de suas complicações crônicas, o DM é grande responsável por doença cardiovascular, cegueira adquirida, insuficiência renal e amputação de membros inferiores. A doença cardiovascular é a causa mais comum de morbimortalidade em pacientes com DM, sendo mais frequentes a angina, o infarto agudo do miocárdio, a doença arterial periférica, o acidente vascular cerebral e a insuficiência cardíaca congestiva. Além da nefropatia e da retinopatia, a hiperglicemia crônica também pode causar neuropatia periférica, gastroparesia, hipotensão postural, disfunção erétil. A associação entre lesão em vasos e em nervos, especificamente em extremidades, facilita infecções e ulcerações em membros inferiores, acarretando na condição conhecida como doença do pé diabético, que aumenta em até 25 vezes o risco de amputação na população diabética[3].

O controle das condições associadas, como hipertensão arterial, dislipidemia e obesidade, e o da glicemia são fundamentais para evitar o aparecimento de complicações e retardar a progressão das já existentes. Portanto, é objetivo do tratamento do DM2 manter as taxas glicêmicas o mais próximo possível da normalidade, concomitantemente ao controle das comorbidades[2,3].

De acordo com a Sociedade Brasileira de Diabetes (SBD), os valores para diagnóstico de DM a partir da glicose plasmática estão detalhados na Tabela 10.1[2].

Tabela 10.1. Valores para diagnóstico de diabetes melito e suas categorias de risco aumentado

Categoria	Jejum (mg/dL)	2h após 75 g de glicose (mg/dL)	Casual* (mg/dL)	HbA1c (%)
Glicemia normal	< 100	< 140		
Categorias de risco aumentado	> 100 a < 126	≥ 140 a < 200		5,7-6,4
Diabetes melito	≥ 126	≥ 200	≥ 200 com sintomas clássicos: poliúria, polidipsia, perda de peso inexplicada	≥ 6,5

* Realizada a qualquer hora do dia, sem se observar o intervalo desde a última refeição.
Fonte: adaptada das referências 2 e 4.

O tratamento do DM2 baseia-se fundamentalmente na modificação do estilo de vida do paciente e no uso de medicamentos continuamente, quando preconizado, bem como na realização de atividades de autocuidado, como medida da glicemia capilar e cuidados com os pés, por exemplo[2].

A monitorização do DM2, ou seja, a avaliação da resposta ao tratamento no controle da doença, é de suma importância durante o acompanhamento do paciente, uma vez que possibilita ajustes individualizados no esquema terapêutico. Comumente, para tal, são empregados a monitorização da glicemia capilar e o teste de hemoglobina glicada (A1c)[2].

A monitorização da glicemia capilar é realizada com um aparelho denominado glicosímetro e assume especial importância para os pacientes insulinizados. Contribui ainda para reduzir o risco de hipoglicemia noturna e auxilia na elucidação dos efeitos da alimentação, do exercício e do estresse sobre as flutuações da glicemia. O esquema de monitorização, ou seja, os horários do dia em que devem ser feitas as medições, é determinado pelo esquema terapêutico prescrito e pela estabilidade do controle do DM2[2,5].

O valor da A1c corresponde à média glicêmica dos últimos dois a três meses, o que o torna, também, preditor de complicações relacionadas ao DM2[2,5].

Os valores recomendados pela SBD para um adequado controle do DM estão apresentados na Tabela 10.2[6].

A terapia nutricional, como componente do tratamento do DM2, objetiva um bom estado nutricional e deve ser direcionada a cada indivíduo, considerando seus hábitos alimentares, socioculturais, o perfil metabólico e o uso de fármacos, seguindo a ideia da alimentação saudável e equilibrada[2].

Tabela 10.2. Metas para o controle do tratamento do diabetes melito tipo 2

Parâmetro	Metas terapêuticas	Níveis toleráveis
Hemoglobina glicada	Adultos: 7% Idosos: 7,5%-8,5%	Individualizar metas considerando: • Duração do DM • Idade/expectativa de vida • Comorbidades • Doença cardiovascular • Complicações microvasculares • Hipoglicemia não percebida
Glicemia de jejum*	< 100 mg/dL	< 130 mg/dL
Glicemia pré-prandial*	< 100 mg/dL	< 130 mg/dL
Glicemia pós-prandial*	< 160 mg/dL	< 180 mg/dL

* Valores para adultos.
Fonte: adaptada da referência 6.

A prática de atividade física regular contribui para a melhora do controle glicêmico, pois reduz a resistência insulínica, além de diminuir a pressão arterial e melhorar o perfil lipídico. Exercícios aeróbicos, como caminhada, natação, ciclismo, corrida, dança, podem ser realizados, bem como os de resistência e fortalecimento muscular. A recomendação geral é a prática de 150 minutos de exercício de intensidade moderada por semana ou 75 minutos de exercícios de alta intensidade por semana ou, ainda, a combinação de ambos[2].

Quando o tratamento não farmacológico é insuficiente para manter o controle adequado do DM2, há indicação de farmacoterapia que deve objetivar, também, o tratamento de comorbidades e complicações, quando presentes[2].

Há diversas classes de medicamentos disponíveis para o tratamento do DM2 (Tabela 10.3), incluindo as insulinas (Tabela 10.4). A seleção dos medicamentos em monoterapia, bem como a associação entre eles, é feita com base em características do paciente (sexo, idade, comorbidades), da doença (tempo de diagnóstico, complicações, controle) e do próprio medicamento (1/2 vida plasmática, eficácia), dentre outras[2,6].

O tratamento do DM2 é complexo, pois pressupõe que o paciente pratique constantemente mudanças comportamentais, a fim de alcançar o êxito esperado. Para isso, esses esforços devem ser amparados por um trabalho de cooperação entre o paciente – bem informado e envolvido – e uma equipe de saúde bem preparada e proativa, capacitada a prover educação em saúde continuamente[7].

Tabela 10.3. Principais características dos antidiabéticos disponíveis no Brasil

Classe farmacológica	Medicamento	Ação	Redução na glicemia de jejum (mg/dL)	Redução na A1c (%)	Administração	Principais reações adversas
Sulfonilureias	Glibenclamida Gliclazida Glimepirida Glipizida	Aumento da secreção de insulina glicose-independente	60-70	1,5-2	Uma a duas vezes ao dia	Hipoglicemia, ganho ponderal
Glinidas	Nateglinida Repaglinida	Aumento da secreção de insulina glicose-independente	20-30	1-1,5	Nas refeições	Hipoglicemia, ganho ponderal discreto
Biguanida	Metformina	Redução da produção hepática de glicose, e menor ação sensibilizadora da ação insulínica	60-70	1,5-2	Duas a três vezes ao dia	Desconforto abdominal, diarreia, náusea, gosto metálico
Inibidor de α-glicosidases	Acarbose	Retardo da absorção de carboidratos	20-30	0,5-0,8	Nas refeições	Meteorismo, flatulência, diarreia
Tiazolidinediona	Pioglitazona	Aumento da sensibilidade à insulina em músculo, adipócito e hepatócito	35-65	0,5-1,4	Uma vez ao dia	Retenção hídrica, anemia, ganho ponderal, insuficiência cardíaca, fraturas
Gliptinas	Linagliptina Saxagliptina Sitagliptina Vildagliptina Alogliptina	Aumento do nível de GLP-1, pela inibição da DPP-4, com aumento da síntese e secreção de insulina, além da redução de glucagon glicose-dependente	20	0,6-0,8	Uma ou duas vezes ao dia, dependendo do medicamento	Intolerância gastrointestinal, perda de peso, elevação transaminases, aumento do risco de pancreatite
Análogo/ mimético do GLP-1	Exenatida Liraglutida Lixisenatida	Aumento do nível de GLP-1, com aumento da síntese e secreção de insulina, além da redução de glucagon glicose-dependente	30	0,8-1,2	Uma ou duas vezes ao dia, dependendo do medicamento	Náusea, vômito, diarreia, aumento do risco de pancreatite
Inibidores de SGLT-2	Dapagliflozina Empagliflozina Canagliflozina	Impede a reabsorção de glicose renal pela inibição das proteínas SGLT2		0,8-1,4		Perda de peso (2-3 kg) e redução da pressão arterial sistólica (4-6 mmHg). Risco aumentado de infecções genitais e do trato urinário

A1c: hemoglobina glicada; GLP-1: glucagon-*like* peptide-1; DDP-4: dipeptidila peptidase-4; SGLT-2: *Sodium-Dependent Glucose Transporter-2*.
Fonte: adaptada das referências 2 e 6.

Tabela 10.4. Perfil farmacocinético das principais preparações de insulinas disponíveis do Brasil

Insulina	Ação		
	Início	Pico	Duração
Ação ultrarrápida			
Asparte Glulisina Lispro	5-15 m	0,5-1,5 h	< 5h
Ação rápida			
Regular	0,5-1 h	2-4 h	5-8 h
Ação intermediária			
NPH	2-4 h	4-10 h	10-16 h
Ação longa			
Degludeca	20-40 m	Sem pico	42 h
Detemir	3-8 h	Sem pico	6-23 h
Glargina	2-4 h	Sem pico	20-24 h
Pré-misturas			
70% NPH / 30% regular 75% NPL / 25% lispro 50% NPL / 50% lispro 70% NPA / 30% asparte	0,5-1 h 5-15 m 5-15 m 5-15 m	3-12 h (duplo) 1-4 h (duplo) 1-4 h (duplo) 1-4 h (duplo)	10-16 h 10-16 h 10-16 h 10-16 h

NPH: protamina neutra Hagedorn; NPL: protamina neutra lispro; NPA: protamina neutra asparte; m: minuto; h: hora.
Fonte: adaptada das referências 2 e 6.

A educação para o automanejo do DM é um processo contínuo de facilitação de conhecimentos, habilidades e capacidades, que leva em consideração necessidades, metas e experiências de vida do paciente, objetivando apoiar a tomada de decisões relacionadas ao autocuidado, a capacidade de solucionar problemas e a colaboração ativa com a equipe de saúde, para melhorar resultados clínicos e a qualidade de vida do paciente, de maneira custo-efetiva[5].

Para aumentar a probabilidade de sucesso na mudança de comportamento necessária ao tratamento do DM2, a *American Association of Diabetes Educators* (AADE) propõe o *AADE7 Self-Care Behaviors*, ou os 7 Comportamentos para o Autocuidado, descritos na Tabela 10.5[8].

Farmacêuticos envolvidos no cuidado de pacientes com DM podem contribuir para a prática dos 7 Comportamentos para o Autocuidado e para o alcance das metas terapêuticas, desde que sejam proativos e que expandam suas atividades para além das tradicionais. Assim, devem ter conhecimentos

Tabela 10.5. Os 7 Comportamentos para o Autocuidado no diabetes melito

Comportamento	Descrição
1. Alimentar-se saudavelmente	Realizar escolhas de alimentos saudáveis, conhecer porções de alimentos e melhores horários para refeições
2. Ser ativo	Realizar atividade física regularmente, importante para manter a condição física, controlar o peso e a pressão arterial
3. Monitorar	Realizar regularmente monitorização da glicemia, da pressão arterial, da cetonúria e do peso
4. Tomar medicamentos	Conhecer ação, reações adversas, toxicidade, posologia prescrita, administração, conduta em caso de omissão de dose, armazenamento e transporte de cada medicamento em uso
5. Resolver problemas	Estar preparado para tomada de decisão rápida em casos de hipo/hiperglicemia aguda; ou alteração de exercício, alimentação e medicamentos na vigência de alteração do estado clínico, por exemplo, na febre
6. Reduzir riscos	Realizar regularmente atividades que diminuem o risco de complicações crônicas e melhorem a qualidade de vida, como cessar o tabagismo, e fazer exames periódicos dos pés, dos olhos e bucal
7. Adaptar-se saudavelmente	Estar preparado para lidar com as barreiras e impedimentos que as alterações emocionais podem acarretar na execução dos comportamentos de autocuidado

Fonte: adaptada da referência 8.

sobre a doença e seu tratamento – considerando a terapia nutricional, a atividade física –, além de ter de contar com habilidades humanísticas que lhes permitirão reconhecer o paciente como um indivíduo, respeitando suas características culturais e identificando barreiras que estejam impossibilitando o aprendizado. A comunicação também deve ser uma habilidade em constante desenvolvimento, para possibilitar a construção de uma relação de confiança com o paciente e permitir a difusão de informações para a equipe de saúde[9].

Esses aspectos refletem a filosofia da atenção farmacêutica (AF), pois englobam, na sua prática, não somente orientações sobre o uso correto dos medicamentos, mas também considera a educação em saúde como componente fundamental do processo. O ciclo da AF envolve etapas de coleta de dados, de avaliação, de elaboração de plano de cuidado e de acompanhamento. O protocolo de AF deve ser delineado com base em características dos pacientes a serem atendidos e em particularidades das doenças. Algumas etapas para o manejo do DM2 na AF são sugeridas a seguir[9,10]:

- Avaliação inicial
  - Coleta de dados sobre os hábitos de vida do paciente, padrão alimentar e de atividade física, uso de tabaco e álcool, comorbidades, medicamentos em uso e aspectos sociais e/ou financeiros que possam impossibilitar o acesso ao tratamento.
  - Avaliação da adesão do paciente ao tratamento, analisando o grau de comprometimento do paciente em relação à administração dos medicamentos e a vontade de realizar mudanças de comportamento em relação ao uso dos medicamentos.
  - Avaliação das habilidades do paciente em relação ao manuseio de instrumentos, como o glicosímetro, seringas, monitores de pressão arterial, bem como da sua capacidade em interpretar corretamente os resultados dos testes realizados e a melhor conduta a ser tomada quando os valores de glicemia encontrados estão fora do alvo glicêmico almejado.
- Identificação de desfechos no tratamento
  - Interação com o paciente a fim de aumentar seu conhecimento sobre DM2 e comorbidades para ajudá-lo a compreender os resultados desejados com o tratamento, com base nas informações coletadas na etapa de avaliação.
  - Suporte e encorajamento ao paciente para fazer as escolhas certas, explanando sobre as consequências de cada possibilidade de escolha.
- Planejamento
  - Determinação de procedimentos para resolver e/ou prevenir problemas.
  - Priorização dos problemas.
  - Proposta e avaliação da possibilidade de estratégias alternativas para resolver os problemas.
  - Explicação ao paciente sobre a lógica do tratamento proposto.
- Implementação
  - Fornecimento de informações sobre todos os medicamentos em uso incluindo indicação, mecanismo de ação, reações adversas, interações medicamentosas importantes, posologia, administração, armazenamento e conduta em omissão de dose.
  - Fornecimento de informações sobre o uso do glicosímetro.
  - Registro de erros relacionados ao uso dos medicamentos e apresentação para o paciente discutindo sobre esses dados.

- Resolução de problemas relacionados a medicamentos.
- Acompanhamento
  - Monitorização e avaliação contínua dos desfechos.
  - Identificação de parâmetros clínicos e laboratoriais de avaliação do controle do DM2.
  - Garantia do envolvimento do paciente no plano de cuidado, mantendo sua motivação.
  - Avaliação a respeito do entendimento do paciente sobre o reconhecimento e ações para evitar ou minimizar a toxicidade dos medicamentos e as interações medicamentosas.
- Documentação
  - Registro dos dados de atendimento em prontuário, de preferência, por meio eletrônico e que seja de acesso a todos os profissionais da equipe.

Vale ressaltar que a AF pode ser realizada em todos os ambientes em que o farmacêutico atua, desde a drogaria, na atenção básica, até o hospital, na atenção terciária; e há relatos na literatura de experiências exitosas com diabéticos tipo 2 em todos esses locais[9].

Um estudo realizado no Ambulatório de Diabetes do Serviço de Endocrinologia do Hospital das Clínicas da Faculdade de Medicina da Universidade de São Paulo (HCFMUSP) objetivou avaliar o impacto da AF em desfechos clínicos e na qualidade de vida de pacientes portadores de DM2. Foi realizado um estudo clínico controlado randomizado com 70 pacientes, com 45 anos ou mais, em uso de insulina e com A1c ≥ 8%. Os pacientes do grupo controle (GC) (n = 36) receberam tratamento usual e os do grupo intervenção (GI) (n = 34) receberam acompanhamento farmacoterapêutico individualizado e educação para o DM2. A amostra total foi composta principalmente por mulheres (61,4%), com uma média de idade aproximada de 61 anos e tempo de DM2 de cerca de 14 anos, com homogeneidade entre os grupos quanto a essas características (p > 0,05). Após seis meses de intervenção, os conhecimentos sobre o DM e sobre os medicamentos aumentaram significativamente no GI, ambos permanecendo inalterados no GC. A adesão ao tratamento farmacológico no GI aumentou significativamente, permanecendo inalterada no GC. Houve aumentos significativos na realização correta das técnicas de aplicação de insulina e de monitorização de glicemia capilar. Ao final do estudo, houve redução significativa na média de A1c do GI, o que não ocorreu no GC, bem como melhora significativa da qualidade de vida relacionada ao DM no GI, enquanto para o GC esse desfecho piorou significativamente[11].

Diante da complexidade do manejo do DM2, profissionais de saúde devem concentrar esforços para a manutenção contínua da garantia do conhecimento e da motivação de pacientes e familiares. Nesse contexto, a AF é instrumento de grande valia para o farmacêutico ao contribuir para o alcance dos objetivos do tratamento e para o reconhecimento e inserção desse profissional no sistema de saúde como participante ativo do processo de cuidado.

REFERÊNCIAS BIBLIOGRÁFICAS

1. ALWAN, A. **Global Status Report on Noncommunicable Diseases 2010**. Geneva: World Health Organization, 2011.

2. OLIVEIRA, J. E. P.; VENCIO, S. **Diretrizes da Sociedade Brasileira de Diabetes: 2013-2014**. São Paulo: Sociedade Brasileira de Diabetes, 2014.

3. International Diabetes Federation (IDF). **Diabetes Atlas 2013**. Disponível em: <http://www.idf.org/diabetesatlas>. Acesso em: 20 set. 2016.

4. Diabetes SSB. **Posicionamento Oficial SBD nº 02/2015**. São Paulo: SBD; 2015. p. 36.

5. American Diabetes Association (ADA). Standards of Medical Care in Diabetes – 2015. **Diabetes Care**. 2015;38(Suppl. 1):S1-S90.

6. **Conduta Terapêutica no Diabetes Tipo 2**: Algoritmo SBD 2014. Sociedade Brasileira de Diabetes, 2014.

7. ODEGARD, P.S.; CAPOCCIA, K. Medication taking and diabetes: a systematic review of the literature. **Diabetes Educator**, v. 33, n. 6, p. 1014-1029, 2007.

8. [AADE]. **American Association of Diabetes Educators**: AADE7 Self-care behaviors [citado 17 jan. 2015]. Disponível em: http://www.diabeteseducator.org/ProfessionalResources/AADE7/.

9. WHORTER, L. S. M.; ARMOR. B.; JOHNSON, J. T. et al. **The Scope and Standards for the Practice of Diabetes Education by Pharmacists**. American Association of Diabetes Educators.

10. BRICOLA, S. A. P. C.; CANI, C. G.; GARCIA, M. D. **Atenção farmacêutica/cuidados farmacêuticos**. In: CARVALHO, F. D.; CAPUCHO, H. C.; BISSON, M. P. editors. Farmacêutico Hospitalar: conhecimentos, habilidades e atitudes. 1. ed. São Paulo: Manole; 2014. p. 200-209.

11. CANI, C. G. **Impacto da atenção farmacêutica no cuidado de pacientes portadores de diabete melito tipo 2 atendidos em hospital de nível terciário de atenção** [Dissertação]. São Paulo: Universidade de São Paulo; 2011.

ATENÇÃO FARMACÊUTICA A PACIENTES EM ANTICOAGULAÇÃO ORAL

Valter Garcia Santos
Solange Aparecida de Carvalho Petilo Brícola

COAGULAÇÃO SANGUÍNEA (HEMOSTASIA)

O processo de hemostasia é definido como uma série complexa de fenômenos biológicos que ocorrem em resposta imediata à lesão de um vaso sanguíneo. Esse mecanismo tem por finalidade a manutenção da fluidez necessária do sangue, reparo da lesão vascular e restrição da perda de sangue possuindo três processos: hemostasia primária, hemostasia secundária ou coagulação e hemostasia terciária ou fibrinólise[1].

Hemostasia primária

É o processo inicial de coagulação desencadeado pela lesão vascular, na qual mecanismos locais produzem: vasoconstrição para diminuir o fluxo de sangue no sítio lesado; alteração da permeabilidade vascular com formação de edema intersticial para reduzir a pressão do interior do vaso lesado em relação à região adjacente; vasodilatação dos vasos tributários da região em que ocorreu a lesão para que o fluxo de sangue ocorra pelos ramos colaterais dilatados; e adesão das plaquetas para a formação de um tampão natural[2].

Em caso de lesão endotelial, o sangue é exposto ao colágeno da região subendotelial, que promove a adesão das plaquetas na presença do fator VIII (fator von Willebrand). As plaquetas tornam-se ativadas e liberam grânulos citoplasmáticos contendo ADP (adenosina-difosfato), serotonina e tromboxano A2 (TXA2). O ADP modifica o formato das plaquetas de discoide para esférica e as ativa. Em seguida, elas irão se agregar umas às outras produzindo um tampão resistente, além de excretarem uma lipoproteína denominada fator plaquetário 3 (PF3), que atuará como superfície fosfolipídica ativadora importante nas demais fases[2].

Hemostasia secundária ou coagulação

A hemostasia secundária ou coagulação é uma série de reações químicas entre diversas proteínas que convertem pró-enzimas (zimógenos) em enzimas (proteases) que resultam na conversão do fibrinogênio, que é uma proteína solúvel, em fibrina, um polímero insolúvel[2].

O principal iniciador da coagulação sanguínea é a via do fator tecidual (FT) ou tromboplastina, que é uma glicoproteína de membrana, que, ao ser exposta no endotélio lesado, funciona como receptor para o fator VII. Juntos, o fator VII e o fator tecidual (FT) formam o complexo FT-FVIIa, que tem como substratos principais o fator IX e o fator X. A ativação desses fatores resulta na formação de fator IX ativado (FIXa) e fator X ativado (FXa)[3].

A clivagem do fator X é catalisada pelo FT-FVIIa, já a do fator IX se dá quando o fator XII, fator XI, a pré-calicreína, o cininogênio e os íons cálcio entram em contato com cargas elétricas negativas do vaso lesado (como o colágeno e endotoxina). A pré-calicreína converte-se em calicreína e ativa o fator XII, que, por sua vez, potencializa a formação de calicreína, ativando assim o fator XI. O fator XI ativado (FXIa) na presença de íons cálcio ativa o fator IX, que, junto com o fator VIII, ativa o fator X[3].

A via FT-FVIIa é denominada de via extrínseca ou "protrombinase" e a via cininogênio-FXIIa, de via intrínseca ou "tenase". Ambas as vias possuem uma via final comum, onde fator X é ativado em FXa. A partir daí, FXa, junto com fator V ativado (FVa), em presença de íons cálcio, catalisa a conversão da protrombina (fator II), produzida no fígado, em trombina (FIIa). A trombina possui atividade pró-coagulantes, convertendo o fibrinogênio em fibrina e ativando o fator XIII de coagulação. Os monômeros de fibrina formam um polímero denominado fibrina S, que, sob ação de fator XIIIa e íons cálcio, produz uma estrutura de fibras que mantém estável o tampão plaquetário[2,3].

O modelo utilizado até pouco tempo atrás era o da cascata de coagulação, que continha as vias intrínseca e extrínseca, proposto em 1964, entretanto esse modelo já se encontra obsoleto, sendo gradativamente substituído por um modelo mais atual, que divide esse processo em três fases: a inicial, a de amplificação e a de propagação. Essa separação também encontra utilidade na interpretação de exames laboratoriais de avaliação da hemostasia: o TP/INR, que avalia a fase inicial da hemostasia, e o TTPA, que avalia a fase de propagação (Figura 11.1). Porém, *in vivo*, essa separação não ocorre, visto que as reações são dependentes umas das outras[2].

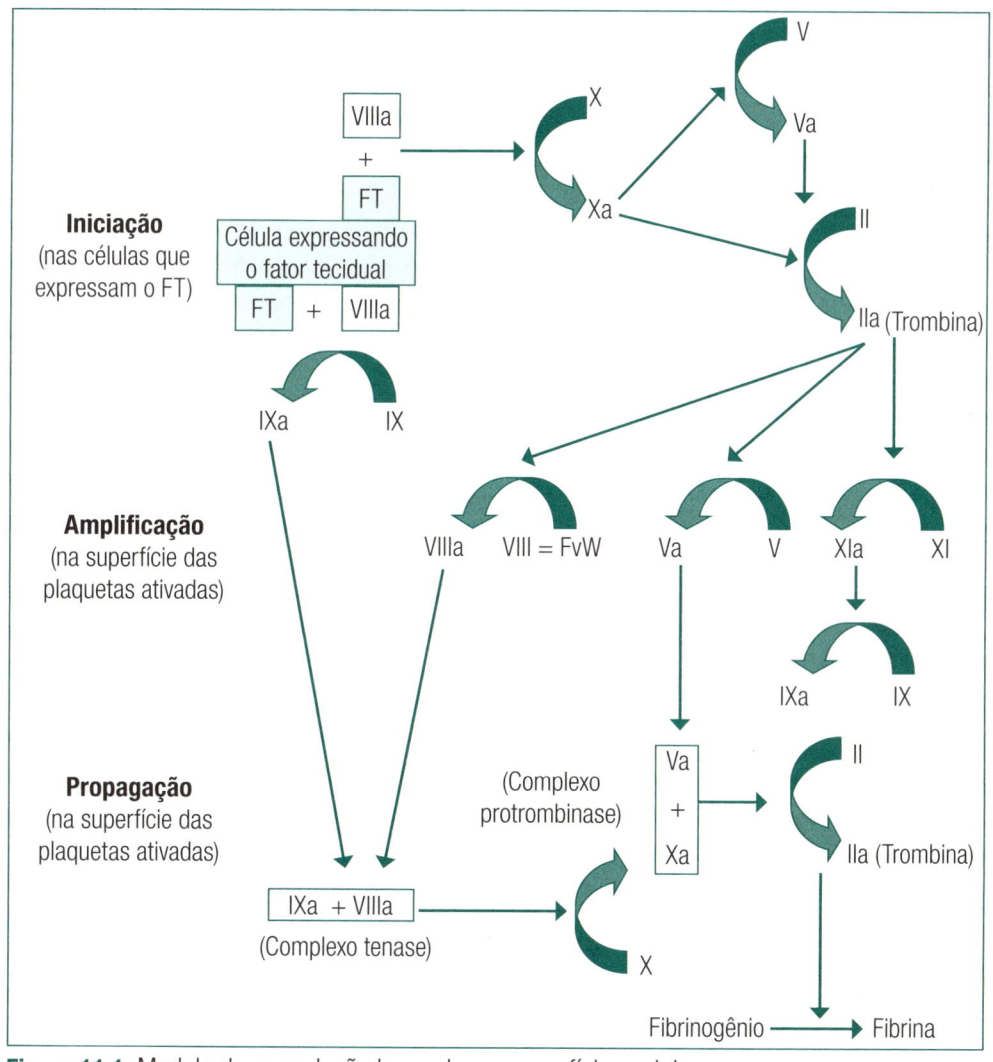

Figura 11.1. Modelo de coagulação baseado em superfícies celulares.
Adaptada de: Vine AK. Recent advances in haemostasis and thrombosis. **Retina**, v. 29, n. 1, p. 1-7, 2009.

Hemostasia terciária (fibrinólise)

Em condições normais, a coagulação e a fibrinólise encontram-se em equilíbrio dinâmico, de modo que uma interrompe a perda sanguínea e a outra remove a fibrina formada excessivamente[1].

Em caso de lesão, as células endoteliais sintetizam e liberam o ativador do plasminogênio do tipo tecidual (t-PA), que converte o plasminogênio em plasmina. A plasmina remodela o trombo e limita sua extensão por meio de um processo denominado fibrinólise. Trata-se de um processo altamente específico, mesmo que a plasmina degrade também o fibrinogênio, os fatores V e VIII, pois a t-PA apresenta alta afinidade pelo plasminogênio presente na superfície da fibrina e baixa afinidade ao plasminogênio no sangue circulante. O plasminogênio liga-se às lisinas do carbono terminal da fibrina e adquire uma formação que possibilita sua maior ativação, ou seja, maior quantidade de plasmina[3].

ANTICOAGULAÇÃO

A fim de evitar a atividade excessiva do sistema de coagulação, formação exacerbada de fibrina e possível obstrução vascular, todo o sistema de coagulação é regulado por numerosas proteínas inibitórias que atuam como anticoagulantes naturais. O complexo FT-FVIIa é responsável por ativar os dois substratos principais: os fatores IX e X. Essas reações são reguladas pelo TFPI (inibidor da via do fator tecidual ou *tissue factor pathway inhibitor*), que é uma proteína produzida pelas células endoteliais. Essa proteína liga-se e inibe o fator Xa, e essa junção liga-se e inibe o complexo FT-VIIa. Dessa forma, o TFPI limita a formação de fator Xa e do fator IXa[3].

Outro sistema de anticoagulação é da PCA (proteína C ativada). A PC, quando ligada ao seu receptor no endotélio (EPCR "*endothelial protein C receptor*"), é ativada quando a trombina se liga ao receptor endotelial trombomodulina (TM). A PCA inibe a coagulação, inativando os fatores Va e VIIIa. Esse processo é potencializado pela proteína S (PS), que atua como um cofator não enzimático nas reações de inativação. Nesse caso, a trombina não atua somente como um pró-coagulante; quando produzida em excesso, atua como anticoagulante, já que sua ligação com a TM endotelial representa o ponto inicial para ativação da via inibitória da PC e atenuação da cascata de coagulação[4].

A antitrombina (AT) é a inibidora primária de trombina, mas também exerce função inibitória sobre outras enzimas da coagulação, incluindo os fatores IXa, Xa, XIa, XIIa, calicreína e plasmina, além de acelerar a dissociação do complexo FT-FVIIa e impedir sua reassociação. Assim, ela elimina qualquer atividade pró-coagulante excessiva ou indesejável. Esses três mecanismos anticoagulantes atuam em sinergismo, para regular a coagulação e garantir a hemostasia, ou seja, a fluidez ideal do sangue[5].

Anticoagulantes

O uso de anticoagulantes começou em 1916, com a descoberta da heparina (heparan-sulfato), substância extraída do fígado de porcos. Anos depois, após relatos de hemorragias em gado, descobriu-se que os animais se alimentavam com uma planta chamada trevo-de-cheiro (*Melilotus officinalis*), que contém cumarina. A cumarina oxidada torna-se 4-hidroxicumarina, ou dicumarol, utilizado inicialmente como raticida. Passou a ser utilizado como anticoagulante oral em humanos apenas na década de 1950, com o nome "warfarin" (WARF – *Wisconsin Alumni Research Foundation*, empresa financiadora da pesquisa + cumarina)[6,7].

A varfarina, junto com o acenocumarol, é da classe dos antagonistas de vitamina K, sendo a varfarina o medicamento mais utilizado. Eles agem inibindo a redutase do epóxido da vitamina K e reduzem a gamacarboxilação de certas moléculas do ácido glutâmico que ficam situadas em pontos próximos da extremidade terminal dos fatores II (protrombina) VII, IX e X. Também inibem a gamacarboxilação dependente de vitamina K da proteína C e de seu cofator, a proteína S[8]. Por aproximadamente 60 anos, a varfarina tem utilização clínica e eficácia no tratamento e prevenção de fenômenos tromboembólicos, mas possui diversos problemas, entre eles a janela terapêutica estreita, farmacodinâmica e farmacocinética imprevisíveis, várias interações medicamentosas, necessidade de monitorização frequente, interação com alimentos e indução de hipercoagulabilidade, ocasionando eventos adversos hemorrágicos[7]. É indicada para o tratamento e prevenção de tromboembolismo venoso (TEV), fibrilação atrial (FA), doença valvar cardíaca, acidente vascular cerebral (AVC), infarto agudo do miocárdio (IAM) e recorrência de infarto, hipertensão arterial sistêmica (HAS), síndrome do anticorpo antifosfolípide (SAF) e outros distúrbios de coagulação de ocorrência mais rara[9].

Dados recentes mostram que a varfarina é a décima quinta droga mais prescrita no mundo e estima-se que, anualmente, mais de um milhão de prescrições de varfarina são dispensadas nos Estados Unidos. Esse número tende a aumentar devido ao envelhecimento da população, visto que 75,5% de seus usuários são idosos[10].

Devido às suas próprias características farmacológicas e farmacocinéticas, o paciente que utiliza varfarina pode apresentar diversos eventos adversos, que variam desde pequenos sangramentos, aparecimento de equimoses, anemia, até hemorragia em órgãos internos. A varfarina também é altamente interativa com outros medicamentos e com alguns alimentos, que podem potencializar seu efeito anticoagulante ou reduzi-lo (Tabela 11.1). Para que isso seja evitado, periodicamente o paciente deve realizar exames de tempo de protrombina (TP), que será expresso em INR (*International Normalized Ratio*) e assim, de acordo com esses resultados, será estabelecida a dosagem do medicamento a ser administrada ao paciente. O INR ideal para a maioria dos pacientes em terapia com varfarina está entre 2 e 3, sendo que abaixo de 2 há risco de formação de coágulos e trombos e acima de 3 há aumento do risco de hemorragias[11].

A posologia da varfarina é individualizada, entretanto o monitoramento deve ser constante, pois uma simples mudança na rotina diária – uma alteração na dieta, o consumo de álcool ou administração de outros medicamentos concomitantemente – pode influenciar na sua eficácia e segurança. Outro fator interferente é a falta de informação sobre ele. Estudos mostram que a adesão ao tratamento é menor ou ineficiente quando o paciente não recebe informações corretas ou de fácil entendimento sobre o medicamento que está tomando, sobre os riscos que ele pode oferecer e sobre os riscos do não cumprimento de forma adequada do tratamento[12].

A heparina atua impedindo a transformação da protrombina em trombina, inibindo a formação de fibrina. Além disso, ela se conjuga à antitrombina III, tornando-a mais ativa em relação à inibição da trombina e inibindo os fatores IXa, Xa, XIa e XIIa[13]. Também existem as heparinas de baixo peso molecular, que interagem somente com o fator Xa, inibindo-o. De certo modo, são mais seguras do que a heparina não fracionada, possuem farmacocinética previsível, as doses são calculadas por meio do peso corporal, são injetáveis, mas a dose já vem pronta na seringa, o que facilita a autoadministração, mas possuem preço elevado[14].

Atualmente, principalmente devido às limitações que os anticoagulantes antigos possuem, faz-se necessária a existência de anticoagulantes que tenham a mesma eficácia, mas com um perfil de segurança melhor e facilidade na utilização. Esses últimos anos foram intensos em relação à pesquisa de novos anticoagulantes e recentemente novas classes de medicamentos foram desenvolvidas[7].

Tabela 11.1. Teor de vitamina K em alguns alimentos ou preparações

Alimentos	Vit. K₁ (µg/100 g)	Alimentos	Vit. K₁ (µg/100 g)	Alimentos	Vit. K₁ (µg/100 g)
Frutas					
Banana	0,7	Melancia	2,2	Abacate	21
Pera	3,8	*Kiwi*	41	Maçã com casca	5,6
Morango	2,3	Figo	15,6	Maçã sem casca	0,3
Uva	16,1	Amora	19,3	Pêssego	2,1
Suco de abacaxi	0,3	Suco de laranja	0,1		
Chás e café					
Chá-preto fervido	262	Chá-preto pronto	0,02	Folha chá-preto	945
Chá-verde fervido	433	Chá-verde pronto	0,03	Folha chá-verde	1.654
Café instantâneo	9,3	Café infusão	0,02		
Laticínios					
Leite integral	0,3	Leite com chocolate	0,2	Queijo cheddar	3,1
Leite semidesnatado	0,2	Queijo mussarela	1,3	Queijo suíço	2,8
Iogurte *light*	0,1	Cottage	0,4		
Cereais e grãos					
Pão francês	0,6	Cereal matinal	5,0	Farinha de aveia crua	2,0
Macarrão	ND*	Barra de cereais	6,0	Farinha de aveia cozida	0,4
Arroz cozido	0,03	Pão integral	3,4	Pão de centeio	3,0
Granola	1,8	Torrada	3,5	Milho cozido	0,3
Verduras e legumes					
Brócolis cru	102	Brócolis cozido	141	Alface romana	103
Cenoura crua	8,3	Cenoura cozida	13,7	Cebola	0,3
Pepino sem pele	2,6	Pepino com pele	16,4	Espinafre cozido	5,41
Batata cozida	2,9	Batata frita	11,2	Rabanete	1,4
Couve	440	Salada de folhas	315	Couve-bruxelas	177
Repolho	145	Couver-flor cozida	20	Batata-doce	1,0
Tomate	2,7	Molho industrializado com salsa	13,9	Catchup	3,6
Cogumelo	0,06	Azeitona-verde	1,4	Pimenta verde crua	7,1
Pimenta-verde cozida	21,4	Pimenta-vermelha crua	4,9	Pimenta-vermelha cozida	16,5

Continua >>>

Continuação >>>

Alimentos	Vit. K_1 (µg/100 g)	Alimentos	Vit. K_1 (µg/100 g)	Alimentos	Vit. K_1 (µg/100 g)
Óleos e gorduras					
Óleo de soja	193	Óleo de canola	127	Óleo de algodão	60
Óleo de oliva	55	Margarina	42	Maionese	41
Óleo vegetal misto	114,4	Óleo de milho	54	Manteiga	10
Carnes, ovos e embutidos					
Linguiça	3,5	Carne bovina grelhada	1,2	Bife de fígado	3,3
Lombo porco	ND*	Ovo cozido	0,4	Ovo frito	6,9
Peixe fresco	< 1	Salame	1,3	Frango frito	4,5
Atum em óleo	6,4	Atum em salmoura	2,3	Presunto cozido	< 0,01
Leguminosas e oleaginosas					
Ervilha fresca	24	Feijão cozido	2,7	Amendoim seco	0,3
Castanha de caju	34,8	Nozes	53,9	Pistache	13,2
Preparações					
Hambúrger	5,9	Hambúrger com molho	19,3	Lanche de frango	15,1
Lanche de peixe	13,7	Molho para salada	100	Lasanha	5,0
Pizza	4,0	Pipoca	20	Geleia	12
Creme de espinafre	292	Creme de milho	0,05	Brownie	14
Bebida alcoólica	ND*	Caldo carne/ legume	9,3	Chocolate em barra	2,3

* ND: Não detectável.
Adaptada de: KLACK, K.; CARVALHO, J. F. Vitamina K: Metabolismo, Fontes e Interação com o Anticoagulante Varfarina. **Rev Bras Reumatol**, v. 46, n. 6, p. 398-406, 2006.

Os inibidores diretos de trombina (IDT's) podem inativar de forma indireta a trombina, ao ativar seus inibidores naturalmente ocorrentes, ou, de forma direta, ao se ligar à trombina e prevenir sua interação com os substratos. Uma vantagem dos IDT's resulta de seu modo de ação independente da antitrombina, o que lhes permite inativar tanto a trombina livre como a ligada à fibrina. Além disso, ao contrário da heparina não fracionada, os IDT's não se ligam às proteínas plasmáticas, resultando num efeito anticoagulante mais previsível, e não são neutralizados pelo fator plaquetário, assim não representam risco de trombocitopenia induzida por heparina, sendo considerados alternativas terapêuticas nesses casos. Podem ser divididos em agentes que se ligam de modo bivalente à trombina (no exosítio 1, sítio de reconhecimento do substrato, e no sítio ativo), e naqueles que se ligam univalentemente apenas ao sítio ativo da trombina[15].

Um exemplo da classe é o etexilato de dabigatrana, um pró-fármaco que, após ingerido, é rapidamente convertido em dabigatrana, sua forma ativa. Os efeitos adversos mais comuns são as hemorragias e os efeitos gastrointestinais[8]. É indicado para prevenção da ocorrência de tromboembolismo venoso e fibrilação atrial (exceto a causada por doença valvar), e para esses casos ele não é inferior à varfarina, entretanto, não é indicado para pacientes com prótese valvar mecânica, pois, em estudo realizado em nove países europeus e no Canadá, o risco de sangramento nesses pacientes foi maior com o dabigatrana do que com a vafarina[16].

Outra classe em estudo é a dos inibidores do fator Xa (IDFXa); inativam tanto as formas circulantes quanto as ligadas, sem interagir com nenhum outro fator. A inibição é exatamente relacionada com a oferta de IDFXa, ou seja, uma molécula de IDFXa inativa uma molécula de FXa. Já possui dois exemplares no mercado, o rivaroxabana e o apixabana, e outros em aperfeiçoamento/desenvolvimento como o edoxabana e o batrixabana[7].

Há também os inibidores indiretos do fator Xa (IIFXa). Eles se ligam à antitrombina III e esse complexo liga-se ao FXa irreversivelmente. Seus dois exemplares são o fondaparinux e o idraparinux. Recentemente, problemas com o idraparinux fizeram o laboratório desenvolver uma versão biotinilada da droga, a idrabiotaparinux. Ela tem alta afinidade por uma molécula denominada avidina, que neutraliza seu efeito anticoagulante em casos de hemorragia grave[7].

ATENÇÃO FARMACÊUTICA

A atenção farmacêutica envolve a educação em saúde, a orientação farmacêutica, a dispensação, o atendimento farmacêutico, o seguimento farmacoterapêutico, entre outras coisas[17]. Em um estudo de Hepler e Strand (1990), eles propuseram um enfoque mais centrado no paciente e uma relação terapêutica na qual o paciente e o profissional trabalham juntos para resolver problemas relacionados a medicamentos (PRM) e criaram a definição de atenção farmacêutica mais aceita no mundo todo: *"Provisão responsável do tratamento farmacológico com o propósito de alcançar resultados concretos que melhorem a qualidade de vida do paciente. Estes resultados são: 1) a cura da doença, 2) a redução ou eliminação de sintomas, 3) a interrupção ou retardamento do processo patológico, e 4) a prevenção de uma doença ou dos sintomas*"[18]. Um tempo depois, Cipolle *et al.* (2000) completaram essa definição e a atualizaram: "*uma prática centrada no paciente na qual o profissional assume a responsabilidade pelas suas necessidades em relação aos medicamentos e um compromisso a respeito*"[19]. Hepler e Strand (1990) ainda diziam mais: "*a atenção farmacêutica se baseia em um acordo entre o paciente, que aceita conceder autoridade ao profissional, e o profissional, que garante ao paciente competência e compromisso*"[18].

Há vários estudos que evidenciam que as intervenções farmacêuticas diminuem a quantidade de erros de medicação e o surgimento de problemas relacionados a medicamentos e aumentam a qualidade da assistência hospitalar, garantindo a maior segurança do paciente e redução de custos com internações hospitalares (tanto para o paciente quanto para a instituição)[20].

Apesar do desenvolvimento de novos agentes anticoagulantes orais, a varfarina continua a ser uma opção fundamental na anticoagulação. A varfarina é um medicamento bem conhecido com um custo relativamente baixo. No entanto, excepcionalmente por ser administrado por via oral, tem significativas despesas associadas com a fase de monitorização e acompanhamento dessa terapia. Temos disponíveis dispositivos portáteis para monitoramento do nível de INR que mostraram benefícios clínicos. Evidências que vão desde ensaios clínicos randomizados, meta-análise e revisões sistemáticas completas indicam que os dispositivos se associam à melhora nos resultados, porém deve também ser avaliado o custo do produto[21].

No caso de pacientes em uso de varfarina, é de extrema importância que o paciente entenda tudo sobre o medicamento que ele está consumindo. Em função da alta interatividade, a administração de outros medicamentos e o consumo de alguns tipos de alimentos devem ser monitorados. Stafford *et al.* descreveram, em um estudo realizado em 2011, que pacientes novos na terapia com varfarina, acompanhados por farmacêuticos, apresentaram queda de complicações hemorrágicas nos três primeiros meses de tratamento, enquanto os pacientes que não foram acompanhados apresentaram um índice alto de complicações, pois esse período é tido como o mais crítico devido à dificuldade de ajuste de dose[22]. Portanto, é clara que a atuação do farmacêutico orientando e garantindo o acesso do paciente à atenção farmacêutica é extremamente importante para a segurança do paciente, principalmente porque, apesar dos benefícios que traz, a varfarina é um medicamento pertencente à relação de Medicamentos Potencialmente Perigosos (*High-Alert Medications*) do *Institute for Safe Medication Practices* (ISMP)[23]. Metas para a segurança do paciente foram estipuladas pela *Joint Commission* e exigem que os hospitais "reduzam a probabilidade de danos ao paciente associado ao uso de terapia de anticoagulação"[24].

O farmacêutico devidamente treinado é o indivíduo ideal para proporcionar educação sobre a doença do paciente e nos aspectos na segurança da terapia de anticoagulação[25].

Em muitos casos a terapia com varfarina é iniciada no hospital e continuada no ambulatório, demonstrando a necessidade da criação de um protocolo de monitorização desses pacientes por meio da colaboração de toda a equipe multiprofissional[25-27]. Interações medicamentosas, principalmente com antibióticos, a falta de monitorização laboratorial e a dose incorreta podem afetar o controle e resultar em um INR não terapêutico. Além disso, alterações na dieta e a presença de comorbidades, tais como doenças hepáticas, insuficiência cardíaca congestiva e anemia grave, podem causar flutuações nos resultados de INR, expondo-os a riscos de trombose ou de hemorragia[26].

As abordagens para esses pacientes devem incluir o desenvolvimento de um plano para o período de transição e de longo prazo de *follow-up*. Isso pode ser especialmente crítico quando os pacientes têm alta com terapias que se sobrepõem ou que eles não estejam anticoagulados com uso de varfarina[27].

Alguns instrumentos podem auxiliar na adesão do paciente ao tratamento, como orientar os pacientes e ou cuidadores antes da alta e fornecer qualquer informação adicional, como, por exemplo, a entrega de *folders* ilustrativos (Figura 11.2).

Para os pacientes que são hipercoagulados e em risco de hemorragia ou exigem reversão da anticoagulação para um procedimento invasivo, as opções para reverter os efeitos anticoagulantes podem fazer a diferença na morbidade e mortalidade ou no tempo de internação hospitalar. Embora a vitamina K seja relativamente barata, a dose pode conduzir a incapacidade para restabelecer a anticoagulação pela varfarina. Isso pode criar um encargo financeiro notável para o sistema de saúde e da sociedade, prolongando hospitalização ou criando uma necessidade de terapia parenteral até que os efeitos da varfarina sejam estabelecidos. Ter uma estratégia para limitar a quantidade de vitamina K disponível fora da farmácia (por exemplo, ampolas apenas 1 mg de vitamina K na sala de emergência) e um processo para aconselhar médicos sobre abordagens para reverter a terapia (EV baixa dose ou oral de vitamina K em vez de administração subcutânea) pode facilitar metas de reversão, além de abordar metas de anticoagulação de longo prazo[27].

Prezado paciente,
Se você recebeu alta com o medicamento varfarina, algumas informações e recomendações são muito importantes.

INDICAÇÃO

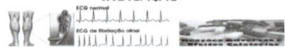

A varfarina é um anticoagulante oral que evita a formação de trombos no sangue, deixando o sangue mais "fino". É importante para a prevenção de acidente vascular cerebral (derrame) e infartos.

PRECAUÇÕES

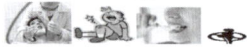

Enquanto estiver utilizando VARFARINA:
- Avise médicos e dentistas antes de começar novos medicamentos, antes de procedimentos/cirurgias (biópsia, cirurgia de catarata) ou procedimentos dentários;
- Evite se machucar, esbarrar em móveis, ter quedas;
- Não utilize bebida alcoólica, pois esta aumenta o risco de sangramentos;
- Não tome nenhum medicamento por conta própria, sem indicação de um médico;
- Mulheres, atenção especial! Não engravide ou amamente durante o tratamento. Avise o ginecologista antes de utilizar cremes vaginais, pois estes aumentam o risco de sangramentos.

EFEITOS COLATERAIS

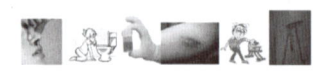

A maior complicação associada aos anticoagulantes é o sangramento consequente da anticoagulação excessiva (sangue muito fino). Sangramento excessivo ou hemorragia podem ocorrer em qualquer parte do corpo.

Procure assistência médica nos seguintes casos:
- Sangramento nas fezes ou fezes escuras;
- Urina vermelha ou marrom;
- Náusea persistente e vômitos com sangue ou qualquer material que se pareça com borra de café;
- Após queda ou trauma na cabeça, mesmo se não houver nenhum sintoma;
- Sangramento nasal (epistaxe) se não houver melhora após 30 minutos de gelo local (sempre proteger a pele, para evitar queimaduras pelo gelo). Se houver melhora, avise seu médico assim que possível;
- Dor de cabeça súbita, vertigem ou fraqueza súbitas;
- Aparecimento de manchas roxas na pele.

INFORMAÇÕES IMPORTANTES

Alimentos
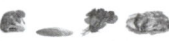

O efeito da varfarina sofre interferência da vitamina K da alimentação e é importante que a ingestão dessa vitamina seja constante (diariamente e em igual quantidade).

Alimentos que possuem vitamina K:
- Hortaliças de folhas verde-escuras: espinafre, brócolis, couve, repolho);
- Chás preto e verde;
- Óleos vegetal, de soja e canola.

Mode de utilizar
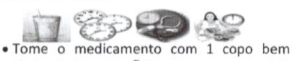

- Tome o medicamento com 1 copo bem cheio de água – NÃO tome com suco, chá, leite, refrigerante;
- Tome as doses sempre no mesmo horário, com ou sem alimentos;
- Armazene a varfarina em local seco, protegido da luz e da umidade, em temperatura de 15°C a 25°C e em sua embalagem original (só retire da embalagem original no momento de usar);
- Utilize o medicamento pelo tempo definido pelo médico e NUNCA interrompa o uso da varfarina sem conhecimento do seu médico.

- NUNCA se esqueça de tomar a varfarina. Caso se esqueça, tome assim que perceber o esquecimento durante o dia. CASO SE LEMBRE SOMENTE NO DIA SEGUINTE, NÃO TOME A DOSE ESQUECIDA, E SIM SOMENTE A DOSE DIÁRIA.
- Realize, conforme orientação da Equipe da Saúde, os exames para controle de TP. Esse exame controla o efeito da varfarina e é importante para sua segurança.

REDUZA O RISCO DE SANGRAMENTOS
- Use escova de dentes com cerdas macias e fio dental com fio encerado.
- Faça a barba com um barbeador elétrico, em vez de utilizar lâmina.
- Tome cuidado ao usar objetos cortantes, como facas e tesouras.
- Evite atividades que têm risco de queda ou lesão.
- Cair pode aumentar significativamente o risco de sangramentos. Por essa razão, recomenda-se retirar tapetes soltos e fios elétricos ou quaisquer outros itens soltos na casa, o uso de iluminação adequada, incluindo em escadas e entradas, e evitar andar sobre superfícies potencialmente escorregadias.

EM CASO DE DÚVIDAS,
PROCURE O FARMACÊUTICO OU O MÉDICO.

Bibliografia
Klack K, Carvalho JF. Vitamina K: Metabolismo, Fontes e Interação com o Anticoagulante Varfarina. Rev Bras Reumatol, v. 46, n. 6, 2006.
Micromedex. Disponível: <http://www.micromdexsolutions-evidence>.
Ribeiro RMD, Grinberg M, Spina GS, et al. Consulta coletiva como ferramenta de orientação a pacientes em anticoagulação oral. Rev Soc Cardiol ESP, 2003;13:84.
Silva PM. Velhos e novos anticoagulantes orais. Perspectiva farmacológica. Rev Port Cardiol, v. 31, Supl.1, p. 6-16, 2012.

Instituto do Coração HCFMUSP

Conselho Diretor
Presidente
Prof. Dr. Fabio Biscegli Jatene

Vice-presidente
Prof. Dr. Roberto Kalil Filho

Diretor Executivo
Dr. Edson Tayar

Elaboração

Serviço de Farmácia
Coordenação
Dra. Sonia Lucena Cipriano

Organização e Execução
Fabiana Silva Santos
Mariana Cappelletti Galante
Patrícia da Silva Alves Derozier

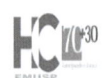

INSTITUTO DO CORAÇÃO – HCFMUSP

Avenida Doutor Enéas de Carvalho Aguiar, 44
Cerqueira César, São Paulo – SP CEP: 05403-900
Telefone: (11) 2661-5000

Informativo aos pacientes em uso de varfarina

SERVIÇO DE FARMÁCIA –
INSTITUTO DO CORAÇÃO
HCFMUSP

Figura 11.2. Recomendações aos pacientes em uso de varfarina.

Fonte: Folder informativo aos pacientes em uso de varfarina – Serviço de Farmácia do Instituto do Coração do Hospital das Clínicas da Faculdade de Medicina da Universidade de São Paulo (HCFMUSP) – 2015.

Informações sobre o armazenamento adequado do medicamento devem ser repassadas ao paciente (etexilato devem ser armazenados na embalagem original devido a problemas de umidade) e o risco de dispepsia com dabigatrana e qual a orientação adequada para diminuir esse risco (tomar com ou após refeições). Em vez de monitorar o INR, como foi feito durante a terapia com varfarina, a função renal deve ser monitorizada. A função renal é monitorada a cada visita para os pacientes que apresentarem função renal moderada (creatinina apuramento de < 50 ml/min). Esse acompanhamento é especialmente importante para os pacientes que estão tomando medicamentos que podem interagir com dabigatrana (por exemplo, cetoconazol), ou medicamentos que podem afetar a função renal (por exemplo, anti-inflamatório não esteroidal, diuréticos, entre outros)[25].

As visitas de acompanhamento são necessárias a cada duas semanas, após um mês, e cada três a seis meses seguintes com base na necessidade de avaliação do paciente. Nas consultas de acompanhamento, deve-se verificar se o paciente está tolerando o medicamento, especificamente em termos de intolerância gastrointestinal e quaisquer hemorragias ou hematomas. Reconciliação medicamentosa deve ser executada em todas as visitas, assim como a adesão deverá ser avaliada por meio da contagem do remanescente de droga que o paciente apresenta no momento da consulta farmacêutica[25].

Com o início de protocolo de atendimento hospitalar, inicie o serviço em uma unidade de pequeno porte onde a maior necessidade e cooperação são percebidos. Resolver rapidamente todos os problemas que surgem assim que se percebe é essencial para o sucesso do programa. Uma vez que os *"bugs"* são trabalhados fora do sistema, desdobre o programa para outras áreas. Certifique-se de que o farmacêutico está presente em todas as unidades. É importante coletar e analisar os dados de seu programa para melhorar o desempenho. Um recurso muito útil é a capacidade de gerar indicadores sobre a qualidade do serviço prestado. Isso permite uma melhoria contínua do programa de qualidade. Por exemplo, pode-se verificar a percentagem de INRs que é maior do que 3,5, maior do que 6, e a percentagem de INRs na faixa terapêutica. Após análise crítica desses indicadores, deve-se rever todos os dados objetivos gerados pelo programa e propor soluções para as áreas que necessitam de melhorias. Todas as ações devem ser documentadas, pois servem de apoio para o aprimoramento dos processos[27].

A comunicação baseada em contato telefônico também tem se mostrado bastante eficaz em vários estudos publicados nos Estados Unidos[21].

Proposta de acompanhamento e avaliação farmacêutica de pacientes que fazem uso de medicamentos anticoagulantes orais (esquematizada na Figura 1.1):

1. Explique a indicação de terapia de anticoagulação e como se relaciona com a formação do coágulo.
2. Revise o nome do medicamento anticoagulante e discuta como ele funciona para reduzir o risco de complicações.
3. Discuta a duração potencial da terapia.
4. Enfatize a importância de um acompanhamento regular para minimizar o risco de hemorragia e trombose.
5. Descreva os sinais e sintomas comuns de sangramento e o que fazer se eles ocorrerem.
6. Descreva os sinais e sintomas comuns das complicações na coagulação e o que fazer se eles ocorrerem.
7. Discuta as medidas de precaução para minimizar o risco de hemorragia ou trauma.
8. Discuta as possíveis interações medicamentosas e o que fazer quando os regimes normais de medicamentos se alterarem.
9. Discuta a necessidade de evitar ou limitar o consumo de álcool.
10. Explique a necessidade de medidas de controle de natalidade para as mulheres em idade fértil.
11. Eduque os pacientes a notificarem ao prescritor todas as intervenções, sejam elas dentárias, procedimentos cirúrgicos ou invasivos e hospitalização, que estejam programadas.
12. Explique o que fazer se o paciente se esquecer de tomar uma dose (dose omitida).
13. Discuta a importância da identificação de que o paciente utiliza esse medicamento (cartão de alerta médica, por exemplo).
14. Documente o fato de que a orientação ao paciente (cuidador) foi prestada.
15. Explique o significado e a importância da Razão Normalizada Internacional (INR).
16. Explique a necessidade de testes INR frequentes e valores de INR alvo para o perfil do paciente.
17. Discuta a influência da vitamina K presente nos alimentos sobre os efeitos da varfarina.

Quadro 11.1. Roteiro para anamnese do paciente em uso de anticoagulantes orais

Pacientes que fazem uso de varfarina	Pacientes que fazem uso dos demais anticoagulantes
Visita inicial	Visita inicial
• Visita clínica (uma hora)	• Visita clínica (15 a 20 minutos)
• Confirmar adequação da terapêutica	• Confirmar adequação da terapêutica
• Fornecer cartilha educativa da varfarina e orientar o paciente (45 minutos)	• Fornecer material educativo e orientar o paciente (10 a 20 minutos)
• Realizar o teste *point-of-care* tempo de protrombina (PT)/Relação Internacional Normalizada (INR)	• Avaliar taxas de hemoglobina, hematócrito e níveis de creatinina sérica
• Fazer reconciliação medicamentosa	• Fazer reconciliação medicamentosa
• Avaliar processo de prescrição	• Marcar visita de acompanhamento
• Marcar visita de acompanhamento	Visita de acompanhamento
Visita de acompanhamento	• Verificar exames laboratoriais, se necessário
• Realizar o teste *point-of-care* PT/INR	• Fazer reconciliação medicamentosa
• Fazer reconciliação medicamentosa	• Avaliar a adesão à terapia (com base no quantitativo dispensado e no quanto de retorno o paciente apresentou)
• Avaliar a adesão à terapia (com base no INR)	• Avaliar com médico o ajuste de dose, se necessário
• Avaliar com médico o ajuste de dose, se necessário	• Reforçar a educação
• Reforçar a educação	• Avaliar o processo de prescrição
• Marcar acompanhamento de visita para 4 a 6 semanas se INR for terapêutico ou mais frequentemente se INR estiver fora do intervalo	• Marcar visita de acompanhamento por duas semanas para pacientes em início de tratamento com anticoagulantes, depois seguir de três a seis meses (dependendo da necessidade do paciente)

Adaptado de: Chan LL, Crumpler WL, Jacobson AK. Implementation of pharmacist-managed anticoagulation in patients receiving newer anticoagulants. **Am J Health Syst Pharm**. v. 70, n. 15, p. 1285-1286, 1288, 2013.

REFERÊNCIAS BIBLIOGRÁFICAS

1. ZEHNDER, J. L. **Fármacos usados nos distúrbios da coagulação**. In: KATZUNG, B. G. (Org). Farmacologia Básica e Clínica. Porto Alegre: Artmed; 2010. p. 487-502.

2. CAGNOLATI, D. C.; BEER JÚNIOR, A; ROCHA, J. P. S.; et al. **Hemostasia e Distúrbios da Coagulação.** In: JORGE FILHO, I. (Org.). Cirurgia Geral Pré e Pós-operatório. São Paulo: Editora Atheneu, 2011, v. 1, p. 273-285.

3. FRANCO, R. F. **Fisiologia da coagulação, anticoagulação e fibrinólise**. Simpósio: Hemostasia e Trombose da Faculdade de Medicina de Ribeirão Preto, Ribeirão Preto – São Paulo, 34, p. 229-237, dez./2001.

4. SOARES, A. L.; SOUSA, M. O.; LASMAR, M. C. et al. Avaliação da incidência das mutações G1691A no gene do fator V (fator V Leiden) e G20210A no gene da protrombina em pacientes com diabetes mellitus tipo 2. **Revista Brasileira de Hematologia e Hemoterapia** [online], v. 27, n. 3, p. 192-196, 2005.

5. DUSSE, L. M. S.; VIEIRA, L. M.; CARVALHO, M. G. Avaliação da atividade da anti-trombina-III na doença hipertensiva específica da gravidez (DHEG). Rev Bras Anal Clín. v. 33, n. 2, p. 59-62, 2001.

6. CRISTINA, M. **Novos anticoagulantes: indicações para o uso.** Núcleo de estudos em cardiologia online. Disponível em: <http://nucleodeestudosemcardiologiaonline.blogs-pot.com.br/2012/01/novos-anticoagulantes-indicacoes-e.html>. Acesso em: 29 out. 2015.

7. FLATO, U. A.; BUHATEM, T.; MERLUZZI, T.; et al. Novos anticoagulantes em cuidados intensivos. **Revista Brasileira de Terapia Intensiva**, v. 23, n. 1. p. 68-77, 2011.

8. SILVA, P. M. Velhos e novos anticoagulantes orais – perspectiva farmacológica. **Revista Portuguesa de Cardiologia**, v. 31, Supl. I, p. 6-16, 2012.

9. **MAREVAN®: varfarina sódica.** Responsável técnico: Dra. Márcia Weiss I. Campos. Rio de Janeiro – RJ: Farmoquímica S/A. Bula de remédio. Disponível em: <http://www4.an-visa.gov.br/base/visadoc/BM/BM[25601-1-0].PDF>. Acesso em: 26 out. 2015.

10. TELES, J. S.; FUKUDA, E. Y; FEDER D. Varfarina: perfil farmacológico e interações me-dicamentosas com antidepressivos. **Einstein**, v. 10, n. 1, p. 110-115, 2012.

11. ARRITMIA CARDÍACA. **Entendendo os Sintomas e as Doenças: Anticoagulação Oral.** Disponível em: <http://www.arritmiacardiaca.com.br/p_entendendo14.php>. Acesso em: 4 set. 2015.

12. WINANS, A. R.; RUDD, K. M.; TRILLER, D. Assessing Anticoagulation Knowledge in Patients New to Warfarin Therapy. **The Annals of Pharmacotherapy**, v. 44, p. 1152-1157, 2010.

13. **HEPAMAX-S®: heparina sódica.** Responsável técnico: Satoro Tabuchi. Cotia – SP. Blau-siegel Ind. E Com. Ltda. Bula de remédio. Disponível em: <http://www.loja4bio.com.br/Imagens/bulas/92.pdf>. Acesso em: 5 out. 2015.

14. MOURAO, P. A. S.; GLAUSER, B. F.; VAIRO, B. C.; et al. Propositional debate onbiosi-milarenoxaparin in Brazil. **Arquivos Brasileiros de Cardiologia**, v. 98, n. 1, p. E11-E114, 2012.

15. MAURO, M. F. Z.; WANG, R.; CRISTÓVÃO, S. A. B.; et al. Novos inibidores da trombi-na: Qual o estado atual das pesquisas? **Revista Brasileira de Cardiologia Invasiva**, v. 12, n. 3, p. 130-137, 2004.

16. FDA SAFETY ALERTS. **PRADAXA – Should not be used in patients with mechanical prosthetic heart valves.** Drugs and therapeutic biological products (ISMP – Institute for Safe Medication Practices). Disponível em: <http://www.ismp.org/Tools/FDASafet-yAlerts.asp#197>. Acesso em: 14 set. 2015.

17. OLIVEIRA, A. B.; OYAKAWA, C. N., MIGUEL, M. D., et al. Obstáculos da atenção far-macêutica no Brasil. **Revista Brasileira de Ciências Farmacêuticas**, v. 41, n. 4, p. 409-413, 2005.

18. HEPLER, C. D.; STRAND, L. M. Opportunities and responsabilities in pharmaceutical care. **American Society of Hospital Pharmacists**, v. 47, n. 3, p. 533-543, 1990.

19. CIPOLLE, R.; STRAND, L. M.; MORLEY, P. **El ejercício de la atención farmacêutica.** McGraw Hill – Interamericana. Madrid. 2000. p. 368.

20. PRAXEDES, M. F. S.; TELLES FILHO, P. C. P.; GOBBO, A. F. F. Erros de medicação: o enfermeiro, o farmacêutico e as ações educativas como estratégias de prevenção. **Perspectivas Online**, v. 3, n. 10, p. 114-118, 2009. Disponível em: < http://www.seer.perspectivasonline.com.br/index.php/revista_antiga/article/viewFile/368/279>. Acesso em: 19 set. 2015.

21. BUNGARD, T. J.; GARDNER, L.; ARCHER, S. L. et al. Evaluation of a pharmacist-managed anticoagulation clinic: improving patient care. **Open Medicine**, v. 3, n. 1, p. e16-e21, 2009.

22. STAFFORD, L.; PETERSON, G. M.; BEREZNICKI, L. R. et al. A role for pharmacists in community-based post-discharge warfarin management: protocol for the 'the role of community pharmacy in post hospital management of patients initiated on warfarin' study. **BMC Health Services Research**, v. 11, p. 16, 2011.

23. ISMP. **ISMP's of High-Alert Medications.** Disponível em: <http://www.ismp.org/Tools/institutionalhighAlert.asp>. Acesso em: 24 set. 2015.

24. **The Joint Commission: helping health care organizations help patients.** Oakbrook Terrace (IL): The Joint Commission; 2010. National patient safety goals: 2010 national patient safety goals (NOSGs): effective July 1, 2010. Disponível em: <http://www.jointcommission.org/PatientSafety/NationalPatientSafetyGoals/>. Acesso em: 16 set. 2015.

25. CHAN, L. L.; CRUMPLER, W. L.; JACOBSON, A. K. Implementation of pharmacist-managed anticoagulation in patients receiving newer anticoagulants. **American Journal of Health-System Pharmacy**, v. 70, n. 15, p. 1285-1286, 1288, 2013.

26. DAWSON, N. L.; PORTER, I. E.; KLIPA, D. et al. Inpatient warfarin management: pharmacist management using a detailed dosing protocol. **Journal of thrombosis and thrombolysis**, v. 33, n. 2, p. 178-184, 2012.

27. DAGER, W. E.; GULSETH, M. P. Implementing anticoagulation management by pharmacists in the inpatient setting. **American Journal of Health-System Pharmacy**, v. 64. n. 10, p. 1071-1079, 2007.

ATENÇÃO FARMACÊUTICA A IDOSOS COM DOENÇAS CRÔNICAS NÃO TRANSMISSÍVEIS E O USO DE POLIFARMÁCIA

Solange Aparecida de Carvalho Petilo Brícola
Mariana Dionisia Garcia
Flávia Castro Ribas de Souza
Valter Garcia Santos

INTRODUÇÃO

As doenças crônicas não transmissíveis (DCNT) se caracterizam por ter uma etiologia incerta, múltiplos fatores de risco, longos períodos de latência, curso prolongado, origem não infecciosa e por estarem associadas a deficiências e incapacidades funcionais. Entre as mais importantes estão a hipertensão arterial, o *diabetes mellitus*, as neoplasias, as doenças cerebrovasculares e as doenças pulmonares obstrutivas crônicas[1].

Nas últimas décadas, o Brasil vem enfrentando um processo de transição demográfica e epidemiológica, com consequente aumento do número de DCNTs. Essas alterações exigem uma reorientação das ações e dos serviços de saúde, além de mudanças na formação e atuação dos profissionais[2].

O envelhecimento está diretamente relacionado ao aumento da incidência, da prevalência e da mortalidade por DCNT, cujo desfecho depende da gravidade do acometimento e da capacidade de autocuidado do indivíduo para o controle da doença e para a prevenção de complicações[3].

Dados mostram que a maior atuação das equipes de saúde associou-se com quedas acentuadas e níveis mais baixos de internações por DCNT[2].

O trabalho em equipe interdisciplinar infere que haja uma comunicação entre as partes e que cada um saiba reconhecer seus limites quanto ao manejo de determinada problemática envolvendo o paciente.

Numa equipe interdisciplinar, a tradicional medicina voltada ao tratamento da "doença", que é reforçada pelos *guidelines* e pela medicina baseada em evidências, é direcionada ao tratamento "centrado no paciente". Essa é uma das propostas da Organização Mundial da Saúde (OMS)[1] para que o indivíduo seja cuidado de uma maneira holística, levando-se em conta não só seu problema de saúde, como também as condições em que vive, sua família, sua cultura e, principalmente, o que ele deseja com o seu tratamento: melhora da sobrevida ou da qualidade de vida.

Muitas vezes, os médicos focam o atendimento nas doenças e esquecem-se desses outros aspectos, que são tão importantes quanto o controle de determinado parâmetro, por exemplo, a pressão arterial. Vale ressaltar que talvez esse controle fosse mais facilmente conseguido se fossem resolvidos outros problemas que afligem o indivíduo.

A Assistência Farmacêutica é concebida como um conjunto amplo de ações com características multiprofissionais[4], destinadas a apoiar as ações de saúde demandadas por uma comunidade[5]. Portanto, é uma atividade essencial que possibilita que os vários processos que envolvem o fármaco, desde sua pesquisa até sua utilização, ocorram de forma segura e racional, beneficiando, individual e coletivamente, os usuários de medicamentos no país. Em contrapartida, as atividades de Atenção Farmacêutica e Farmácia Clínica devem ser entendidas como atividades especializadas de Assistência Farmacêutica, realizadas pelo farmacêutico clínico, que passa a compartilhar os resultados do tratamento com os demais profissionais envolvidos no atendimento do paciente.

Alterações farmacocinéticas e farmacodinâmicas no idoso

O processo normal de envelhecimento representa alterações importantes em vários níveis, marcadamente na farmacocinética e na farmacodinâmica de muitos medicamentos. O estado de nutrição, o estado de hidratação, a função renal, a função hepática, as alterações cardiovasculares e as modificações do débito cardíaco, as perturbações gastrointestinais e as alterações farmacocinéticas, dentre outros, constituem fatores que, embora não diretamente farmacológicos, interferem na farmacoterapia[6].

O Quadro 12.1 apresenta as alterações fisiológicas mais relevantes na senescência, enquanto o Quadro 12.2 compila as alterações farmacocinéticas.

Quadro 12.1. Alterações fisiológicas devidas ao envelhecimento[7]

Composição corporal	Diminuição da água corporal total Diminuição da massa corporal total Aumento da massa gordurosa Diminuição da albumina sérica Aumento da alfa-1-glicoproteína ácida
Sistema cardiovascular	Diminuição da sensibilidade do miocárdio à estimulação beta-adrenérgica Diminuição da atividade dos barorreceptores Diminuição do débito cardíaco Aumento da resistência periférica total
Sistema nervoso central e endócrino	Diminuição do peso e volume cerebral Alterações em vários aspectos da cognição Atrofia da glândula tireoide Aumento da incidência de *diabetes mellitus* e doenças da tireoide
Sistema digestório	Aumento do pH gástrico Diminuição do fluxo sanguíneo gastrintestinal
Sistema renal	Diminuição da taxa de filtração glomerular Diminuição do fluxo sanguíneo renal Diminuição da fração de filtração Diminuição da secreção tubular Diminuição da massa renal

Adaptado de: MOSCA, C.; CORREIA, P. O medicamento no doente idoso. **Acta Farmacêutica Português**, v. 2, n. 1, 2012.

Quadro 12.2. Alterações farmacocinéticas no idoso[7]

Fase farmacocinética	Alterações
Absorção	Aumento do pH intragástrico Diminuição do trânsito gastrintestinal Diminuição da biodisponibilidade de alguns fármacos devido ao aumento do número de medicamentos
Distribuição	Diminuição do volume de distribuição e aumento da concentração plasmática de fármacos hidrossolúveis Aumento do volume de distribuição e aumento da meia-vida de fármacos lipossolúveis Aumento ou diminuição da fração livre de fármacos com elevada ligação às proteínas plasmáticas ou glicoproteína alfa-1-ácida
Metabolização	Diminuição do fluxo hepático-esplênico Diminuição do metabolismo de primeira passagem
Excreção	Diminuição do número de glomérulos funcionantes Diminuição do *clearance* de creatinina Aumento das concentrações tóxicas de medicamentos eliminados por essa rota de excreção

Adaptado de: MOSCA, C.; CORREIA, P. O medicamento no doente idoso. **Acta Farmacêutica Português**, v. 2, n. 1, 2012.

Polifarmácia no idoso

Polifarmácia pode ser definida como a utilização concomitante de cinco ou mais medicamentos e o uso excessivo, e muitas vezes desnecessário, de múltiplos medicamentos[8].

A partir de quatro medicamentos, aumenta-se três vezes o risco de ocorrência de alguma reação adversa a medicamentos (RAM), e essa chance cresce com o número de medicamentos. Com oito medicamentos, tem-se 100% de chance de ocorrer uma RAM[9].

Entende-se como RAM um evento nocivo, não intencional, que ocorre nas doses usuais para profilaxia, diagnóstico ou tratamento[6].

A falta de aconselhamento individualizado, de informação escrita e personalizada, além do reforço das instruções orais, contribui para diminuir o conhecimento do paciente quanto ao seu tratamento medicamentoso.

As interfaces do trabalho do farmacêutico clínico com o médico

Os farmacêuticos clínicos, em cooperação com a equipe multidisciplinar, melhoram os resultados da farmacoterapia ao prevenir, detectar e resolver problemas decorrentes do uso de medicamentos, que, se não solucionados ou não reconhecidos precocemente, podem produzir morbidade, a qual, se não tratada de forma adequada, pode eventualmente levar à mortalidade[9].

O atendimento em nível terciário de saúde apresenta complexidade no tratamento das doenças crônicas, principalmente pela dificuldade de o paciente compreender e aderir ao tratamento medicamentoso.

No intuito de promover o uso racional de medicamentos, o Serviço de Clínica Geral, por meio de seguimento no Ambulatório de Clínica Médica Geral, seleciona pacientes com suspeita de baixa adesão ao tratamento farmacológico para interconsulta e avaliação com a Farmácia Clínica, a fim de, junto com paciente e/ou seu cuidador, promover o uso adequado e sustentado dos medicamentos prescritos, bem como da adesão global ao tratamento proposto.

Com a inquietude de que somente o acesso ao medicamento não garante adesão ao tratamento, o ambulatório de farmácia clínica desenvolveu um protocolo de atendimento da consulta farmacêutica no ambulatório de clínica geral (Figura 12.1), onde são assistidos mensalmente uma média de 160 pacientes que fazem seguimento em consultas regulares (a cada 30 dias) com o farmacêutico, utilizando uma metodologia de dispensação e orientação do uso dos medicamentos, segundo necessidades identificadas para aquele paciente, visando a posterior avaliação de parâmetros clínicos e laboratoriais, para efetiva avaliação da resposta terapêutica.

O perfil dos pacientes encaminhados é de comorbidades, DCNT, idosos e em uso de polifarmácia, o que resulta em um maior grau de complexidade e menor adesão ao tratamento farmacológico.

Em média a prescrição dos pacientes atendidos pela Farmácia Clínica apresenta: 11,1 medicamentos distintos, 19,4 unidades posológicas ao dia e são distribuídos em 4,8 horários de tomadas ao longo do dia.

Durante a anamnese farmacêutica, identificam-se informações que possam interferir no tratamento farmacológico, como, por exemplo, escolaridade, ocupação, ausência de cuidador, presença de déficit (cognitivo, visual, auditivo, motor ou distúrbios da fala), história social, hábitos de vida e a experimentação de uma reação adversa, dificuldade de deglutição, temor em realizar aplicações de injeções, entre outros.

A distribuição dos medicamentos ao longo do dia considera o potencial de interações medicamentosas, os hábitos de vida do paciente e a maior comodidade posológica possível.

O paciente é encaminhado ao setor de pré-consulta com a enfermagem para verificação da pressão arterial (PA), frequência cardíaca (FC) e glicemia capilar (Dx), quando pertinente, bem como é orientado a trazer os blísteres utilizados dentro dos *pillbox*, para efeito de contagem do excedente de unidades, a fim de estimar a porcentagem de adesão.

O registro de toda consulta farmacêutica é sistematicamente realizado por meio do PRONTMED, que é o programa de informatização dos prontuários ambulatoriais da Clínica Médica do Instituto Central do Hospital das Clínicas da Faculdade de Medicina da Universidade de São Paulo (ICHC/FMUSP) (Figura 12.2).

Estratégias e ferramentas para a verificação e promoção da adesão ao tratamento medicamentoso

O processo de verificação do comprometimento da adesão ao tratamento farmacológico segue a linha de raciocínio de investigação dos problemas relacionados a medicamentos (PRM), onde é verificado se há alguma condição clínica que interfere na resposta terapêutica do medicamento indicado, que se refere à baixa adesão ou segurança e efetividade.

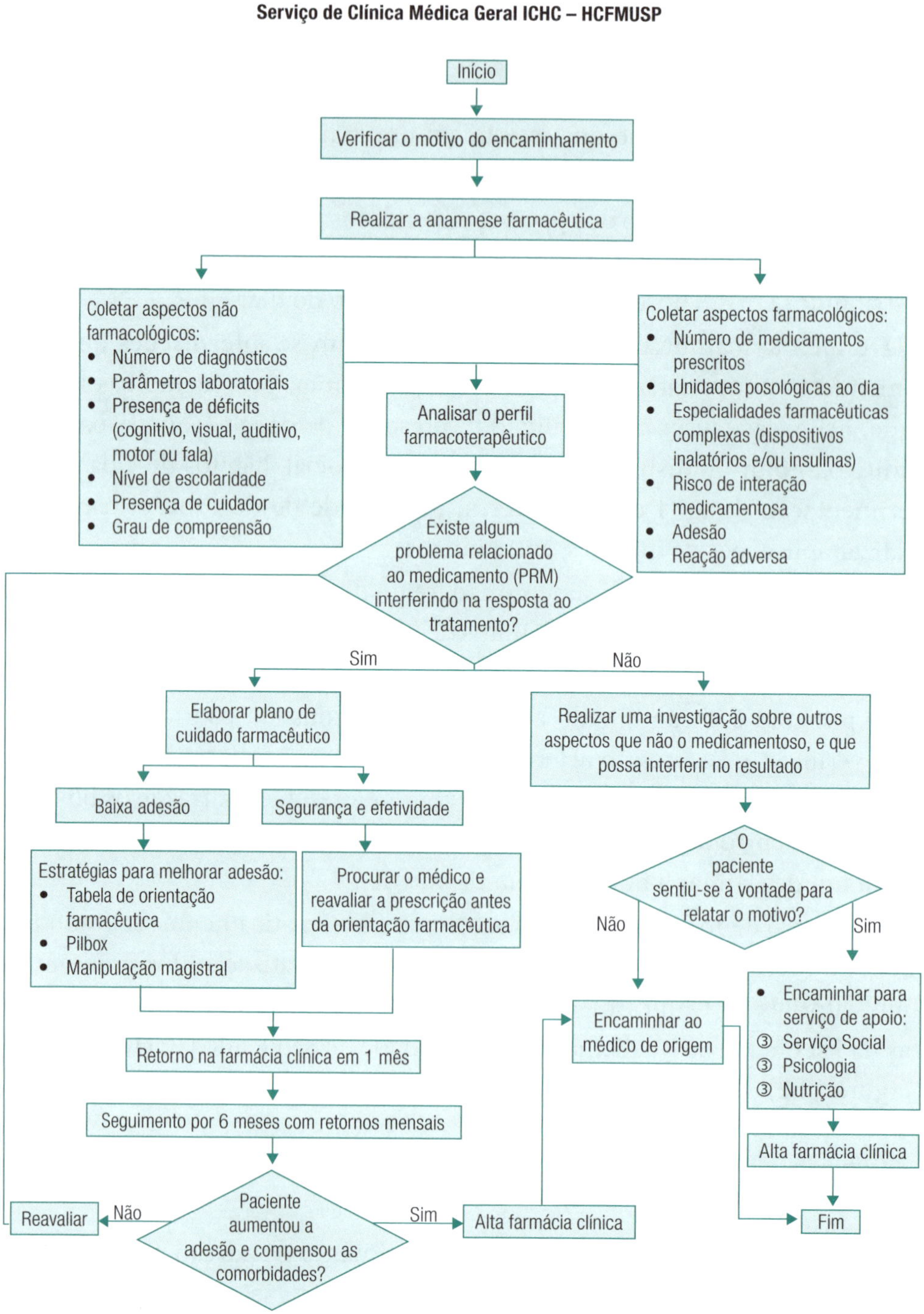

Serviço de Clínica Médica Geral ICHC – HCFMUSP

Figura 12.1. Fluxograma do atendimento da consulta farmacêutica no ambulatório de clínica geral.

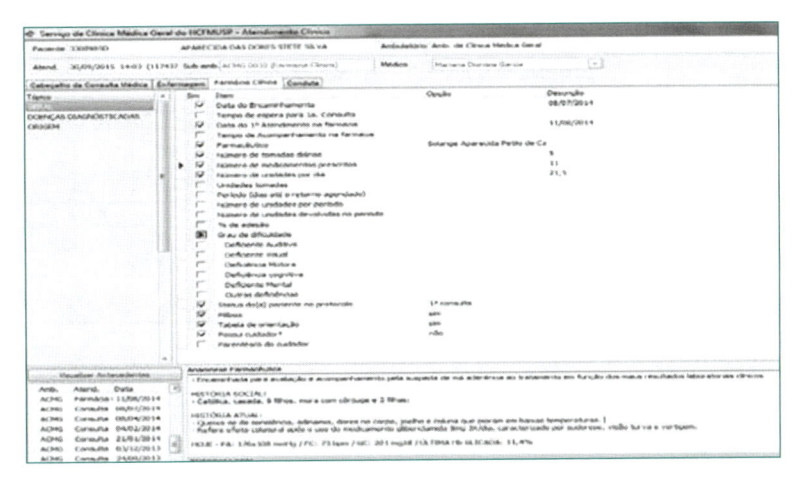

Figura 12.2. Prontuário Eletrônico do Serviço de Clínica Médica Geral do HCFMUSP.

Uma vez definidos os melhores horários para administração dos medicamentos prescritos, é elaborada a Tabela de Orientação Farmacêutica com a finalidade de respaldar a orientação de uso dos medicamentos (Figura 12.3).

A organização dos medicamentos é realizada no sistema *pillbox*, em que cada caixa corresponde a um horário posológico. Para identificação dos horários nas caixas, figuras ilustrativas correspondentes são fixadas na parte externa, por exemplo, café da manhã, almoço ou ao deitar. Dentro dos *pillbox,* os blísteres dos medicamentos são separados pelo princípio ativo e as cartelas de cada medicamento são caracterizadas com um adesivo colorido indicando a quantidade de unidades a serem ingeridas naquele horário, de modo a conferir ao paciente maior autonomia em relação ao seu próprio cuidado (Figura 12.4).

Alinhados a essa temática, será ilustrado um caso clínico em que ações de cuidado direto ao paciente deverão ser persistentes e regulares, com avaliações periódicas no intuito de aperfeiçoar a farmacoterapia e reavaliar o *status* clínico do paciente, assumindo o compromisso de melhoria da qualidade de vida.

CASO CLÍNICO

A.D.S.S., 60 anos, sexo feminino, com diagnóstico de hipertensão arterial sistêmica (HAS), *diabetes mellitus* tipo 2 (DM2) e depressão. Encaminhada do Ambulatório de Clínica Médica Geral à Farmácia Clínica, em abril de 2008, para avaliação e acompanhamento pela suspeita de má aderência ao tratamento (Figura 12.5).

285

AMBULATÓRIO DE CLÍNICA GERAL

TABELA DE ORIENTAÇÃO FARMACÊUTICA

Nº RECEITA DATA		A. D. S. S				
JEJUM	06:30 em jejum	INSULINA NPH	24 UI			X
		ATENOLOL 50 mg	1 CP	X		
		HIDROCLOROTIAZIDA 25 mg	1 CP	X		
		ENALAPRIL 20 mg	1 CP	X		
		METFORMINA 850 mg	1 CP	X		
CAFÉ DA MANHÃ						
ALMOÇO	12:00 logo depois almoço	INSULINA NPH	20 UI			X
		METFORMINA 850 mg	1 CP	X		
		AAS 100 mg	1 CP	X		
		CARBONATO DE CÁLCIO 1250 mg	1 CP	X		
		VITAMINA D3 200 UI/GOTA	4 GTS	X		
TARDE						
JANTAR	19:30 logo depois jantar	METFORMINA 850 mg	1 CP	X		
		ENALAPRIL 20 mg	1 CP	X		
		ATORVASTATINA 20 mg	3 CP	X		
DEITAR	22:00 antes deitar	INSULINA NPH	26 UI			X
		FLUOXETINA 20 mg	3 CP	X		

TRAGA ESTA TABELA EM TODO RETORNO MÉDICO!

Data: Farmacêutico(a) Clínica: CRF/SP:

Figura 12.3. Tabela de Orientação Farmacêutica (TOF).

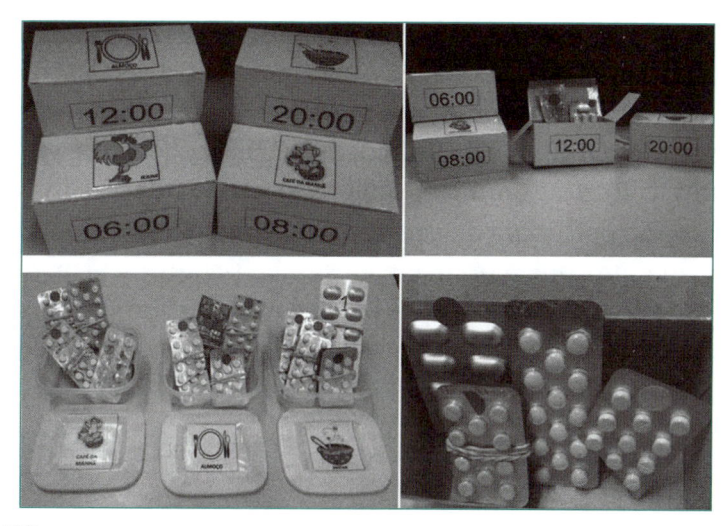

Figura 12.4. *Pillbox.*

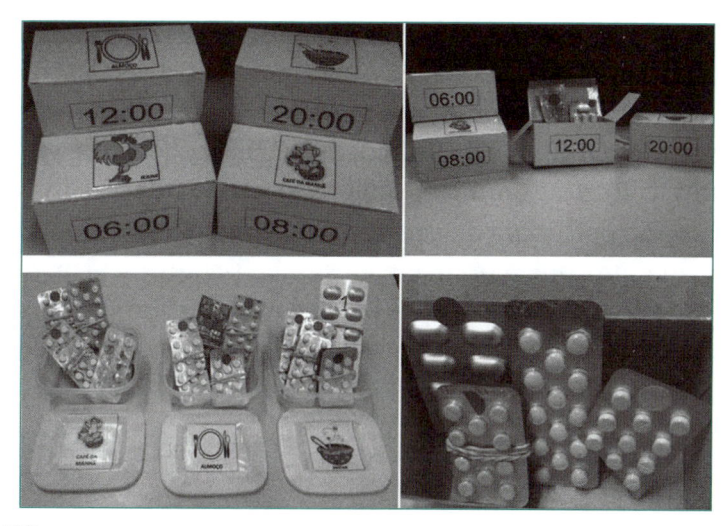

Figura 12.5. Impresso de solicitação de interconsulta.

Na anamnese farmacêutica foi verificado que a paciente era autônoma, casada, morava com o cônjuge e duas filhas, não apresentava déficits, com três anos de escolaridade e sem cuidador. Apresentava os seguintes diagnósticos registrados em prontuário: DM2, HAS, dislipidemia (DLP), obesidade grau I, depressão, osteopenia, colecistite crônica calculosa, vasculite e dacriocistite crônica.

Queixava-se de episódios de pressão alta, sonolência, fraqueza, dores no corpo, joelho e coluna que pioram em baixas temperaturas, além de mal-estar, sudorese, visão turva e vertigem após o uso da glibenclamida 5 mg, 3 vezes ao dia. Os medicamentos em uso na ocasião estão relacionados na Tabela 12.1:

Tabela 12.1. Medicamentos em uso em abril de 2008

Medicamentos em uso abril/2008	Posologia
Enalapril 20 mg	1 cp. 2 × ao dia
Hidroclorotiazida 25 mg	1 cp. 1 × ao dia
Anlodipino 5 mg	2 cp 2 × ao dia
Atenolol 50 mg	½ cp. 1 × ao dia
Glibenclamida 5 mg	1 cp. 3 × ao dia
Metformina 850 mg	1 cp. 3 × ao dia
Amitriptilina 25 mg	1 cp. 1 × ao dia
Ácido acetilsalicílico 100 mg	2 cp. 1 × ao dia
Sinvastatina 10 mg	2 cp. 1 × ao dia
Fluoxetina 20 mg	2 cp. manhã

Na análise do perfil farmacoterapêutico, identificou-se que a paciente utilizava de 10 medicamentos diferentes com 21 unidades posológicas ao dia, apresentando os seguintes problemas: uso incorreto da glibenclamida 5 mg (estava utilizando 1 hora antes das refeições), reação adversa a fluoxetina 40 mg (sonolência), uso irregular dos medicamentos por esquecimento e necessidade de adesão às medidas não farmacológicas (dieta rica em carboidratos e sódio, além de não praticar atividade física).

A paciente foi orientada quanto a gravidade das DCNT, a correlação entre os sintomas e a descompensação das doenças de base e a importância do uso regular dos medicamentos. Foi aconselhada sobre adesão medicamentosa e medidas não farmacológicas, como dieta e atividade física.

Foi elaborada a Tabela de Orientação Farmacêutica utilizando como um dos parâmetros a avaliação dos riscos de interações medicamentosas, em que foram detectadas duas interações medicamentosas de gravidade maior, dezessete interações de gravidade moderada e quatro interações de gravidade menor. Alterações no horário de administração dos medicamentos foram realizadas, como com a glibenclamida (apenas 30 minutos antes das refeições) e a fluoxetina (antes de dormir). Fez-se a separação dos medicamentos pelo método *pillbox* e orientou-se o automonitoramento da pressão arterial, agendando retorno em 30 dias.

Evolução

No primeiro retorno em maio de 2008, a paciente compareceu confiante e comprometida com as orientações farmacêuticas, utilizando o sistema *pillbox*. Apresentou, dessa forma, melhora na adesão ao tratamento medicamentoso. Não referiu mais as mesmas reações adversas ocasionadas pelo medicamento glibenclamida e fluoxetina.

A paciente foi acompanhada por mais quatro retornos na Farmácia Clínica, sendo efetuado, em todas as consultas, o reforço das orientações farmacológicas e não farmacológicas, além da verificação da taxa de adesão aos medicamentos e do monitoramento dos parâmetros clínicos (Tabela 12.2).

A.D.S.S. recebeu alta da Farmácia Clínica após a realização de seis consultas farmacêuticas, apresentando redução de 3,8% do valor inicial da hemoglobina glicada (Hba1c). Esse indicador implica excelente prognóstico no que diz respeito a diminuição de eventos cardiovasculares, amputação de membros e óbito relacionados ao diabetes[10] (Tabela 12.2).

Tabela 12.2. Parâmetros de pressão arterial, frequência cardíaca, glicemia capilar e hemoglobina glicada nos atendimentos da Farmácia Clínica

	Data	Pressão arterial	Frequência cardíaca	Glicemia capilar*	Hemoglobina glicada
Admissão no ambulatório	24/04/08	176 × 108 mmHg	73 bpm	201 mg/dL	11,4%
1º Retorno	29/05/08	133 × 77 mmHg	77 bpm	175 mg/dL	-
2º Retorno	09/06/08	120 × 80 mmHg	72 bpm	172 mg/dL	8,6%
3º Retorno	21/07/08	132 × 85 mmHg	76 bpm	73 mg/dL	-
4º Retorno	26/08/08	152 × 96 mmHg	85 bpm	78 mg/dL	-
Alta	16/09/08	139 × 83 mmHg	79 bpm	199 mg/dL	7,6%

* Exame não realizado em jejum.

Em julho de 2014, a Farmácia Clínica recebeu novo encaminhamento da paciente A.D.S.S., agora com 66 anos, com nova suspeita de má adesão, Hba1c de 10,1%, pressão arterial de 177 × 99 mmHg, e a seguinte prescrição (Tabela 12.3):

Tabela 12.3. Medicamentos em uso em 8 julho de 2014

Medicamentos em uso 08/07/14	Posologia
Enalapril 20 mg	1 cp. 2 × ao dia
Hidroclorotiazida 25 mg	1 cp. 1 × ao dia
Insulina NPH 100 UI/mL	24 / 20 / 0 / 26
Atenolol 50 mg	1 cp. 1 × ao dia
Relaxante muscular HC*	1 cp. 3 × ao dia se dor
Metformina 850 mg	1 cp. 3 × ao dia
Vitamina D_3 200 UI/gota	4 gotas
$CaCO_3$ 1.250 mg	1 cp. 1 × ao dia
Ácido acetilsalicílico 100 mg	1 cp. 1 × ao dia
Atorvastatina 20 mg	3 cp. 1 × ao dia
Fluoxetina 20 mg	3 cp. 1 × dia

* Medicamento produzido pelo Hospital das Clínicas contendo: dipirona 200 mg + paracetamol 200 mg + carisoprodol 100 mg.

Na nova anamnese farmacêutica, A.D.S.S. revelou que não toma mais os medicamentos, apresenta dor em membros inferiores, encontra-se desestimulada para o autocuidado, revelando situações de conflito conjugal, em decorrência da sua aposentadoria e a de seu esposo, queixando-se ainda de sonolência excessiva e desânimo.

No momento da consulta farmacêutica, verificou-se a suspeita de diagnóstico de osteartrose, enquanto os demais diagnósticos apresentados em 2008 se mantiveram. Houve uma abordagem de sensibilização para suas queixas de dor, de sonolência excessiva e desânimo provavelmente por estar sem nenhuma atividade laboral.

Foram prescritos 11 medicamentos diferentes com 22 unidades posológicas ao dia, inclusive com a inclusão de insulina para o controle do diabetes. Na avaliação da prescrição, constatou-se a presença de uma interação medicamentosa de gravidade maior, dezenove interações de gravidade moderada e quatro interações de gravidade menor. Foi elaborada a Tabela de Orientação Farmacêutica.

Há premente necessidade de compensação do diabetes considerando a presença de sintomas, como a neuropatia diabética, que justifica as dores nos membros inferiores, uma vez que seus exames denotam o descontrole da doença novamente (Figura 12.6). Utilizou-se de estratégias para melhorar a adesão, o treinamento para utilização de insulina (especialidade farmacêutica complexa) e a reorientação dos medicamentos por via oral, pelo sistema *pillbox*.

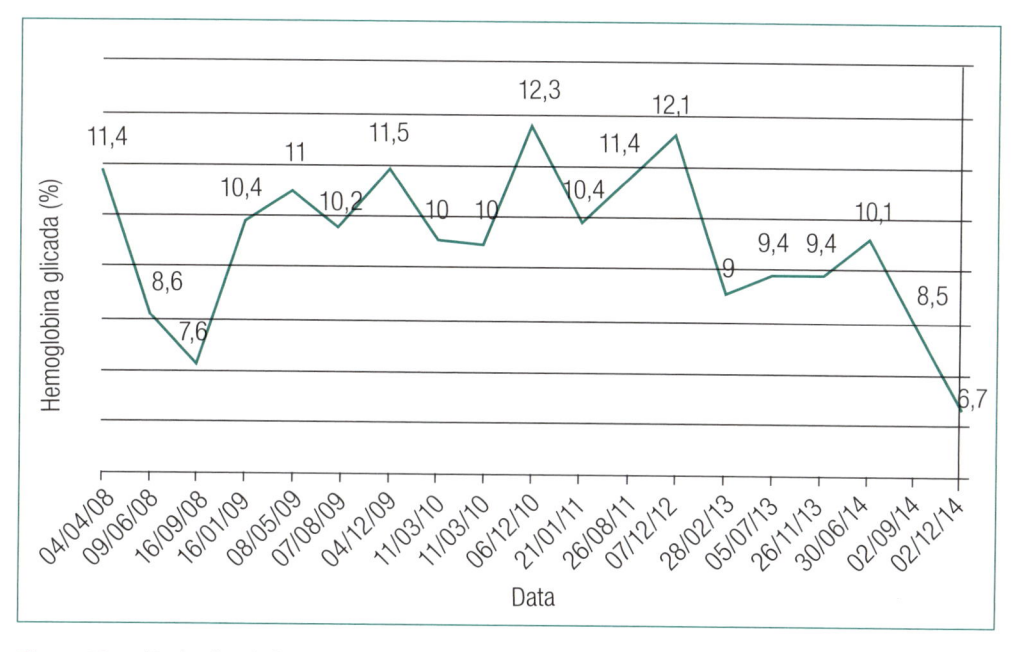

Figura 12.6. Evolução da hemoglobina glicada (HbA1c) da paciente.
Fonte: HCmed – Prontuário Médico Eletrônico.

Consultas sucessivas de retorno à farmácia clínica, a cada 30 dias, foram realizadas por mais cinco meses, e A.D.S.S. recebeu alta da Farmácia Clínica por aprendizado em fevereiro de 2015.

Foi orientada a dar continuidade no seu ambulatório médico de origem, uma vez que se encontrava com os resultados para os parâmetros fisiológicos e clínicos conforme a Tabela 12.4.

Tabela 12.4. Parâmetros de pressão arterial, frequência cardíaca, glicemia capilar e hemoglobina glicada nos atendimentos da Farmácia Clínica (segundo acompanhamento)

	Data	Pressão arterial	Frequência cardíaca	Glicemia capilar*	Hemoglobina glicada
Readmissão no ambulatório	08/07/14	177 × 99 mmHg	73 bpm	169 mg/dL	10,1%
1º Retorno	11/08/14	155 × 91 mmHg	79 bpm	158 mg/dL	-
2º Retorno	09/09/14	186 × 105 mmHg	72 bpm	107 mg/dL	8,5%
3º Retorno	14/10/14	125 × 73 mmHg	70 bpm	179 mg/dL	-
4º Retorno	11/11/14	157 × 93 mmHg	71 bpm	78 mg/dL	-
Alta	09/12/14	129 × 73 mmHg	79 bpm	199 mg/dL	6,7%

* Exame não realizado em jejum.

CONSIDERAÇÕES FINAIS

De acordo com a OMS, o risco de baixa adesão aumenta com a duração e a complexidade dos regimes de tratamento que são inerentes às doenças crônicas[11,12].

Estimativas da OMS mostram que as DCNTs são responsáveis por 58,5% de todas as mortes ocorridas no mundo e por 45,9% da carga global de doenças. No Brasil, em 2008 as DCNTs responderam por 62,8% do total das mortes por causa conhecida, e séries históricas de estatísticas de mortalidade disponíveis para as capitais dos estados brasileiros indicam que a proporção de mortes por DCNT aumentou em mais de três vezes entre as décadas de 1930 e 1990[12-14].

Apenas o acesso ao medicamento não garante o sucesso do tratamento, pois várias interferências e atores permeiam esse processo do cuidado, razão pela qual se defende uma abordagem holística do paciente e seu entorno.

A discussão sobre as verdadeiras razões que explicam a má adesão dos idosos ao tratamento medicamentoso para DCNTs é infrutífera, pois nem sempre elas passam apenas pelo nível de escolaridade, pela ausência de cuidador, pela presença de déficit e ao menos pela compreensão do uso correto dos medicamentos, conforme descrito em alguns estudos que exauriram em décadas essa temática sem uma causa única ou definitiva[11].

Omissões e descuidos pela equipe de saúde também protagonizaram o cenário revelado pelo relatório "Errar é Humano" de 1999, onde se desvelou que de 44 mil a 98 mil mortes ocorriam a cada ano por erros médicos, colocando esta entre as cinco causas de mortes dos americanos[15].

Na última década, iniciou-se um movimento mundial de recuperação da qualidade da assistência prestada e, entre as ações, o Brasil instituiu o Programa Nacional de Segurança do Paciente, com a publicação da RDC 36, de 25 de julho de 2013 promovendo ações para a segurança do paciente em serviços de saúde.

A Atenção Farmacêutica está centrada no cuidado do paciente com foco na otimização da farmacoterapia e com intervenções que melhorem a segurança e a qualidade de vida do paciente.

REFERÊNCIAS BIBLIOGRÁFICAS

1. ORGANIZAÇÃO PAN-AMERICANA DA SAÚDE. **CARMEN – Iniciativa para Conjunto de Ações para Redução Multi-fatorial de Enfermidades Não Transmissíveis.** Opas/OMS, 2003.

2. SILVA, M. J. S. Contribuições do farmacêutico para a equipe multiprofissional de terapia antineoplásica. **Revista Brasileira de Farmácia Hospitalar e Serviços de Saúde**, v. 5, n. 3, 2014.

3. GOTTLIEB, M. G. V.; SCHWANKE, C. H. A.; GOMES, I. et al. Envelhecimento e longevidade no Rio Grande do Sul: um perfil histórico, étnico e de morbi-mortalidade dos idosos. **Revista Brasileira de Geriatria e Gerontologia**, v. 14, n. 2, p. 365-380, 2011.

4. RICCI, N. A.; BELLINI, A. C.; BORGES, S. M.; et al. Interdisciplinaridade na Gerontologia: uma revisão de literatura. **Revista Kairós**, v. 9, n. 2, 2006

5. BRASIL. Ministério da Saúde. Secretaria de políticas de Saúde. **Política nacional de medicamentos**. Brasília, 1998.

6. RELVAS, J. Psicofarmacologia das pessoas idosas. In: FIRMINO, H. **Psicogeriatria**. Coimbra: Psiquiatria Clínica, 2006.

7. MOSCA, C.; CORREIA, P. O medicamento no doente idoso. **Acta Farmacêutica Português**, v. 2, n. 1, 2012.

8. DUARTE, Y. A. O.; DIOGO, M. J. D. **Atendimento domiciliário**: um enfoque gerontológico. São Paulo: Atheneu, 2000.

9. HILMER, S. N.; MCLACHLAN, A. J.; LE COUTEUR, D. G. Clinical pharmacology in the geriatric patient. **Fundamental & Clinical Pharmacology**, v. 21, n. 3, p. 217-230, 2007,

10. KING, P.; PEACOCK, I.; DONNELLY, R. The UK Prospective Diabetes Study (UKPDS): clinical and therapeutic implications for type 2 diabetes. **British Journal of Clinical Pharmacology**, v. 48, n. 5, p. 643-648, 1999.

11. HAYNES, R. B.; MCDONALD, H.; GARG, A. X. et al. Interventions for helping patients to follow prescriptions for medications. **The Cochrane Database of Systematic Reviews**, Issue 2, 2002.

12. WHO. World Health Organization. **Adherence to long-term therapies: evidence for action**. Suíça, 2003. Disponível em: <http://www.who.int/chp/knowledge/publications/adherence_full_report.pdf>.

13. BRASIL. Ministério da Saúde. Secretaria de Vigilância à Saúde. Secretaria de Gestão Estratégica e Participativa. **Vigitel Brasil 2007**: vigilância de fatores de risco e proteção para doenças crônicas por inquérito telefônico. Brasília: Ministério da Saúde, 2009.

14. BRASIL. Ministério da Saúde. Secretaria de Atenção à Saúde. **Vigilância de Doenças Crônicas Não Transmissíveis**, 2011. Disponível em: <http://portal.saude.gov.br/portal/saude/profissional/visualizar_texto.cfm?idtxt=31877&janela=1>.

15. KOHN, L. T.; CORRIGAN, J. M.; DONALDSON, M. C., editors. Committee on Quality of Health Care; Institute of Medicine. **To Err is Human**: building a safer health system. Washington (DC): National Academy Press, 2000.

COMPLEMENTOS

LEGISLAÇÃO E ATENÇÃO FARMACÊUTICA

Cleuber Esteves Chaves
Vanusa Barbosa Pinto
Andréa Cássia Pereira Sforsin

INTRODUÇÃO

Para a prestação da assistência farmacêutica, o profissional farmacêutico deve observar os preceitos técnicos e também as legislações que regulamentam o sistema de saúde, que têm por objetivo a promoção, a prevenção, a proteção e a recuperação da saúde, e as legislações que regulamentam o âmbito do exercício profissional.

Observa-se que as legislações sanitárias, até 2008, abordam temáticas sobre avaliação farmacêutica da prescrição e orientação farmacêutica com foco no medicamento[1-3]. Já as legislações que regulamentam o exercício do âmbito profissional são mais orientativas (diretivas) quanto à prática da atenção farmacêutica, tendo como foco o paciente[4-6].

O termo atenção farmacêutica é citado na legislação brasileira a partir de 2001, por meio de uma Resolução do Conselho Federal de Farmácia, que regulamenta as boas práticas de farmácia, apresentando conceituação teórica e diretrizes para elaboração do perfil farmacoterapêutico[6].

Marcos importantes e propulsores, do ponto de vista regulatório, são as:

- Diretrizes curriculares nacionais do curso de graduação em farmácia (2002), em que o profissional farmacêutico passa ter uma formação generalista, humanista, crítica e reflexiva, para atuar em todos os níveis de atenção à saúde[7]; e
- Política Nacional de Assistência Farmacêutica (2004), que recomenda a atenção farmacêutica como um modelo, prática a ser desenvolvida dentro das ações de assistência farmacêutica no Brasil[8].

O termo farmácia clínica passa ser citado a partir de 2008, nas legislações sobre a atividade profissional, as quais apresentam diretrizes técnicas mais específicas[9]. Entretanto, a conceituação do termo farmácia clínica é regulamentada em 2013.

O registro da prática profissional sempre foi citado nas legislações brasileiras, mas somente a partir de 2011 houve a regulamentação profissional do registro em prontuário, organizado e sistematizado[10].

OBJETIVO

Este capítulo tem por objetivo citar as legislações, de âmbito federal, aplicáveis ou relacionadas à atenção farmacêutica, que devem ser observadas pelo farmacêutico na execução de suas atividades.

REQUISITOS LEGAIS

- Lei nº 13.021, de 8 de agosto de 2014. Dispõe sobre o exercício e a fiscalização das atividades farmacêuticas[11].
- Portaria nº 272, de 8 de abril de 1998 (Versão republicada – 15/04/1999). Aprova o regulamento técnico para fixar os requisitos mínimos exigidos para a terapia de nutrição parenteral[3].
- Portaria nº 4.283, de 30 de dezembro de 2010. Aprova as diretrizes e estratégias para organização, fortalecimento e aprimoramento das ações e serviços de farmácia no âmbito dos hospitais[12].
- Resolução nº 2, de 19 de fevereiro de 2002. Institui diretrizes curriculares nacionais do curso de graduação em farmácia[7].
- Resolução nº 338, de 6 de maio de 2004. Aprova a Política Nacional de Assistência Farmacêutica[8].
- Resolução nº 357, de 20 de abril de 2001. Aprova o regulamento técnico das boas práticas de farmácia[6].
- Resolução nº 386, de 12 de novembro de 2002. Dispõe sobre as atribuições do farmacêutico no âmbito da assistência domiciliar em equipes multidisciplinares[13].

- Resolução nº 467, de 28 de novembro de 2007. Define, regulamenta e estabelece as atribuições e competências do farmacêutico na manipulação de medicamentos e de outros produtos farmacêuticos[14].
- Resolução nº 492, de 26 de novembro de 2008. Regulamenta o exercício profissional nos serviços de atendimento pré-hospitalar, na farmácia hospitalar e em outros serviços de saúde, de natureza pública ou privada[9].
- Resolução nº 499, de 17 de dezembro de 2008. Dispõe sobre a prestação de serviços farmacêuticos, em farmácias e drogarias, e dá outras providências[15].
- Resolução nº 555, de 30 de novembro de 2011. Regulamenta o registro, a guarda e o manuseio de informações resultantes da prática da assistência farmacêutica nos serviços de saúde[10].
- Resolução nº 568, de 6 de dezembro de 2012. Dá nova redação aos artigos 1º ao 6º da Resolução/CFF nº 492, de 26 de novembro de 2008, que regulamenta o exercício profissional nos serviços de atendimento pré-hospitalar, na farmácia hospitalar e em outros serviços de saúde, de natureza pública ou privada[16].
- Resolução nº 572, de 25 de abril de 2013. Dispõe sobre a regulamentação das especialidades farmacêuticas, por linhas de atuação[17].
- Resolução nº 585, de 29 de agosto de 2013. Regulamenta as atribuições clínicas do farmacêutico e dá outras providências[4].
- Resolução nº 586, de 29 de agosto de 2013. Regula a prescrição farmacêutica e dá outras providências[5].
- Resolução RDC nº 44, de 17 de agosto de 2009. Dispõe sobre Boas Práticas Farmacêuticas para o controle sanitário do funcionamento, da dispensação e da comercialização de produtos e da prestação de serviços farmacêuticos em farmácias e drogarias e dá outras providências[18].
- Resolução RDC nº 63, de 6 de julho de 2000. Aprova o regulamento técnico para fixar os requisitos mínimos exigidos para a terapia de nutrição enteral[1].
- Resolução RDC nº 67, de 8 de outubro de 2007. Dispõe sobre boas práticas de manipulação de preparações magistrais e oficinais para uso humano em farmácias[2].
- Resolução RDC nº 7, de 24 de fevereiro de 2010. Dispõe sobre os requisitos mínimos para funcionamento de Unidades de Terapia Intensiva e dá outras providências[19].

Na Tabela 13.1, a seguir, é apresentada uma correlação de termos corriqueiros, relacionados à prática da atenção farmacêutica e às respectivas legislações, que tem como objetivo facilitar a localização de normas sobre a temática.

Tabela 13.1. Correlação de termos corriqueiros, relacionados à atenção farmacêutica e às respectivas legislações

Norma	Órgão	Ano	Atenção farmacêutica	Perfil farmacoterapêutico	Acompanhamento (monitoramento)	Farmácia clínica	Avaliação da farmacoterapia	Planejamento da farmacoterapia	Avaliação (análise) da prescrição	Intervenção farmacêutica (proposta de modificação de conduta)	Anamnese farmacêutica (avaliação do paciente)	Plano de cuidado farmacêutico (cuidado do paciente)	Consulta farmacêutica	Orientação (informação) farmacêutica (educação)	Prontuário do paciente	Registro de informações ou em prontuário	Evolução farmacêutica	Adesão ao tratamento (avaliar ou acompanhar a adesão)	Equipe multiprofissional	Conciliação	Prescrição farmacêutica (Prescrição medicamentos por farmacêutico)	Protocolos de tratamento (clínicos; terapêuticos)
Resolução nº 2, de 19 de fevereiro de 2002. Institui diretrizes curriculares nacionais do curso de graduação em farmácia.	CNE	2002	X																				
Portaria nº 272, de 8 de abril de 1998 (versão republicada – 15/04/1999). Aprova o regulamento técnico para fixar os requisitos mínimos exigidos para a terapia de nutrição parenteral.	MS/SVS	1998		X					X							X			X			X
Resolução nº 338, de 6 de maio de 2004. Aprova a Política Nacional de Assistência Farmacêutica.	MS	2004	X																			

	Coluna 1	Coluna 2	Coluna 3
Protocolos de tratamento (clínicos; terapêuticos)	X	X	
Prescrição farmacêutica (Prescrição medicamentos por farmacêutico)			
Conciliação			
Equipe multiprofissional	X	X	
Adesão ao tratamento (avaliar ou acompanhar a adesão)			
Evolução farmacêutica			
Registro de informações ou em prontuário	X	X	
Prontuário do paciente			
Orientação (informação) farmacêutica (educação)	X		X
Consulta farmacêutica			
Plano de cuidado farmacêutico (cuidado do paciente)	X		
Anamnese farmacêutica (avaliação do paciente)			
Intervenção farmacêutica (proposta de modificação de conduta)			
Avaliação (análise) da prescrição	X	X	X
Planejamento da farmacoterapia			
Avaliação da farmacoterapia			
Farmácia clínica			
Acompanhamento (monitoramento)	X		X
Perfil farmacoterapêutico		X	
Atenção farmacêutica			X
Ano	2010	2000	2007
Órgão	MS	Anvisa	Anvisa
Norma	Portaria nº 4.283, de 30 de dezembro de 2010. Aprova as diretrizes e estratégias para organização, fortalecimento e aprimoramento das ações e serviços de farmácia no âmbito dos hospitais.	Resolução RDC nº 63, de 6 de julho de 2000. Aprova o regulamento técnico para fixar os requisitos mínimos exigidos para a terapia de nutrição enteral.	Resolução RDC nº 67, de 8 de outubro de 2007. Dispõe sobre boas práticas de manipulação de preparações magistrais e oficinais para uso humano em farmácias.

Protocolos de tratamento (clínicos; terapêuticos)	X	
Prescrição farmacêutica (Prescrição medicamentos por farmacêutico)	X	
Conciliação		
Equipe multiprofissional		X
Adesão ao tratamento (avaliar ou acompanhar a adesão)		
Evolução farmacêutica		
Registro de informações ou em prontuário	X	X
Prontuário do paciente		
Orientação (informação) farmacêutica (educação)	X	X
Consulta farmacêutica		
Plano de cuidado farmacêutico (cuidado do paciente)		
Anamnese farmacêutica (avaliação do paciente)		
Intervenção farmacêutica (proposta de modificação de conduta)	X	
Avaliação (análise) da prescrição	X	
Planejamento da farmacoterapia		
Avaliação da farmacoterapia	X	
Farmácia clínica		
Acompanhamento (monitoramento)	X	
Perfil farmacoterapêutico		
Atenção farmacêutica	X	
Ano	2008	2010
Órgão	Anvisa	Anvisa
Norma	Resolução RDC nº 44, de 17 de agosto de 2009. Dispõe sobre Boas Práticas Farmacêuticas para o controle sanitário do funcionamento, da dispensação e da comercialização de produtos e da prestação de serviços farmacêuticos em farmácias e drogarias e dá outras providências.	Resolução RDC nº 7, de 24 de fevereiro de 2010. Dispõe sobre os requisitos mínimos para funcionamento de Unidades de Terapia Intensiva e dá outras providências.

	CFF 2001	CFF 2002	CFF 2007
Protocolos de tratamento (clínicos; terapêuticos)			
Prescrição farmacêutica (Prescrição medicamentos por farmacêutico)			
Conciliação			
Equipe multiprofissional		X	
Adesão ao tratamento (avaliar ou acompanhar a adesão)	X		
Evolução farmacêutica			
Registro de informações ou em prontuário	X		
Prontuário do paciente			
Orientação (informação) farmacêutica (educação)	X	X	X
Consulta farmacêutica			
Plano de cuidado farmacêutico (cuidado do paciente)			
Anamnese farmacêutica (avaliação do paciente)			
Intervenção farmacêutica (proposta de modificação de conduta)			
Avaliação (análise) da prescrição	X		X
Planejamento da farmacoterapia			
Avaliação da farmacoterapia			
Farmácia clínica			
Acompanhamento (monitoramento)	X	X	
Perfil farmacoterapêutico	X		
Atenção farmacêutica	X		
Ano	2001	2002	2007
Órgão	CFF	CFF	CFF
Norma	Resolução nº 357, de 20 de abril de 2001. Aprova o regulamento técnico das boas práticas de farmácia.	Resolução nº 386, de 12 de novembro de 2002. Dispõe sobre as atribuições do farmacêutico no âmbito da assistência domiciliar em equipes multidisciplinares.	Resolução nº 467, de 28 de novembro de 2007. Define, regulamenta e estabelece as atribuições e competências do farmacêutico na manipulação de medicamentos e de outros produtos farmacêuticos.

Protocolos de tratamento (clínicos; terapêuticos)	X		
Prescrição farmacêutica (Prescrição medicamentos por farmacêutico)			
Conciliação			
Equipe multiprofissional	X		
Adesão ao tratamento (avaliar ou acompanhar a adesão)		X	
Evolução farmacêutica			
Registro de informações ou em prontuário		X	X
Prontuário do paciente			X
Orientação (informação) farmacêutica (educação)			
Consulta farmacêutica			
Plano de cuidado farmacêutico (cuidado do paciente)			
Anamnese farmacêutica (avaliação do paciente)			
Intervenção farmacêutica (proposta de modificação de conduta)			X
Avaliação (análise) da prescrição			X
Planejamento da farmacoterapia			
Avaliação da farmacoterapia		X	
Farmácia clínica	X		
Acompanhamento (monitoramento)		X	
Perfil farmacoterapêutico		X	
Atenção farmacêutica	X		
Ano	2008	2008	2011
Órgão	CFF	CFF	CFF
Norma	Resolução nº 492, de 26 de novembro de 2008. Regulamenta o exercício profissional nos serviços de atendimento pré-hospitalar, na farmácia hospitalar e em outros serviços de saúde, de natureza pública ou privada.	Resolução nº 499, de 17 de dezembro de 2008. Dispõe sobre a prestação de serviços farmacêuticos, em farmácias e drogarias, e dá outras providências.	Resolução nº 555, de 30 de novembro de 2011. Regulamenta o registro, a guarda e o manuseio de informações resultantes da prática da assistência farmacêutica nos serviços de saúde.

Protocolos de tratamento (clínicos; terapêuticos)	X	
Prescrição farmacêutica (Prescrição medicamentos por farmacêutico)		
Conciliação		
Equipe multiprofissional		
Adesão ao tratamento (avaliar ou acompanhar a adesão)		
Evolução farmacêutica		
Registro de informações ou em prontuário		
Prontuário do paciente		
Orientação (informação) farmacêutica (educação)		
Consulta farmacêutica		
Plano de cuidado farmacêutico (cuidado do paciente)		
Anamnese farmacêutica (avaliação do paciente)		
Intervenção farmacêutica (proposta de modificação de conduta)		
Avaliação (análise) da prescrição	X	
Planejamento da farmacoterapia		
Avaliação da farmacoterapia		
Farmácia clínica		X
Acompanhamento (monitoramento)		
Perfil farmacoterapêutico		
Atenção farmacêutica		
Ano	2012	2013
Órgão	CFF	CFF
Norma	Resolução nº 568, de 6 de dezembro de 2012. Dá nova redação aos artigos 1º ao 6º da Resolução/CFF nº 492, de 26 de novembro de 2008, que regulamenta o exercício profissional nos serviços de atendimento pré-hospitalar, na farmácia hospitalar e em outros serviços de saúde, de natureza pública ou privada.	Resolução nº 572, de 25 de abril de 2013. Dispõe sobre a regulamentação das especialidades farmacêuticas, por linhas de atuação.

Protocolos de tratamento (clínicos; terapêuticos)		X	X
Prescrição farmacêutica (Prescrição medicamentos por farmacêutico)	X	X	
Conciliação	X		
Equipe multiprofissional	X		
Adesão ao tratamento (avaliar ou acompanhar a adesão)	X		
Evolução farmacêutica	X		
Registro de informações ou em prontuário	X	X	
Prontuário do paciente			
Orientação (informação) farmacêutica (educação)	X	X	X
Consulta farmacêutica	X	X	
Plano de cuidado farmacêutico (cuidado do paciente)	X	X	
Anamnese farmacêutica (avaliação do paciente)	X	X	
Intervenção farmacêutica (proposta de modificação de conduta)	X		
Avaliação (análise) da prescrição	X		
Planejamento da farmacoterapia	X		
Avaliação da farmacoterapia	X		
Farmácia clínica	X	X	
Acompanhamento (monitoramento)	X	X	X
Perfil farmacoterapêutico	X		X
Atenção farmacêutica			
Ano	2013	2013	2014
Órgão	CFF	CFF	CN
Norma	Resolução nº 585, de 29 de agosto de 2013. Regulamenta as atribuições clínicas do farmacêutico e dá outras providências.	Resolução nº 586, de 29 de agosto de 2013. Regula a prescrição farmacêutica e dá outras providências.	Lei nº 13.021, de 8 de agosto de 2014. Dispõe sobre o exercício e a fiscalização das atividades farmacêuticas.

ACESSO ÀS BASES DE DADOS DE LEGISLAÇÃO

As legislações aplicáveis a farmácia e serviços de saúde são publicadas por meio dos Diários Oficiais da União, Estados e Municípios e emitidas por várias entidades do governo, tais como: Congresso Nacional, Ministério da Saúde, Agência Nacional de Vigilância Sanitária, Conselho Federal de Farmácia, Secretarias Estaduais e Municipais de Saúde, Secretarias de Vigilância Sanitária etc.

Para que o farmacêutico se mantenha atualizado quanto às normas vigentes, deve realizar pesquisas periódicas nos jornais oficiais ou nos sítios dessas entidades, que possuem banco de dados das legislações, disponibilizando-as para consulta.

CONSIDERAÇÕES FINAIS

A regulamentação sobre a atenção farmacêutica no Brasil é muito recente. Observa-se que o tempo e a prática profissional contribuíram para a elaboração de regulamentações mais específicas, mas faz-se necessária a padronização da terminologia, ora denominada como atenção farmacêutica, ora como farmácia clínica, a partir da consolidação do conhecimento técnico-científico, permitindo, assim, a elaboração de políticas públicas de saúde e o aprimoramento da regulamentação do exercício profissional.

Portanto, deve-se considerar, ainda, a necessidade de consulta contínua às legislações e incentivar à publicação técnico-científica sobre atenção farmacêutica, para embasar as atualizações das legislações da prática profissional.

ABREVIATURAS E SIGLAS

As abreviaturas e siglas apresentadas a seguir foram citadas neste complemento.

Abr	Abril
Ago	Agosto
Anvisa	Agência Nacional de Vigilância Sanitária
CFF	Conselho Federal de Farmácia
CN	Congresso Nacional
CNE	Conselho Nacional de Educação
CTI	Centro de Terapia Intensiva

Dez	Dezembro
DF	Distrito Federal
Etc.	*et cetera* (e os demais, e o restante)
Fev	Fevereiro
Jul	Julho
Mai	Maio
Mar	Março
MS	Ministério da Saúde
NE	Nutrição enteral
nº	número
NP	Nutrição parenteral
Out	Outubro
RDC	Resolução da Diretoria Colegiada
Set	Setembro
SVS	Secretaria de Vigilância Sanitária
TN	Terapia nutricional
TNE	Terapia de nutrição enteral
UH	Unidade hospitalar
UTI	Unidade de Terapia Intensiva
UTI-A	Unidade de Terapia Intensiva – Adulto
UTI-N	Unidade de Terapia Intensiva Neonatal
UTI-P	Unidade de Terapia Intensiva Pediátrica
UTIPm	Unidade de Terapia Intensiva Pediátrica Mista

GLOSSÁRIO

Este glossário apresenta termos técnicos, regulamentados pelas diversas legislações. Alguns termos técnicos são citados mais de uma vez, visto terem conceituação/definição diferentes ao longo dos anos.

Acordo de colaboração[4] – É a parceria formal entre o farmacêutico e o prescritor ou a instituição, com explícito acordo entre quem está delegando (prescritor ou instituição) e quem está recebendo a autorização (farmacêutico) para prescrever.

Anamnese farmacêutica[4] – Procedimento de coleta de dados sobre o paciente, realizada pelo farmacêutico por meio de entrevista, com a finalidade de conhecer sua história de saúde, elaborar o perfil farmacoterapêutico e identificar suas necessidades relacionadas à saúde.

Área crítica[19] – Área na qual existe risco aumentado para desenvolvimento de infecções relacionadas à assistência à saúde, seja pela execução de processos envolvendo artigos críticos ou material biológico, pela realização de procedimentos invasivos ou pela presença de pacientes com suscetibilidade aumentada aos agentes infecciosos ou portadores de microrganismos de importância epidemiológica.

Área de dispensação[12] – Área de atendimento ao usuário destinada especificamente para a entrega dos produtos e orientação farmacêutica.

Assistência farmacêutica[8,12,16] – Conjunto de ações voltadas à promoção, à proteção e à recuperação da saúde, tanto individual quanto coletiva, tendo o medicamento como insumo essencial e visando ao acesso e ao seu uso racional. Esse conjunto envolve a pesquisa, o desenvolvimento e a produção de medicamentos e insumos, bem como sua seleção, programação, aquisição, distribuição, dispensação, garantia da qualidade dos produtos e serviços, acompanhamento e avaliação de sua utilização, na perspectiva da obtenção de resultados concretos e da melhoria da qualidade de vida da população.

Assistência farmacêutica[2] – Conjunto de ações e serviços relacionados com o medicamento destinados a apoiar as ações de saúde demandadas por uma comunidade. Envolve o abastecimento de medicamentos em todas e em cada uma de suas etapas constitutivas, a conservação e o controle de qualidade, a segurança e a eficácia terapêutica dos medicamentos, o acompanhamento e a avaliação da utilização, a obtenção e a difusão de informação sobre medicamentos e a educação permanente dos profissionais de saúde, do paciente e da comunidade para assegurar o uso racional de medicamentos.

Assistência farmacêutica[6] – É o conjunto de ações e serviços que visam assegurar a assistência integral, a promoção, a proteção e a recuperação da saúde nos estabelecimentos públicos ou privados, desempenhados pelo farmacêutico ou sob sua supervisão.

Atenção farmacêutica[2,8] – Modelo de prática farmacêutica, desenvolvido no contexto da assistência farmacêutica e compreendendo atitudes, valores éticos, comportamentos, habilidades, compromissos e corresponsabilidades na prevenção de doenças, promoção e recuperação da saúde, de forma integrada à equipe de saúde. É a interação direta do farmacêutico com o usuário, visando a uma farmacoterapia racional e à obtenção de resultados definidos e mensuráveis, voltados para a melhoria da qualidade de vida. Essa interação também deve envolver as concepções dos seus sujeitos, respeitadas as suas especificidades biopsicossociais, sob a ótica da integralidade das ações de saúde.

Atenção farmacêutica[6] – Prática profissional na qual o paciente é o principal beneficiário das ações do farmacêutico. A atenção é o compêndio das atitudes, dos comportamentos, dos compromissos, das inquietudes, dos valores éticos, das funções, dos conhecimentos, das responsabilidades e das habilidades do farmacêutico na prestação da farmacoterapia, com objetivo de alcançar resultados terapêuticos definidos na saúde e na qualidade de vida do paciente.

Atenção farmacêutica domiciliar[18] – Consiste no serviço de atenção farmacêutica disponibilizado pelo estabelecimento farmacêutico no domicílio do usuário.

Atendimento pré-hospitalar[16] – Atendimento emergencial em ambiente extra-hospitalar destinado às vítimas de trauma (acidentes de trânsito, acidentes industriais, acidentes aéreos etc.), violência urbana (baleado, esfaqueado etc.), mal súbito (emergências cardiológicas, neurológicas etc.) e distúrbios psiquiátricos visando a sua estabilização clínica e à remoção para uma unidade hospitalar adequada.

Avaliação farmacêutica das prescrições[16] – Avaliação da concentração, viabilidade, compatibilidade físico-química e farmacológica, dose, posologia, forma farmacêutica, via e horários de administração, tempo previsto de tratamento e interações medicamentosas.

Avaliação farmacêutica das prescrições[2] – Avaliação quanto a concentração, viabilidade e compatibilidade físico-química e farmacológica dos componentes, dose e via de administração.

Avaliação farmacêutica das prescrições[6] – Avaliação quanto a concentração, compatibilidade físico-química e farmacológica dos componentes, dose e via de administração.

Avaliação farmacêutica das prescrições[1,3] – Avaliação quanto a sua adequação, concentração e compatibilidade físico-química de seus componentes e dosagem de administração.

Aviamento de receitas[6,14] – Manipulação de uma prescrição na farmácia, seguida de um conjunto de orientações adequadas, para um paciente específico.

Bioética[4] – Ética aplicada especificamente ao campo das ciências médicas e biológicas. Representa o estudo sistemático da conduta humana na atenção à saúde à luz de valores e princípios morais. Abrange dilemas éticos e deontológicos relacionados à ética médica e farmacêutica, incluindo assistência à saúde, as investigações biomédicas em seres humanos e as questões humanísticas e sociais como o acesso e o direito à saúde, recursos e políticas públicas de atenção à saúde. A bioética se fundamenta em princípios, valores e virtudes tais como a justiça, a beneficência, a não maleficência, a equidade, a autonomia, o que pressupõe nas relações humanas a responsabilidade, o livre-arbítrio, a consciência, a decisão moral e o respeito à dignidade do ser humano na assistência, pesquisa e convívio social.

Centro de Terapia Intensiva (CTI)[19] – Agrupamento, numa mesma área física, de mais de uma Unidade de Terapia Intensiva.

Concentração[4] – Quantidade de substância(s) ativa(s) ou inativa(s) contida(s) em determinada unidade de massa ou volume do produto farmacêutico.

Consulta farmacêutica[4] – Atendimento realizado pelo farmacêutico ao paciente, respeitando os princípios éticos e profissionais, com a finalidade de obter os melhores resultados com a farmacoterapia e promover o uso racional de medicamentos e de outras tecnologias em saúde.

Consultório farmacêutico[4,5] – Lugar de trabalho do farmacêutico para atendimento de pacientes, familiares e cuidadores, onde se realiza com privacidade a consulta farmacêutica. Pode funcionar de modo autônomo ou como dependência de hospitais, ambulatórios, farmácias comunitárias, unidades multiprofissionais de atenção à saúde, instituições de longa permanência e demais serviços de saúde, no âmbito público e privado.

Cuidado centrado no paciente[4] – Relação humanizada que envolve o respeito as crenças, expectativas, experiências, atitudes e preocupações do paciente ou cuidadores quanto às suas condições de saúde e ao uso de medicamentos, em que farmacêutico e paciente compartilham a tomada de decisão e a responsabilidade pelos resultados em saúde alcançados.

Cuidador[4] – Pessoa que exerce a função de cuidar de pacientes com dependência numa relação de proximidade física e afetiva. O cuidador pode ser um parente, que assume o papel a partir de relações familiares, ou um profissional, especialmente treinado para tal fim.

Denominação Comum Brasileira (DCB)[2,3,5] – Nome do fármaco ou princípio farmacologicamente ativo aprovado pelo órgão federal responsável pela vigilância sanitária.

Denominação Comum Internacional (DCI)[2,3,5] – Nome do fármaco ou princípio farmacologicamente ativo aprovado pela Organização Mundial da Saúde.

Dinamização[5] – Processo de diluição seguido de agitação ritmada ou de sucussão, e/ou triturações sucessivas do insumo ativo em insumo inerte adequado, cuja finalidade é o desenvolvimento da capacidade terapêutica do medicamento.

Dispensação[14,16] – Procedimento farmacêutico de fornecimento ao paciente de drogas, medicamentos, insumos farmacêuticos, produtos para saúde e correlatos, a título remunerado ou não.

Dispensação[6] – Ato do farmacêutico de orientação e fornecimento ao usuário de medicamentos, insumos farmacêuticos e correlatos, a título remunerado ou não.

Dose[5] – Quantidade de medicamento que se administra de uma só vez ou total das quantidades fracionadas administradas durante um período de tempo determinado.

Droga vegetal[5] – Planta medicinal, ou suas partes, que contenham as substâncias, ou classes de substâncias, responsáveis pela ação terapêutica, após processos de coleta, estabilização, quando aplicável, e secagem, podendo estar na forma íntegra, rasurada, triturada ou pulverizada.

Educação continuada em estabelecimento de saúde[19] – Processo de permanente aquisição de informações pelo trabalhador, de todo e qualquer conhecimento obtido formalmente, no âmbito institucional ou fora dele.

Equipe Multiprofissional de Terapia Nutricional (EMTN)[1,4] – Grupo formal e obrigatoriamente constituído de pelo menos um profissional de cada categoria, a saber: médico, nutricionista, enfermeiro e farmacêutico, podendo ainda incluir profissional de outras categorias, habilitados e com treinamento específico para a prática da terapia nutricional (TN).

Especialidade farmacêutica[2] – Produto oriundo da indústria farmacêutica com registro na Agência Nacional de Vigilância Sanitária e disponível no mercado.

Estabelecimento de saúde[2] – Nome genérico dado a qualquer local ou ambiente físico destinado à prestação de assistência sanitária à população em regime de internação e/ou não internação, qualquer que seja o nível de categorização.

Estabelecimento farmacêutico[5] – Estabelecimento sustentável centrado no atendimento das necessidades de saúde do indivíduo, da família e da comunidade, por meio da prestação de serviços farmacêuticos e da provisão de medicamentos e outros produtos para a saúde, que visem à promoção e recuperação da saúde, e à prevenção de doenças e de outros problemas de saúde.

Evento adverso[19] – Qualquer ocorrência inesperada e indesejável, associada ao uso de produtos submetidos ao controle e à fiscalização sanitária, sem necessariamente possuir uma relação causal com a intervenção.

Evolução farmacêutica[4] – Registros efetuados pelo farmacêutico no prontuário do paciente, com a finalidade de documentar o cuidado em saúde prestado, propiciando a comunicação entre os diversos membros da equipe de saúde.

Farmácia[2,16] – Estabelecimento de manipulação de fórmulas magistrais e oficinais, de comércio de drogas, medicamentos, insumos farmacêuticos e produtos para a saúde (correlatos), compreendendo o de dispensação e o de atendimento privativo de unidade hospitalar ou de qualquer outra equivalente de assistência médica.

Farmácia[14] – Estabelecimento de prestação de serviços farmacêuticos, de interesse público e/ou privado, destinado a prestar assistência farmacêutica e orientação sanitária individual ou coletiva, onde se processe a manipulação e/ou dispensação de medicamentos, produtos farmacêuticos e correlatos com finalidade profilática, curativa, paliativa, estética ou para fins de diagnósticos, compreendendo o de dispensação e o de atendimento privativo de unidade hospitalar ou de qualquer outra equivalente de assistência médica.

Farmácia[6] – Estabelecimento de prestação de serviços farmacêuticos, de interesse público e/ou privado, articulado ao Sistema Único de Saúde, destinado a prestar assistência farmacêutica e orientação sanitária individual ou coletiva, onde se processe a manipulação e/ou dispensação de produtos e correlatos com finalidade profilática, curativa, paliativa, estética ou para fins de diagnósticos.

Farmácia clínica[4,5] – Área da farmácia voltada à ciência e à prática do uso racional de medicamentos, na qual os farmacêuticos prestam cuidado ao paciente, de forma a otimizar a farmacoterapia, promover a saúde e o bem-estar e prevenir doenças.

Farmácia de atendimento privativo de unidade hospitalar[2,14] – Unidade clínica de assistência técnica e administrativa, dirigida por farmacêutico, integrada funcional e hierarquicamente às atividades hospitalares.

Farmácia hospitalar[12,16] – É a unidade clínico-assistencial, técnica e administrativa, onde se processam as atividades relacionadas à assistência farmacêutica, dirigida exclusivamente por farmacêutico, compondo a estrutura organizacional do hospital e integrada funcionalmente com as demais unidades administrativas e de assistência ao paciente.

Farmacoterapia[4] – Tratamento de doenças e de outras condições de saúde, por meio do uso de medicamentos.

Farmacovigilância[6,14] – Identificação e avaliação dos efeitos, agudos ou crônicos, do risco do uso dos tratamentos farmacológicos no conjunto da população ou em grupos de pacientes expostos a tratamentos específicos.

Hospital[19] – Estabelecimento de saúde dotado de internação, meios diagnósticos e terapêuticos, com o objetivo de prestar assistência médica curativa e de reabilitação, podendo dispor de atividades de prevenção, assistência ambulatorial, atendimento de urgência/emergência e de ensino/pesquisa.

Humanização da atenção à saúde[19] – Valorização da dimensão subjetiva e social, em todas as práticas de atenção e de gestão da saúde, fortalecendo o compromisso com os direitos do cidadão, destacando-se o respeito às questões de gênero, etnia, raça, religião, cultura, orientação sexual e às populações específicas.

Incidente[4] – Evento ou circunstância que poderia ter resultado, ou resultou, em dano desnecessário ao paciente.

Índice de gravidade ou índice prognóstico[19] – Valor que reflete o grau de disfunção orgânica de um paciente.

Intervenção farmacêutica[4] – Ato profissional planejado, documentado e realizado pelo farmacêutico, com a finalidade de otimização da farmacoterapia, promoção, proteção e da recuperação da saúde, prevenção de doenças e de outros problemas de saúde.

Lista de medicamentos do paciente[4] – Relação completa e atualizada dos medicamentos em uso pelo paciente, incluindo os prescritos e os não prescritos, as plantas medicinais, os suplementos e os demais produtos com finalidade terapêutica.

Manipulação[2] – Conjunto de operações farmacotécnicas, com a finalidade de elaborar preparações magistrais e oficinais e fracionar especialidades farmacêuticas para uso humano.

Medicamento[2,3,5] – Produto farmacêutico, tecnicamente obtido ou elaborado, que contém um ou mais fármacos juntamente com outras substâncias, com finalidade profilática, curativa, paliativa ou para fins de diagnóstico.

Medicamento dinamizado[5] – Medicamento preparado a partir de substâncias que são submetidas a triturações sucessivas ou diluições seguidas de sucussão, ou outra forma de agitação ritmada, com finalidade preventiva ou curativa a ser administrado conforme a terapêutica homeopática, homotoxicológica ou antroposófica.

Medicamento fitoterápico[5] – Medicamento alopático, obtido por processos tecnologicamente adequados, empregando-se exclusivamente matérias-primas vegetais, com finalidade profilática, curativa, paliativa ou para fins de diagnóstico.

Nutrição enteral (NE)[1] – Alimento para fins especiais, com ingestão controlada de nutrientes, na forma isolada ou combinada, de composição definida ou estimada, especialmente formulada e elaborada para uso por sondas ou via oral, industrializado ou não, utilizada exclusiva ou parcialmente para substituir ou complementar a alimentação oral em pacientes desnutridos ou não, conforme suas necessidades nutricionais, em regime hospitalar, ambulatorial ou domiciliar, visando à síntese ou à manutenção dos tecidos, órgãos ou sistemas.

Nutrição enteral em sistema aberto[1] – NE que requer manipulação prévia à sua administração, para uso imediato ou atendendo à orientação do fabricante.

Nutrição enteral em sistema fechado[1] – NE industrializada, estéril, acondicionada em recipiente hermeticamente fechado e apropriado para conexão ao equipo de administração.

Ordem de manipulação[2] – Documento destinado a acompanhar todas as etapas de manipulação.

Otimização da farmacoterapia[4] – Processo pelo qual se obtêm os melhores resultados possíveis da farmacoterapia do paciente, considerando suas necessidades individuais, expectativas, condições de saúde, contexto cultural e determinantes de saúde.

Paciente[4,5] – Pessoa que solicita, recebe ou contrata orientação, aconselhamento ou prestação de outros serviços de um profissional da saúde.

Paciente grave[19] – Paciente com comprometimento de um ou mais dos principais sistemas fisiológicos, com perda de sua autorregulação, necessitando de assistência contínua.

Parecer farmacêutico[4] – Documento emitido e assinado pelo farmacêutico, que contém manifestação técnica fundamentada e resumida sobre questões específicas no âmbito de sua atuação. O parecer pode ser elaborado como resposta a uma consulta, ou por iniciativa do farmacêutico, ao identificar problemas relativos ao seu âmbito de atuação.

Perfil farmacoterapêutico[15] – É o registro cronológico das informações relacionadas à utilização de medicamentos, permitindo ao farmacêutico realizar o acompanhamento de cada usuário, de modo a garantir o uso racional dos medicamentos.

Plano de cuidado[4,5] – Planejamento documentado para a gestão clínica das doenças, de outros problemas de saúde e da terapia do paciente, delineado para atingir os objetivos do tratamento. Inclui as responsabilidades e atividades pactuadas entre o paciente e o farmacêutico, a definição das metas terapêuticas, as intervenções farmacêuticas, as ações a serem realizadas pelo paciente e o agendamento para retorno e acompanhamento.

Planta medicinal[5] – Espécie vegetal, cultivada ou não, utilizada com propósitos terapêuticos.

Preparação[2] – Procedimento farmacotécnico para obtenção do produto manipulado, compreendendo a avaliação farmacêutica da prescrição, a manipulação, o fracionamento de substâncias ou produtos industrializados, o envase, a rotulagem e a conservação das preparações.

Preparação de dose unitária de medicamento[2] – Procedimento efetuado sob responsabilidade e orientação do farmacêutico, incluindo fracionamento em serviços de saúde, subdivisão de forma farmacêutica ou transformação/derivação, desde que se destinem à elaboração de doses unitárias visando suprir às necessidades terapêuticas exclusivas de pacientes em atendimento nos serviços de saúde.

Preparação extemporânea[2] – Toda preparação para uso em até 48 horas após sua manipulação, sob prescrição médica, com formulação individualizada.

Preparação magistral[2] – É aquela preparada na farmácia, a partir de uma prescrição de profissional habilitado, destinada a um paciente individualizado, e que estabeleçam em detalhes sua composição, forma farmacêutica, posologia e modo de usar.

Preparação oficinal[2] – É aquela preparada na farmácia, cuja fórmula esteja inscrita no Formulário Nacional ou em formulários internacionais reconhecidos pela Anvisa.

Prescrição[4,5] – Conjunto de ações documentadas relativas ao cuidado à saúde, visando à promoção, proteção e recuperação da saúde, e à prevenção de doenças.

Prescrição[2] – Ato de indicar o medicamento a ser utilizado pelo paciente, de acordo com a proposta de tratamento farmacoterapêutico, que é privativo de profissional habilitado e se traduz pela emissão de uma receita.

Prescrição[14] – Ato de definir o medicamento a ser consumido pelo paciente, com a respectiva dosagem e duração do tratamento. Em geral, esse ato é expresso mediante a elaboração de uma receita médica.

Prescrição de medicamentos[4,5] – Ato pelo qual o prescritor seleciona, inicia, adiciona, substitui, ajusta, repete ou interrompe a farmacoterapia do paciente e documenta essas ações, visando à promoção, proteção e recuperação da saúde, e à prevenção de doenças e de outros problemas de saúde.

Prescrição dietética da NE[1] – Determinação de nutrientes ou da composição de nutrientes da NE, mais adequada às necessidades específicas do paciente, de acordo com a prescrição médica.

Prescrição farmacêutica[4] – Ato pelo qual o farmacêutico seleciona e documenta terapias farmacológicas e não farmacológicas, e outras intervenções relativas ao cuidado à saúde do paciente, visando à promoção, proteção e recuperação da saúde, e à prevenção de doenças e de outros problemas de saúde.

Prescrição médica da terapia de nutrição enteral (TNE)[1] – Determinação das diretrizes, prescrição e conduta necessárias para a prática da TNE, baseadas no estado clínico nutricional do paciente.

Problema de saúde autolimitado[4] – Enfermidade aguda de baixa gravidade, de breve período de latência, que desencadeia uma reação orgânica a qual tende a cursar sem dano para o paciente e que pode ser tratada de forma eficaz e segura com medicamentos e outros produtos com finalidade terapêutica, cuja dispensação não exija prescrição médica, incluindo medicamentos industrializados e preparações magistrais – alopáticos ou dinamizados –, plantas medicinais, drogas vegetais ou com medidas não farmacológicas.

Prontuário do paciente[10] – Documento único, constituído de um conjunto de informações, sinais e imagens registrados, gerados a partir de fatos, acontecimentos e situações sobre a saúde do paciente e a assistência a ele prestada, de caráter legal, sigiloso e científico, que possibilita a comunicação entre membros da equipe multiprofissional e interdisciplinar e a continuidade da assistência prestada ao indivíduo.

Queixa técnica[4] – Notificação feita pelo profissional de saúde quando observado um afastamento dos parâmetros de qualidade exigidos para a comercialização ou aprovação no processo de registro de um produto farmacêutico.

Queixa técnica[19] – Qualquer notificação de suspeita de alteração ou irregularidade de um produto ou empresa relacionada a aspectos técnicos ou legais e que poderá ou não causar dano à saúde individual e coletiva.

Rastreamento em saúde[4] – Identificação provável de doença ou condição de saúde não identificada, pela aplicação de testes, exames ou outros procedimentos que possam ser realizados rapidamente, com subsequente orientação e encaminhamento do paciente a outro profissional ou serviço de saúde para diagnóstico e tratamento.

Receita[6,14] – Prescrição de medicamento, contendo orientação de uso para o paciente, efetuada por profissional legalmente habilitado.

Registro farmacêutico em prontuário[10] – Anotação feita pelo farmacêutico, após a avaliação da prescrição e a elaboração do perfil farmacoterapêutico do paciente, de orientações/recomendações à equipe assistencial de saúde. Desse registro constam os problemas identificados (reais ou potenciais), orientação farmacoterapêutica, sugestões de alteração de dose, dosagem, forma farmacêutica, técnica, via e horários de administração, dentre outros.

Rotina[19] – Compreende a descrição dos passos dados para a realização de uma atividade ou operação, envolvendo, geralmente, mais de um agente. Favorece o planejamento e a racionalização da atividade, evita improvisações, na medida em que define com antecedência os agentes que serão envolvidos, propiciando-lhes treinar suas ações, eliminando ou minimizando dessa forma os erros. Permite a continuidade das ações desenvolvidas, além de fornecer subsídios para a avaliação de cada uma em particular. As rotinas são peculiares a cada local.

Saúde baseada em evidências[4,5] – É uma abordagem que utiliza as ferramentas da epidemiologia clínica, da estatística, da metodologia científica e da informática para trabalhar a pesquisa, o conhecimento e a atuação em saúde, com o objetivo de oferecer a melhor informação disponível para a tomada de decisão nesse campo.

Serviços de saúde[4,5] – Serviços que lidam com o diagnóstico e o tratamento de doenças ou com a promoção, manutenção e recuperação da saúde. Incluem os consultórios, as clínicas, os hospitais, entre outros, públicos e privados.

Serviço de saúde[10] – Estabelecimento e/ou instituição de saúde, destinado a prestar assistência à população na promoção da saúde, na recuperação e na reabilitação de pacientes. Abrange os serviços destinados à assistência direta de pacientes, seja em regime ambulatorial, de internação hospitalar, de hospital-dia e, ainda, pacientes em regime de assistência domiciliar.

Serviços farmacêuticos[6] – Serviços de atenção à saúde, prestados pelo farmacêutico.

Sistema de classificação de severidade da doença[19] – Sistema que permite auxiliar na identificação de pacientes graves por meio de indicadores e índices de gravidade calculados a partir de dados colhidos dos pacientes.

Tecnologias em saúde[4] – Medicamentos, equipamentos e procedimentos técnicos, sistemas organizacionais, informacionais, educacionais e de suporte, e programas e protocolos assistenciais, por meio dos quais a atenção e os cuidados com a saúde são prestados à população.

Tecnologias em saúde[12,16] – Conjunto de equipamentos, de medicamentos, de insumos e de procedimentos, utilizados na prestação de serviços de saúde, bem como das técnicas de infraestrutura desses serviços e de sua organização.

Terapia de nutrição enteral (TNE)[1] – Conjunto de procedimentos terapêuticos para manutenção ou recuperação do estado nutricional do paciente por meio de NE.

Terapia nutricional (TN)[1,3] – Conjunto de procedimentos terapêuticos para manutenção ou recuperação do estado nutricional do paciente por meio da nutrição parenteral e ou enteral.

Unidade de Terapia Intensiva – Adulto (UTI-A)[19] – Unidade de Terapia Intensiva destinada à assistência de pacientes com idade igual ou superior a 18 anos, podendo admitir pacientes de 15 a 17 anos, se definido nas normas da instituição.

Unidade de Terapia Intensiva (UTI)[19] – Área crítica destinada à internação de pacientes graves, que requerem atenção profissional especializada de forma contínua, materiais específicos e tecnologias necessárias ao diagnóstico, à monitorização e às terapias.

Unidade de Terapia Intensiva Especializada[19] – UTI destinada à assistência a pacientes selecionados por tipo de doença ou intervenção, como cardiopatas, neurológicos, cirúrgicos, entre outras.

Unidade de Terapia Intensiva Neonatal (UTI-N)[19] – UTI destinada à assistência a pacientes admitidos com idade entre 0 e 28 dias.

Unidade de Terapia Intensiva Pediátrica (UTI-P)[19] – UTI destinada à assistência a pacientes com idade de 29 dias a 14 ou 18 anos, sendo esse limite definido de acordo com as rotinas da instituição.

Unidade de Terapia Intensiva Pediátrica Mista (UTIPm)[19] – UTI destinada à assistência a pacientes recém-nascidos e pediátricos numa mesma sala, porém havendo separação física entre os ambientes de UTI Pediátrica e UTI Neonatal.

Unidade Hospitalar (UH)[1,3] – Estabelecimento de saúde destinado a prestar assistência à população na promoção da saúde e na recuperação e reabilitação de doentes.

Uso racional de medicamentos[4,5] – Processo pelo qual os pacientes recebem medicamentos apropriados para suas necessidades clínicas, em doses adequadas às suas características individuais, pelo período de tempo adequado e ao menor custo possível, para si e para a sociedade.

Uso seguro de medicamentos[4] – Inexistência de injúria acidental ou evitável durante o uso dos medicamentos. O uso seguro engloba atividades de prevenção e minimização dos danos provocados por eventos adversos, que resultam do processo de uso dos medicamentos.

REFERÊNCIAS BIBLIOGRÁFICAS

1. BRASIL. Agência Nacional de Vigilância Sanitária. Resolução RDC nº 63, de 6 de julho de 2000. **Aprova o regulamento técnico para fixar os requisitos mínimos exigidos para a terapia de nutrição enteral**. Diário Oficial da União, Brasília (DF); 2000 Jul 7.

2. BRASIL. Agência Nacional de Vigilância Sanitária. Resolução RDC nº 67, de 8 de outubro de 2007. **Dispõe sobre boas práticas de manipulação de preparações magistrais e oficinais para uso humano em farmácias**. Diário Oficial da União, Brasília (DF); 2007 Out 9; Seção 1:29.

3. BRASIL. Agência Nacional de Vigilância Sanitária. Resolução RDC nº 44, de 17 de agosto de 2009. **Dispõe sobre Boas Práticas Farmacêuticas para o controle sanitário do funcionamento,da dispensação e da comercialização de produtos e da prestação de serviços farmacêuticos em farmácias e drogarias e dá outras providências**. Diário Oficial da União, Brasília (DF); 2009 Ago 18; Seção 1:78.

4. BRASIL. Conselho Federal de Farmácia. Resolução nº 585, de 29 de agosto de 2013. **Regulamenta as atribuições clínicas do farmacêutico e dá outras providências**. Diário Oficial da União, Brasília (DF); 2013 Set 25; Seção 1:186.

5. BRASIL. Conselho Federal de Farmácia. Resolução nº 586, de 29 de agosto de 2013. **Regula a prescrição farmacêutica e dá outras providências**. Diário Oficial da União, Brasília (DF); 2013 Set 26; Seção 1:136.

6. BRASIL. Conselho Federal de Farmácia. Resolução nº 357, de 20 de abril de 2001. **Aprova o regulamento técnico das boas práticas de farmácia**. Diário Oficial da União, Brasília (DF); 2001 Abr 27; Seção 1:24.

7. BRASIL. Conselho Nacional de Educação. Câmara de Educação Superior. Resolução nº 2, de 19 de fevereiro de 2002. **Institui diretrizes curriculares nacionais do curso de graduação em farmácia**. Diário Oficial da União, Brasília (DF); 2002 Mar 4; Seção 1:9.

8. BRASIL. Ministério da Saúde. Conselho Nacional de Saúde. Resolução nº 338, de 6 de maio de 2004. **Aprova a Política Nacional de Assistência Farmacêutica**. Diário Oficial da União, Brasília (DF); 2004 Mai 20; Seção 1:52.

9. BRASIL. Conselho Federal de Farmácia. Resolução nº 492, de 26 de novembro de 2008. **Regulamenta o exercício profissional nos serviços de atendimento pré-hospitalar, na farmácia hospitalar e em outros serviços de saúde, de natureza pública ou privada**. Diário Oficial da União, Brasília (DF); 2008 Dez 5; Seção 1:151.

10. BRASIL. Conselho Federal de Farmácia. Resolução nº 555, de 30 de novembro de 2011. **Regulamenta o registro, a guarda e o manuseio de informações resultantes da prática da assistência farmacêutica nos serviços de saúde**. Diário Oficial da União, Brasília (DF); 2011 Dez 14; Seção 1:188.

11. BRASIL. Congresso Nacional. Lei nº 13.021, de 8 de agosto de 2014. **Dispõe sobre o exercício e a fiscalização das atividades farmacêuticas**. Diário Oficial da União, Brasília (DF); 2014 Ago 11; Seção 1:1.

12. BRASIL. Ministério da Saúde. Portaria nº 4.283, de 30 de dezembro de 2010. **Aprova as diretrizes e estratégias para organização, fortalecimento e aprimoramento das ações e serviços de farmácia no âmbito dos hospitais**. Diário Oficial da União, Brasília (DF); 2010 Dez 31; Seção 1:94.

13. BRASIL. Conselho Federal de Farmácia. Resolução nº 386, de 12 de novembro de 2002. **Dispõe sobre as atribuições do farmacêutico no âmbito da assistência domiciliar em equipes multidisciplinares.** Diário Oficial da União, Brasília (DF); 2002 Dez 16; Seção 1:162.

14. BRASIL. Conselho Federal de Farmácia. Resolução nº 467, de 28 de novembro de 2007. **Define, regulamenta e estabelece as atribuições e competências do farmacêutico na manipulação de medicamentos e de outros produtos farmacêuticos.** Diário Oficial da União, Brasília (DF); 2007 Dez 19; Seção 1:76.

15. BRASIL. Conselho Federal de Farmácia. Resolução nº 499, de 17 de dezembro de 2008. **Dispõe sobre a prestação de serviços farmacêuticos, em farmácias e drogarias, e dá outras providências.** Diário Oficial da União, Brasília (DF); 2008 Dez 23; Seção 1:164.

16. BRASIL. Conselho Federal de Farmácia. Resolução nº 568, de 6 de dezembro de 2012. **Dá nova redação aos artigos 1º ao 6º da Resolução/CFF nº 492, de 26 de novembro de 2008, que regulamenta o exercício profissional nos serviços de atendimento pré-hospitalar, na farmácia hospitalar e em outros serviços de saúde, de natureza pública ou privada.** Diário Oficial da União, Brasília (DF); 2012 Dez 7; Seção 1:353.

17. BRASIL. Conselho Federal de Farmácia. Resolução nº 572, de 25 de abril de 2013. **Dispõe sobre a regulamentação das especialidades farmacêuticas, por linhas de atuação.** Diário Oficial da União, Brasília (DF); 2013 Mai 6; Seção 1:143.

18. BRASIL. Agência Nacional de Vigilância Sanitária. Resolução RDC nº 44, de 17 de agosto de 2009. **Dispõe sobre Boas Práticas Farmacêuticas para o controle sanitário do funcionamento, da dispensação e da comercialização de produtos e da prestação de serviços farmacêuticos em farmácias e drogarias e dá outras providências.** Diário Oficial da União, Brasília (DF); 2009 Ago 18; Seção 1:78.

19. BRASIL. Agência Nacional de Vigilância Sanitária. Resolução RDC nº 7, de 24 de fevereiro de 2010. **Dispõe sobre os requisitos mínimos para funcionamento de Unidades de Terapia Intensiva e dá outras providências.** Diário Oficial da União, Brasília (DF); 2010 Fev 25; Seção 1:48.

ÍNDICE REMISSIVO

A